T0247045

clave

Robynne Chutkan, gastroenteróloga y miembro de la Sociedad Norteamericana de Endoscopía Gastrointestinal, es fundadora del Centro Digestivo para la Mujer y miembro del cuerpo docente en el Hospital de la Universidad de Georgetown, en Washington, DC. Desde 1997 es una de las gastroenterólogas más reconocidas en el mundo y ha destacado en medios de comunicación, incluyendo sus constantes participaciones en The Dr. Oz Show. Ex alumna de las universidades de Yale y Columbia, es una hábil esquiadora, corredora de maratones y practicante de yoga vinyasa. Su pasión es apoyar a sus pacientes a vivir más y mejor.

La buena digestión

Un plan de diez días para eliminar
toxinas, limpiar tu tracto digestivo
y olvidarte de la inflamación

DRA. ROBYNNE CHUTKAN

Traducción
Ariadna Molinari Tato

DEBOLSILLO

El papel utilizado para la impresión de este libro ha sido fabricado a partir de madera
procedente de bosques y plantaciones gestionadas con los más altos estándares ambientales,
garantizando una explotación de los recursos sostenible con el medio ambiente y beneficiosa para las personas.

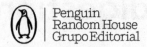

Penguin
Random House
Grupo Editorial

La buena digestión
Un plan de diez días para eliminar toxinas,
limpiar tu tracto digestivo y olvidarte de la inflamación

Título original: *Gutbliss*

Primera edición en Debolsillo: junio, 2022

D. R. © 2014, Robynne Chutkan

D. R. © 2022, derechos de edición mundiales en lengua castellana:
Penguin Random House Grupo Editorial, S. A. de C. V.
Blvd. Miguel de Cervantes Saavedra núm. 301, 1er piso,
colonia Granada, alcaldía Miguel Hidalgo, C. P. 11520,
Ciudad de México

penguinlibros.com

Traducción de Ariadna Molinari Tato
Diseño de portada: Penguin Random House / Paola García Moreno

ISBN: 978-607-381-602-1

Impreso en México – *Printed in Mexico*

*Para mi hermosa Sydney.
Espero que encuentres tanto en el jardín
como en la alfombra todo lo que necesitas
para tener una muy buena salud.*

Toda enfermedad comienza en el intestino.
HIPÓCRATES

ÍNDICE

TERCERA PARTE

El camino hacia la buena digestión

Agradecimientos

La buena digestión empezó como un libro de comida. Me alarmaba lo que veía en los tractos intestinales de mis pacientes y la prevalencia cada vez mayor de distensión y otros padecimientos gastrointestinales. En mi opinión, la comida era la conexión evidente que la gente solía pasar por alto. Por lo tanto, me di a la tarea de escribir un libro sobre cómo nos enferma la comida que ingerimos. En el camino tuve la increíble fortuna de conocer a Howard Yoon, mi agente literario, quien me ayudó a darle forma a mi pasión por la comida y su relación con el intestino para ampliar la conversación e incluir los obstáculos para el bienestar digestivo y cómo sortearlos. Ya sea que disfrutes el libro o no (aunque espero que sí te agrade), sin duda mejoró mucho gracias a la sabiduría y la paciencia de Howard, así como a su creencia de que yo tenía algo importante que decir. Y, por la oportunidad para decirlo, les estaré eternamente agradecida a Lucia Watson y a Bill Shinker, de Gotham/Avery, así como a Gabrielle Campo, quien me guio a través de todo el proceso, y a Toni Sciarra Poynter, cuya asistencia en la parte editorial fue invaluable.

A mi esposo, Eric, quien ahora sabe mucho más sobre deposiciones y sobre flora intestinal de lo que jamás creyó posible, y quien jamás vaciló en apoyarme durante los meses en los que abandoné mi puesto para terminar este libro. Si no me hubiera alentado y tomado en gran medida las riendas de nuestro hogar, este libro jamás habría sido posible. Y a mi maravillosa hija, Sydney, a quien le encanta hablar sobre deposiciones y flora intestinal, y quien pasó innumerables horas acompañándome en mi estudio mientras escribía el manuscrito de este trabajo. Sydney, eres una fuente constante de inspiración para mí.

Bette Greenhause y yo hemos estado juntas desde mi primer día de trabajo en Georgetown, en 1997. Sin ella, el Centro Digestivo para la Mujer jamás habría funcionado. Creo que sería incapaz de ejercer la medicina sin ella. A los doctores Henry Janowitz y Jerry Waye, quienes, aunque ya no están entre nosotros, me enseñaron mucho sobre el arte y la ciencia de la gastroenterología. A Gena Hamshaw, pues me siento honrada de ser parte de su éxodo de editora a doctora. A todos mis amigos que toleraron las cancelaciones y mis inasistencias a las cenas mientras escribía este libro, y que me motivaron a seguir hacia la meta. Un agradecimiento especial a la doctora Ida Bergstrom, a Alicia Sokol, a Jill Hudson y a Elise Museles. Vernon Jordan, Doug Heater y Robert Raben son como mis tres reyes magos, a quienes les agradezco infinitamente que siempre me indicaran el camino correcto. Y a mis padres, les doy gracias por enseñarme la invaluable lección de que una buena forma de vida conlleva por lo regular una buena salud.

Agradezco enormemente al doctor Mehmet Oz por darme la oportunidad de compartir mi pasión por el bienestar digestivo con todo el público. Pero, sobre todo, les agradezco a todos mis pacientes, quienes me han enseñado muchísimo; ha sido un honor y un privilegio ser su médico.

Introducción

¿Inflamación, hinchazón y pesadez?
Encuentra tu dicha intestinal (y la mía también)

"¿Por qué estoy tan hinchada?" es una pregunta que escucho casi a diario en el consultorio. Durante mi carrera como doctora, he pasado de ayudar cada semana a un puñado de mujeres con hinchazón, pesadez después de comer y estreñimiento, a sentir que me estoy enfrentando con una pandemia brutal. A muchas, los síntomas las afectan a diario, de forma implacable, y alteran su vida; aun cuando no son muy graves, siempre son molestos.

Las causas de la hinchazón varían mucho, y van de padecimientos benignos a enfermedades raras que ponen en riesgo la vida. Algunas pueden estar vinculadas con comportamientos que ni siquiera te imaginas. (¿Hablas con la boca llena? Porque entonces podrías estar tragando suficiente aire para subir una talla o dos.) Quizá hayas oído cosas, pero necesitas más información al respecto y no estás seguro de si debes preocuparte o no. (¿La celiaquía y la intolerancia al gluten son lo mismo?) Algunos datos te sorprenderán. (Tomar antiácidos para calmar el estómago puede provocar que tus pantalones no cierren.) Gracias a este libro aprenderás sobre estos problemas y muchos más, incluyendo cómo saber si tu hinchazón es grave o si sólo estás inflamada a más no poder.

Tu médico interior

La información contenida en este libro incorpora aspectos tanto de la medicina convencional como de la alternativa para acercarse de manera intuitiva y con sentido común al bienestar digestivo. El objetivo no es amedrentarte para que te sometas a una cirugía innecesaria o para que ingieras pastillas que no te hacen falta, sino más bien fomentar que explores las causas de tus síntomas e implementes algunas estrategias básicas y útiles, muchas de las cuales están al alcance de tu mano.

Estoy segura de que, oculto debajo de las profundidades de la sobrecarga de información que recibimos a diario en la publicidad, está nuestro sentido innato de lo que necesitamos para mejorar nuestra salud, al cual me gusta denominar "nuestro médico interior". Este libro te ayudará a acceder a ese recóndito sentido interno; con él comprenderás muchas cosas al contar con información confiable sobre qué ayuda y qué entorpece tu salud digestiva.

Muchos problemas intestinales que hace una década creíamos que estaban "en la imaginación de quienes los padecían" sabemos hoy en día que son causados por auténticos trastornos gastrointestinales, como la sobrepoblación bacteriana y la intolerancia al gluten. Me niego a creer que millones de mujeres que sufren de hinchazón pero que no han sido diagnosticadas sólo están "locas" o "estresadas". He visto con mucha frecuencia que, al pensar de forma poco convencional, somos capaces de encontrar tanto el problema como su remedio.

Quiero ayudarte a confiar en tu médico interior. Si crees que algo anda mal, es probable que así sea, de modo que deberás seguir buscando y buscando hasta encontrar a la persona indicada para descubrirlo. Quizá no siempre sea alguien con bata blanca y credenciales médicas. En lo personal, mucho de lo que sé lo he aprendido de mis pacientes, de nutriólogos, de especialistas en biorretroalimentación, de capacitadores en salud holística, de médicos naturópatas, de acupunturistas, de agricultores y hasta de mi instructora de yoga. Confío en que la información contenida en este libro servirá como guía para ayudarte a entender qué está pasando dentro de tu cuerpo y te ofrecerá soluciones reales.

Mi compromiso

Llevo mucho tiempo examinando el interior del tracto intestinal, observando qué sale mal y por qué. Este libro contiene la información que a mi juicio es más importante difundir; es decir, los capítulos más digeribles (si se me permite la ocurrencia). Cuando haya algo que no sepa, te lo diré de frente. También te diré sin tapujos si alguna práctica en particular me parece dudosa o sospechosa. Compartiré contigo toda la información que ha servido a mis pacientes para mejorar mucho su salud digestiva, incluyendo un plan exhaustivo de diez días para sanar de adentro hacia fuera, fundamentado en dos décadas de experiencias médicas. Éste ha ayudado a miles de mujeres a tener abdómenes planos y a poner fin a su incomodidad. Muchas también han afirmado haber experimentado una mayor energía y mejorías en el estado de ánimo. Esta estrategia integral y fácil de seguir para alcanzar el bienestar digestivo te ayudará a aniquilar la distensión abdominal, eliminar las toxinas y deshacerte de tus residuos intestinales de forma saludable.

Nuestro mundo sin duda puede ser un lugar intimidante. Nos preocupan las toxinas del medio ambiente, sabemos que los medicamentos pueden ser peligrosos, y hasta la Madre Naturaleza sería incapaz de identificar buena parte de lo que se vende en los supermercados. No obstante, si confiamos en los mecanismos del cuerpo humano, éste resulta ser una maravilla que tiene la capacidad de recuperarse y curarse de forma sorprendente, sobre todo cuando identificamos las prácticas dañinas y dejamos de incurrir en ellas. Tengo la franca esperanza de que serás capaz de utilizar la información de este libro para lograr una buena digestión y de que cuando tú y yo nos encontremos sea en el mercado o en una clase de yoga, no en mi consultorio.

En busca de la buena digestión

En 2004 decidí dejar los ceremoniosos pasillos de la academia para abrir mi propio consultorio. Mi primer empleo había sido en el hospital Georgetown, cuando terminé la escuela en Nueva

York, en 1997; sin embargo, casi ocho años después, la medicina hospitalaria no parecía tener las respuestas que buscábamos mis pacientes y yo. Le debía mucho a la institución, pues ahí había florecido mi carrera: tenía un currículum de dieciséis páginas de publicaciones médicas, incluyendo artículos y capítulos de libro, y de conferencias a lo largo y ancho de Estados Unidos y Europa; había ayudado a formar a más de una treintena de gastroenterólogos; tenía colegas a quienes respetaba y admiraba, y disfrutaba mucho enseñar. Mi salario era más que cuantioso y mi vida profesional estaba llena de recompensas que debían hacerme feliz. Pero no lo era. Había perdido la fe.

Con el paso de los años, mis prioridades habían dejado de centrarse en los procedimientos de alta tecnología para diagnosticar y tratar las enfermedades, y comenzaban a enfocarse en las modificaciones no tecnológicas del estilo de vida que las evitan. Al dar conferencias y enseñar me estaba resultando difícil poner énfasis en el mensaje industrial de que la colonoscopía salva vidas (lo cual es cierto) sin darle igual importancia a mi creencia más reciente: que la dieta y el estilo de vida son más importantes para alcanzar y mantener la salud digestiva que cualquier procedimiento clínico que pudiera recomendar. En términos filosóficos, sentía que me estaba saliendo del rebaño, pues quería incorporar a mi mensaje un enfoque integral y holístico sobre las enfermedades digestivas, mientras que mis colegas parecían estar más interesados en las innovaciones técnicas. Su misión y su visión no habían cambiado, pero las mías sí.

La práctica de la gastroenterología también había cambiado, y se asemejaba cada vez más a una empresa en la que los pacientes eran los consumidores, y la endoscopía, el producto. Muchos gastroenterólogos poseían sus propios equipos de endoscopía, además de contar con infraestructura de laboratorio de patología para procesar las biopsias que tomaban de los pacientes. Aunque esto les permitía tener mayor control de la calidad y una colaboración más cercana con sus colegas, también era un fuerte incentivo para llevar a cabo más procedimientos clínicos y biopsias.

Los gastroenterólogos con quienes me relacionaba sin duda eran personas a quienes les importaban mucho sus pacientes, pero me daba la impresión de que muchos de ellos estaban demasiado interesados en realizar procedimientos clínicos. Yo quería dar a los pacientes información relevante para salvar su vida, como el hecho de que seguir una dieta a base de verduras puede reducir el riesgo de padecer cáncer de colon en 50%, o que el ejercicio y una dieta baja en grasas previenen la formación de piedras en la vesícula, no sólo llevar a cabo procedimientos.

Una colonoscopía tarda entre quince y treinta minutos. La ganancia que supone para el médico realizarla en un consultorio externo puede ser mucho mayor que la de una consulta, que dura más o menos la misma cantidad de tiempo. No es difícil hacer las cuentas para entender por qué la naturaleza de mi especialidad estaba cambiando, pues la economía no fomenta la resolución de problemas ni la exploración más allá del endoscopio.

Al tiempo que los gastroenterólogos se ven incentivados a hacer más procedimientos y a hablar menos con los pacientes, la naturaleza misma de las enfermedades digestivas también se está modificando. Cada vez vemos más padecimientos vinculados con la alimentación, el estilo de vida y los factores medioambientales, por lo que para diagnosticarlos y tratarlos se requiere más que una rápida endoscopía.

No todos los gastroenterólogos se enfocan sólo en las ganancias que reportan los procedimientos endoscópicos, como las colonoscopías. Muchos de ellos dan consultas que incorporan soluciones más integrales, educan a sus pacientes sobre la importancia de la intervención alimenticia y de otras medidas preventivas, y exploran diagnósticos alternativos, al tiempo que realizan endoscopías de forma responsable.

No obstante, el camino para proporcionar cuidados digestivos exhaustivos no siempre es sencillo ni directo, sino que requiere tiempo extra para sentarse y discutir con los pacientes sobre su alimentación y sus costumbres. Requiere también investigar asuntos con los que no estamos familiarizados, además de considerar la posibilidad de que quizá nuestros colegas que se dedican a la medicina alternativa saben una o dos cosas que nosotros desconocemos. Este tipo de cuidado requiere mucha educación adicional respecto a cosas que no nos enseñaron en la facultad de medicina y que no podemos tocar ni ver con el endoscopio.

Gracias a internet, algunos pacientes saben más sobre su trastorno digestivo que el gastroenterólogo, a pesar de que no cuenten con las herramientas ni con el contexto para enfrentarlo. Por lo tanto, buscan consejos médicos de su instructora de yoga, de su masajista, de su consejero de vida y de su red social. Las visitas a consultorios de especialistas en medicina alternativa superan en una proporción de cuatro a uno las consultas a los médicos alópatas, no obstante que por lo regular no las cubren los seguros médicos. Aunque la gastroenterología convencional está avanzando en el campo de los procedimientos avanzados y en la evaluación de poblaciones sanas, se está quedando corta en cuanto a proporcionarle a la gente lo que en verdad necesita: información confiable sobre cómo alcanzar y mantener el bienestar digestivo.

Sabía que éstos eran problemas de vital importancia y que debíamos abordarlos con los pacientes. No obstante, yo seguía pasando la mayor parte de mi tiempo realizando procedimientos y recetando medicamentos complejos con muchos efectos secundarios. Mi filosofía había cambiado, pero ahora debía modificar mi forma de trabajo.

Una solución integral

En 2004, cuando estaba embarazada de mi primer bebé y renovaba mi casa desde los cimientos, decidí abrir un consultorio que estuviera más en sintonía con el enfoque integral de las enfermedades digestivas. Además de ofrecer a los pacientes recursos sobre nutrición, disminución de estrés y ejercicio, había tres principios básicos que deseaba seguir:

1. Destinar suficiente tiempo a mis pacientes para explorar los problemas a detalle.
2. Apegarme a mi creencia de que la mayoría de la gente no está loca cuando sus síntomas parecen no tener sentido.
3. Comprometerme a pensar de manera poco convencional.

Comuniqué mi renuncia al hospital, encontré una ubicación ideal, solicité mi cédula fiscal y abrí las puertas de mi nueva clínica, a la cual denominé Centro Digestivo para la Mujer, aunque resulta que las mujeres no son las únicas interesadas en encontrar soluciones integrales para sus problemas digestivos, pues cerca de 20% de nuestros pacientes son hombres. Continué siendo parte del profesorado de Georgetown como voluntaria, además de que seguí realizando procedimientos en el hospital, aunque muchos menos de los que hacía antes.

Los pacientes fueron llegando a la clínica, lentos pero seguros. Muchos de ellos ya habían sido evaluados y diagnosticados por gastroenterólogos competentes, y no estaban ahí porque creyeran que yo era más inteligente que su anterior médico. Venían a dialogar y a obtener ideas y retroalimentación sobre lo que podían hacer para mejorar su salud intestinal. Conversamos a detalle sobre sus síntomas, los resultados de sus análisis, su nutrición, el estrés que enfrentaban y la posible relación entre todo lo anterior. No siempre sabía la respuesta, pero tenía una buena idea de dónde debía empezar a buscarla.

Conformé una clínica integral que dependía en gran medida de las excelentes habilidades de mis colaboradores: un especialista en biorretroalimentación, nutriólogos integrales, fisiólogos del ejercicio y especialistas externos en psicoterapia, acupuntura y masajes.

Seguí viendo pacientes con problemas complejos relacionados con la enfermedad de Crohn y con la colitis ulcerosa, enfermedades en las que me especialicé durante mi estancia en Georgetown. Descubrí que estos pacientes también se beneficiaban sustancialmente de un tratamiento integral que incluía la intervención nutricional y la reducción de estrés.

Mi atención se trasladó de los artículos científicos publicados en revistas médicas y especializados en el papel de la endoscopía a textos de revistas para mujeres sobre yoga y salud, sobre el papel de la alimentación y el estilo de vida en la prevención y el tratamiento de las enfermedades digestivas. Mis conferencias en los congresos nacionales de gastroenterología comenzaron a versar sobre obesidad y el futuro de la gastroenterología, el cual incorporaría clases de cocina, biorretroalimentación, talleres de meditación y sesiones de ejercicio, en vez de sólo instalaciones para la realización de endoscopías.

Estaba agradecida por la oportunidad de fundir mis creencias personales con mi práctica profesional y de involucrar a un público más amplio en la que considero que es la verdad acerca de la salud digestiva. Decidí entonces escribir un libro para compartir lo que durante tantos años había aprendido sobre cómo tener un intestino dichoso, así que con entusiasmo me di a la tarea de hacer un borrador del manuscrito.

El último día que formé parte de la junta directiva de la Sociedad Norteamericana de Endoscopía Gastrointestinal (ASGE, por sus siglas en inglés), se me ocurrió la idea de hacer una organización sin fines de lucro llamada Gutrunners, la cual se enfocaría en educar al público sobre los beneficios de la nutrición y el ejercicio para mejorar la salud digestiva. Me sentí feliz de que la ASGE aceptara ser la primera y principal patrocinadora, pues en ese entonces me proporcionó un préstamo como capital inicial. Gutrunners se estableció como organización sin fines de lucro en el estado de Maryland, y entonces emprendí mi nueva carrera como directora ejecutiva, organizadora de las carreras y recaudadora de fondos, y me encargué de gestionar las carreras durante los congresos nacionales de gastroenterología y de reunirme con patrocinadores y participantes potenciales. Era una vida atareada, pero estaba llena del trabajo significativo que tanto amaba.

La pérdida de la dicha

Había visto con mis propios ojos cómo el desbalance entre vida y trabajo afectaba a mis pacientes, pero irónicamente fui incapaz de fijarme en las advertencias cuando se trató de mí. Aunque el trabajo de la clínica era muy satisfactorio, la disminución de procedimientos lucrativos en comparación con lo que había estado haciendo en Georgetown y el hecho de que el consultorio era sólo mío (y no había con quién compartir los gastos) significaron una reducción considerable de ingresos.

Mis días en el consultorio eran largos, y las noches las pasaba trabajando en el libro, escribiendo artículos e intentando impulsar Gutrunners. Era emocionante haber fundado una organización dedicada a los principios en los que creía, pero ahora me correspondía llevar las riendas y pagar la deuda con la ASGE en los cinco años siguientes.

Tenía un horario brutal de seis de la mañana a media noche que fue difícil de sostener durante mucho tiempo. No tardé en dejar de salir a correr y de hacer yoga. En ese momento no tenía tiempo más que para hacer uno que otro entrenamiento extenuante durante el fin de semana que me dejaba adolorida al día siguiente y no mejoraba en lo más mínimo mi condición física. Mi hija era lo que más feliz me hacía, pero nunca tenía suficiente tiempo para estar con ella.

Crecí comiendo a diario verduras frescas del rancho de mi abuelo y comida casera, así que en mi hogar quería seguir esas mismas costumbres. Pero en ese entonces casi siempre cenábamos comida a domicilio que no siempre era muy saludable. La mayoría de los días no me daba tiempo de almorzar y me atiborraba de comida azucarada y almidonada para obtener energía rápida. Había días en los que la mitad de las calorías que consumía provenían de una caja de galletas. Cuanta más azúcar comía, más la ansiaba, así que empecé a consumirla cada vez más y más. No tomo café, de modo que el azúcar se convirtió en mi cafeína. El azúcar me volvió voluble, además de que mis niveles de azúcar dejaron de ser estables, por lo que cada día me sentía más cansada.

También empecé a beber champaña en las noches, mientras trabajaba. Nunca bebí mucho en la preparatoria, en la universidad ni durante la especialidad. Pero, a medida que la vida se complicaba y se volvía más estresante, adquirí el hábito de beber una o dos copas después de la cena. Lo que me atraía era el azúcar que la bebida contenía, pues abría las puertas a más ansiedad, que por lo regular derivaba en el consumo de postres para acompañar la bebida. El desvelo y el exceso de azúcar me daban jaquecas al día siguiente, las cuales me dejaban exhausta y llena de lagañas.

Ahí estaba yo, recetándoles a mis pacientes una mejor alimentación, un estilo de vida más saludable, menos estrés y más ejercicio, mientras que yo no lograba hacer lo que tanto predicaba.

Fuera de equilibrio

Jamás había tenido problemas de salud serios, y mi única experiencia como paciente había sido durante el parto de mi hija, así que cuando llegó la mala salud me tomó desprevenida. Y, puesto que seguía creyendo que era una persona sana con buenos hábitos, me costó trabajo darme cuenta de lo que me ocurría.

Por primera vez en mi vida tenía distensión abdominal. Estaba estreñida. Pero eso no era todo: por las noches me daba una terrible comezón en el recto que me volvía loca. Al principio creí que se trataba de hemorroides, pero la inspección del médico descartó ese diagnóstico. Luego pensé que serían lombrices, pues la comezón es un síntoma característico, pero tampoco resultó ser eso.

Desarrollé otros síntomas, como rosácea (la cual suele ser diagnosticada erróneamente como acné), sinusitis crónica, fatiga, niebla cerebral, ojeras, caída del cabello, aumento de peso, intolerancia a ciertos alimentos (sobre todo a los lácteos y las nueces) y olor corporal intenso. Sé que este último es bastante subjetivo, pero es que antes, cuando corría cinco kilómetros o hacía yoga durante hora y media, sudaba mucho pero no apestaba.

Me veía y me sentía fatal. A pesar de todo mi conocimiento, o quizá debido a él (pues a veces los médicos solemos creer en el fondo que la enfermedad aqueja a otros y no a nosotros), tardé varios meses en llegar al diagnóstico. Tenía un desequilibrio bacteriano también conocido como disbiosis. Mi alimentación saturada de azúcares y almidones, el consumo frecuente de postres, el champaña de la cena, la falta de ejercicio y el estrés cada vez mayor habían alterado el delicado equilibrio entre bacterias "buenas" y "malas" en mi intestino, y éstas eran las consecuencias. La dieta y el estilo de vida poco saludables habían cambiado por completo mi química corporal, y los resultados se manifestaban tanto a nivel interno (con la hinchazón y el estreñimiento) como externo (con la rosácea y la caída del cabello). Después del atracón de azúcar, sentía que me ardía la cara, pues la rosácea se intensificaba, y la comezón en el recto se volvía insoportable a medida que se multiplicaban las levaduras en mi interior. El desagüe de la regadera siempre quedaba cubierto de mechones de cabello, y yo todo el tiempo me sentía exhausta.

Por variados y distintos que parezcan, todos estos síntomas eran resultado de la disbiosis, excepto por la niebla cerebral y los episodios de fatiga extrema, los cuales resultaron ser manifestaciones de intolerancia al gluten.

De cómo mejoré mi propia digestión

A pesar de lo desconcertante que era perder el control de mi propia salud, la experiencia resultó ser muy valiosa y significativa. Reafirmé algunas de las elecciones difíciles que había tomado con respecto al tipo de ejercicio de la medicina en el que creía y reiteré los muchos defectos de la práctica actual de la gastroenterología. La disbiosis no puede detectarse ni tratarse por medio de un procedimiento endoscópico, y es el tipo de diagnóstico que sólo puede hacerse gracias a una evaluación detallada del historial del paciente y a la capacidad del médico para reconocer la relación existente entre una serie de síntomas que en apariencia no están conectados. Se trata de un padecimiento que puede ser pasado por alto en estudios convencionales o que suele descartarse como mero estrés o ansiedad.

En este libro aprenderás mucho sobre la disbiosis y cómo reconocerla y enfrentarla. Al haberla vivido en carne propia me he impuesto un nuevo propósito. Cada día estoy más convencida de que el futuro de la medicina depende de la voluntad de los médicos para escuchar a los pacientes, para usar la alimentación y el ejercicio como herramientas para mejorar la salud, y para salir de la cuadratura de los típicos procedimientos y medicamentos. Los padecimientos relacionados con el estilo de vida, como la disbiosis, alteran de forma significativa la calidad de vida, pero por desgracia no son detectables a través de procedimientos estandarizados.

Además, representan el nuevo tipo de enfermedad digestiva tan común en nuestros tiempos: la disbiosis, las alergias alimenticias, la permeabilidad intestinal, las infecciones parasitarias, la candidiasis, la intolerancia al gluten y muchos otros padecimientos pueden hacer que los pacientes no diagnosticados se sientan frustrados y duden de sí mismos mientras se tambalean en la oscuridad en busca de respuestas.

Incluso después de haber detectado la causa de mis síntomas, me llevó tiempo implementar los cambios necesarios para sentirme mejor. A pesar de tener una buena base alimenticia de frutas y verduras, la naturaleza adictiva de ciertos alimentos no tan sanos se había apoderado de mí y era difícil liberarme de ella. Más tarde experimenté con el consumo de gluten, dejándolo durante varios días y luego comiendo un panecillo para ver qué ocurría: la niebla cerebral y la fatiga reaparecían sin falta. Entre semana evitaba los postres y el alcohol, pero me daba permiso de consumirlos los fines de semana, lo cual pagaba con creces con un aumento de síntomas y el aturdimiento de mi metabolismo.

La estrategia que en última instancia me funcionó fue eliminar por completo todos los alimentos que sabía que detonaban los síntomas y dañaban mi salud. No fue difícil identificarlos, pues me sentía fatal después de consumirlos y eran los mismos culpables de los problemas digestivos de muchos de mis pacientes. El cambio cuantitativo parecería no representar un reto, pero es difícil mantenerlo porque experimentar una mejoría sustancial de los síntomas toma tiempo, por lo que la gente suele darse por vencida con rapidez. Por la experiencia con mis pacientes sé que se necesitan más o menos diez días para experimentar los cambios físicos de la modificación alimenticia y para que se vuelva más fácil hacerse a la idea de mantenerla. Los síntomas de la abstinencia del azúcar y de otros carbohidratos son más fuertes durante la primera semana, después de la cual tienden a ser menos intensos. Sé de lo que hablo porque pasar por ese proceso de cambio de hábitos me ayudó a entender mejor a mis pacientes y a auxiliarlos para lograrlo.

Logré una buena digestión al deshacerme del GAS: gluten, alcohol y sustancias azucaradas. También le bajé al ritmo laboral y familiar, y redescubrí los hábitos saludables que antes me habían mantenido bien. Por las noches me hacían compañía los jugos verdes, en lugar del champaña, y mi nueva licencia eran unos cuantos trozos de chocolate oscuro. En las mañanas tenía más energía para salir a correr y para retomar el yoga, y mi hija se convirtió en mi *sous chef* cuando empezamos a disfrutar pasar tiempo juntas en la cocina preparando platillos saludables. Con la ayuda de un buen probiótico, de comer más col rizada que nunca, de hacer ejercicio regularmente y de eliminar el GAS, la disbiosis y todos sus síntomas mejoraron poco a poco, y volví a verme y a sentirme sana y fuerte. Hoy en día disfruto un postre, un *croissant* o una copa de champaña de vez en cuando, pero le presto mucha atención a cómo me nutro, por lo que mi dieta y mi tracto intestinal están balanceados y son dichosos.

El viaje continúa... a tu lado

La buena digestión es un verdadero viaje, no un destino, por lo que sigo explorando qué es lo mejor para mí y qué me da los mejores resultados. Sigo teniendo muchos pendientes, como especializarme más en yoga, hacer un triatlón "Ironman" completo, experimentar con el veganismo, trasladar mi consultorio a una granja y aprender a tocar la guitarra. Pero por ahora estoy agradecida con lo que tengo y con mi buena salud.

Vivimos de forma distinta pero sufrimos de manera similar. Tengo la franca esperanza de que, si sufres de distensión abdominal o de cualquier otro tipo de afección digestiva, entre las páginas de este libro encontrarás la receta para una buena digestión.

PRIMERA PARTE

Digestión para principiantes

1

¿Qué está pasando allá adentro?

El tracto digestivo (TD, también llamado gastrointestinal) es el motor del cuerpo entero, puesto que todas nuestras células dependen de los nutrientes que en él se extraen de los alimentos que comemos para tener energía, así como de otros ingredientes esenciales, como oxígeno y minerales necesarios para la supervivencia. Es un sistema sumamente complejo y especializado, en el que cada parte desempeña un papel crucial.

En esta supercarretera digestiva de hasta nueve metros hay muchos puntos en los que las cosas pueden salir mal. Por ejemplo, la hinchazón o distensión abdominal es uno de los primeros y más comunes indicadores de que hay algún problema. En este capítulo haremos un repaso breve del sistema digestivo y de algunas de las cosas que pueden fallar en el camino. Cuanto más familiarizado estés con tu TD, más fácil será determinar si diste alguna vuelta incorrecta o tomaste la salida equivocada.

Un viaje por la supercarretera digestiva

La incomodidad gastrointestinal puede empezar en cualquier parte del TD, que va desde la boca hasta el ano. El TD superior incluye la boca, el esófago, el estómago y la primera parte del intestino delgado, llamada duodeno. La digestión comienza en realidad en la boca, en donde las enzimas de la saliva comienzan a descomponer la comida. Luego las contracciones musculares y la gravedad ayudan al alimento a descender por el largo y tubular esófago, hasta llegar al estómago, donde el ácido clorhídrico proporciona a las enzimas como la peptina el pH óptimo para descomponer las proteínas y otras moléculas de la comida.

El alcohol, la cafeína, la nicotina, los alimentos grasosos y comer en exceso pueden provocar reflujo de ácido hacia el esófago, lugar al que no pertenece, lo cual te hará salir corriendo a comprar antiácidos (los cuales, a su vez, no son muy buenos que digamos). El ácido estomacal es parte crucial del proceso digestivo, por lo que disminuirlo con medicamentos puede derivar en problemas más graves, como una mala absorción de los nutrientes o un crecimiento excesivo de bacterias dañinas, las cuales son una de las principales causas de la distensión. También puedes sentirte hinchado si el vaciamiento estomacal es retardado, padecimiento poco diagnosticado que se asocia con náuseas y dolor abdominal y que puede provocar vómitos y pérdida de peso en casos graves.

Una vez que la comida semidigerida (llamada quimo) ha pasado por el estómago, la digestión continúa en el intestino delgado. Es ahí donde el cuerpo empieza a extraer los nutrientes de la comida. Cuando sale del estómago, el quimo es muy ácido, pero el intestino delgado secreta una hormona llamada colecistoquinina, la cual estimula a la vesícula para que libere bilis alcalina a los intestinos, con lo cual cambia el pH. La bilis ayuda a digerir las grasas, causando un efecto similar al de un detergente, lo cual emulsiona las grasas de modo que se disuelvan en líquido y se absorban con más facilidad a través del revestimiento del TD. Si consumes demasiadas grasas puedes producir piedras en la vesícula, problema que suele achacársele a la propia vesícula y que requiere cirugía para extirparla. Aunque podemos vivir sin ella, la digestión no vuelve a ser la misma si nos la quitan.

Conforme la comida se descompone en moléculas cada vez más pequeñas, se va absorbiendo en la superficie del intestino delgado gracias a unas proyecciones microscópicas en forma de dedos llamadas vellosidades. Ciertos padecimientos, como la celiaquía, adelgazan las vellosidades y pueden ocasionar distensión, mala absorción y muchos otros problemas más. Luego la sangre traslada los nutrientes absorbidos al hígado, el principal órgano de desintoxicación del cuerpo. Además de eliminar las toxinas de la sangre, el hígado sintetiza hormonas, proteínas y bilis.

El páncreas es una glándula que también produce y secreta hormonas importantes, como la insulina, y jugo pancreático, el cual contiene enzimas fundamentales para el proceso digestivo. La insulina ayuda a la glucosa a trasladarse del torrente sanguíneo a las células del cuerpo, donde se transforma en energía. Cuando no hay suficiente insulina, se produce la diabetes, una enfermedad grave que se caracteriza por niveles elevados de glucosa en la sangre y falta de glucosa dentro de las células. Las principales enzimas digestivas son las proteasas, las amilasas y las lipasas; éstas digieren las proteínas, los carbohidratos y la grasa, respectivamente. Conforme envejecemos, los niveles de estas enzimas disminuyen, además de que las sustancias químicas contenidas en los alimentos y los medicamentos que consumimos las disminuyen aún más, lo cual provoca indigestión y distensión abdominal.

LA DISTENSIÓN ABDOMINAL: LA HISTORIA DETRÁS DEL SÍNTOMA

Síntomas como la distensión abdominal no son nada específicos, lo cual plantea un auténtico problema cuando se trata de llegar a un diagnóstico. Hay una serie de padecimientos que pueden provocarla, desde un estreñimiento común y corriente hasta el cáncer. Si buscas "distensión" en internet, es probable que te topes con todo tipo de diagnósticos graves y poco probables, como cáncer de páncreas, o con explicaciones más comunes, como intolerancia a la lactosa. Sólo terminarás confundido y aterrado de pensar en lo que podría estar pasando en tu interior. En el caso de la distensión, el síntoma en sí mismo dice poco sobre la historia detrás de él. Por eso debes asegurarte de darle a tu médico toda la información posible, incluyendo todos los detalles, y de que él o ella te escuchen, te hagan las preguntas clave y, sobre todo, que confíen en que sabes cuando algo no anda bien en tu cuerpo, aun si ignoras qué es. En última instancia esto te ayudará a convertir tu distensión en un diagnóstico significativo y tratable.

Después, unas contracciones en forma de ondas, llamadas peristaltismo, transportan los productos de la digestión a través del intestino delgado y hacia el colon. Una de las principales funciones del colon es absorber el agua de las heces para llevarla al torrente sanguíneo y transportar las cosas a la meta. Cuando todo funciona bien, el agua se extrae conforme los productos de la digestión pasan por el colon en sentido de las manecillas del reloj, de la derecha a la izquierda del cuerpo, y, como resultado, las heces que salen por el ano son sólidas. En el colon también se fermentan las bacterias de los materiales no absorbidos. Muchos factores pueden afectar el tiempo de la digestión y la consistencia de las heces, y provocar distensión y cambio de hábitos intestinales.

Aquello que no vemos en el tracto intestinal puede ser más importante que lo que sí vemos. Los billones de bacterias y de otros organismos que viven ahí desempeñan un papel crucial en nuestra salud digestiva, al igual que los niveles de hormonas y enzimas digestivas. Por ello resulta esencial saber qué alimentos y hábitos alteran la proporción entre especies útiles e indeseables, además de cómo estimular la actividad enzimática y optimizar la secreción hormonal.

Los bloqueos mecánicos, el descontrol hormonal, el desequilibrio bacteriano, los bajos niveles enzimáticos, la inflamación activa, las anormalidades estructurales y una serie de otros problemas pueden alterar el buen funcionamiento del aparato intestinal y provocar distensión y molestias abdominales. Es de vital importancia prestar atención a la retroalimentación que te da tu sistema gastrointestinal; es decir, a lo que lo hace sentir bien y a lo que lo agrava. Todo esto lo aprenderás en los siguientes capítulos. Con el tiempo, conforme aprendas a leer tu mapa intestinal, serás capaz de descifrar cuáles son los cambios y ajustes que necesitas hacer para que tu TD funcione como el sistema milagrosamente eficiente que está destinado a ser.

2

El colon de Venus voluptuoso

Anne es una chica delgada que ha sufrido distensión y estreñimiento desde que tiene memoria. Cada mañana toma dos cucharaditas de cáscara de *psyllium* (fibra vegetal soluble que agrega volumen a las heces) y una cucharadita de linaza, seguidas de dos tapas de un laxante osmótico de polietilenglicol (un poderoso catártico), además de tres ablandadores de heces y seis ciruelas pasas por la noche, y aun así tiene dificultad para evacuar. Ha terminado varias veces en la sala de emergencias después de haberse casi desmayado por el dolor abdominal, y las radiografías siempre muestran que tiene el colon a reventar de heces. Entonces le hacemos un historial alimenticio, que resulta ser impecable: es casi vegetariana y suele almorzar arroz integral, lentejas y col rizada. Le faltan todavía un par de años para estar en edad de someterse a un examen de detección de cáncer de colon y, tomando en cuenta los hallazgos de las radiografías, le pedí que se hiciera una colonoscopía para asegurarme de que no hubiera una lesión obstructiva en el colon.

El día del estudio, la anestesióloga pone cómoda a Anne, quien al paso de unos minutos se queda dormida y me permite iniciar el recorrido por su colon. Este procedimiento me parece fascinante, aun después de haberlo realizado miles de veces, pues cada paciente es distinto, por lo que cada colon también es único.

El colon de Anne es un laberinto impresionante, con vueltas y giros y recovecos que hacen difícil navegar dentro de él. Esta colonoscopía me toma casi tres veces el tiempo habitual, pero por fin terminamos. El diagnóstico: colon de Venus voluptuoso.

Fisiología, no psicología

Es posible que las mujeres sean de Venus y los hombres de Marte, pero ¿en serio nuestros cólones son tan distintos entre sí? Resulta que sí. En los últimos tiempos, los científicos han demostrado en repetidas ocasiones que las mujeres no son meras versiones pequeñas de los hombres, por lo que nuestro TD es distinto también. Hay diferencias anatómicas sustanciales en el TD de las mujeres que explican por qué la distensión es un problema tan común entre nosotras.

En la literatura médica hay muchos artículos que afirman que la colonoscopía es más difícil de realizar en mujeres que en hombres, que requiere mayor anestesia y que por lo regular es más tardada. Estas diferencias suelen atribuirse a que las mujeres tienen un umbral del dolor bajo, lo cual me resulta difícil de creer si tomamos en cuenta que muchísimas de ellas han dado a luz sin anestesia y que la población mundial sigue en aumento. Las variaciones anatómicas entre el colon femenino y el masculino explican dichas diferencias, así como por qué hay una mayor prevalencia de estreñimiento y distensión entre las mujeres que entre los hombres.

El vínculo entre las mujeres y la distensión

El colon de las mujeres suele ser más largo que el de los hombres; en promedio, entre 10 y 12 centímetros. Probablemente sea así para permitirnos absorber más fluidos durante el embarazo. La mayor parte de este colon extra, al cual se le suele denominar redundante, tortuoso o espástico, se encuentra en el segmento transversal o debajo, en el sigmoides. La longitud sobrante fomenta la formación de recodos que complican las cosas no sólo durante la colonoscopía, sino también en otros momentos, sobre todo cuando el colon está lleno de gases o de heces. Cuando los productos de la digestión se atoran en estos ángulos cerrados, se acumula el gas detrás del bloqueo, lo cual deriva en mucha incomodidad y distensión.

Este tipo de incidentes eran los que habían mandado a Anne a la sala de emergencias varias veces. El dolor ocasionado por el estiramiento de todo un segmento del colon provoca lo que se denomina síncope vasovagal, en el cual disminuye el ritmo cardiaco, y la persona suda y se siente mareada y con náuseas. Es una reacción común entre personas con estreñimiento y distensión extremos, cuando el colon está saturado de heces o de gas, o después de una colostomía si quedó demasiado aire en el colon.

Además de tener un colon más largo, las mujeres tenemos una pelvis más curvada y profunda que los hombres. La combinación entre la forma de la pelvis y la longitud sobrante del colon provoca que este último se hunda en la pelvis y compita por el espacio con los ovarios, las trompas de Falopio, el útero y la vejiga. Esto incrementa la formación de recovecos, la congestión, el estreñimiento y la distensión. En comparación, los órganos sexuales masculinos ocupan mucho menos espacio, y su pelvis más estrecha no suele permitir que el colon se hospede ahí. Si representáramos las pelvis de hombres y mujeres visualmente, las de ellos tendrían forma de herradura sencilla, mientras que las de ellas se parecerían más a una montaña rusa.

También las diferencias hormonales influyen, puesto que los mayores niveles de testosterona en los hombres promueven que la pared abdominal sea más muscular y definida, la cual apuntala el colon, impide que se formen recodos redundantes y ayuda a que las cosas fluyan con mayor eficiencia. Incluso los hombres que tienen la famosa "panza cervecera" suelen tener debajo una pared abdominal bastante fuerte, por lo que su queja es la gordura, no la distensión. Además de producir menos testosterona, algunas mujeres producen exceso de estrógeno, condición conocida como dominación del estrógeno y que se asocia con la formación de miomas uterinos y con la endometriosis, los cuales en ocasiones presionan el intestino y pueden ser una de las principales causas de la distensión. (La histerectomía o extracción quirúrgica del útero, uno de los tratamientos habituales para los miomas y la endometriosis, es también factor de riesgo para la distensión, debido a que el tejido fibroso que llega a desarrollarse después en la cavidad abdominal interfiere con la libertad de movimiento del colon y genera aún más angulaciones y torceduras.)

Anne estaba aliviada de saber que no tenía cáncer de colon ni ningún otro padecimiento preocupante. Resultó que algunas de las cosas positivas que ya estaba acostumbrada a hacer necesitaban unos ajustes que maximizaran sus beneficios. Comía bastante fibra, pero lo hacía una sola vez al día, lo cual contribuía a la incomodísima distensión, pues las heces voluminosas se le atoraban en las curvas cerradas del colon. Entonces modificó su dieta de tal modo que siguió consumiendo la misma cantidad de fibra, pero distribuida a lo largo del día. Además, duplicó la cantidad de agua que bebía para ayudar a la fibra a trasladarse por el TD con mayor facilidad. Como resultado, pudo dejar de tomar el ablandador de heces y el catártico por las noches.

El simple hecho de saber el diagnóstico fue sumamente útil para que Anne empezara a manejar los síntomas. Cuando sentía que los intestinos comenzaban a llenársele y a hincharse mucho, durante un día consumía sólo líquidos, sobre todo jugos de verduras verdes y caldo, a veces combinados con un par de dosis del catártico, que ayudaban a limpiar el TD. Su colon seguía requiriendo bastante atención, pero desaparecieron los cuasi desmayos y los viajes a la sala de emergencias.

En algunas ocasiones he debido prescribir preparación intestinal completa a mis pacientes con colon de Venus voluptuoso lleno de heces, pero siempre les recomiendo que, para evitar que las cosas lleguen tan lejos, sólo beban líquidos durante uno o dos días, en lugar de someter sus intestinos a un bombazo de laxantes osmóticos.

Colon más largo, pelvis más profunda, pared abdominal menos definida e influencia hormonal… todos estos factores pueden conspirar en nuestra contra y estreñirnos e hincharnos. Sin embargo, saber qué está pasando dentro de nuestro cuerpo nos servirá para enfrentar la distensión, así como para determinar cuándo debemos llevar una dieta más ligera para dar un descanso a nuestro curvado colon.

3

¿Embotellamiento en la supercarretera del tracto digestivo?

Como mencioné en el capítulo 1, el TD es un camino largo que recorre desde la boca hasta el ano. No hay atajos, libramientos ni rutas alternativas, y, por desgracia, puede tener muchos obstáculos, tanto estructurales como funcionales. En este capítulo nos fijaremos en algunos de los padecimientos que desaceleran el proceso digestivo y representan algunas de las principales causas de distensión. Pero también te daré información útil sobre qué hacer si los contenidos de tus intestinos se quedan varados en el camino.

Se esperan retrasos

Deborah llevaba unos cuantos meses quejándose de una distensión insoportable, de dolor abdominal y de acidez, la cual empeoraba después de comer. Ya había probado varios antiácidos de venta libre, así como múltiples supresores del ácido recetados por su médico, pero ninguno la había ayudado. En su caso no se presentaban los típicos factores de riesgo que se asocian con la acidez gástrica: no fumaba, no tomaba café ni tenía sobrepeso. Su trabajo en un importante banco internacional la obligaba a estar muchas horas sentada, pero todas las tardes salía a correr y hacía yoga los fines de semana. Su principal comida del día la hacía a las nueve de la noche, pues desayunaba ligero y nunca tenía tiempo para almorzar. Su esposo era quien cocinaba en las noches, por lo que la cena siempre consistía en carne, pollo o pescado con algún almidón y una verdura, a veces una copa de vino y un trozo de chocolate de postre.

A Deborah y a mí nos preocupaba que pudiera tener una úlcera, pues tomaba muchos antiinflamatorios no esteroideos para el dolor muscular del ejercicio. Estos medicamentos se caracterizan por causar úlceras e inflamación en el TD, así que le dimos cita para hacerle una endoscopía y echar un vistazo en su interior.

Cuando la sedé y le introduje el endoscopio por el esófago y al estómago, me sorprendió mucho lo que encontré: no había úlceras, su estómago era normal, pero en medio de todo había una pila de algo que parecía ser queso con salsa de tomate.

Lo primero que le pregunté a Deborah cuando despertó era si se le había olvidado que debía ayunar antes del procedimiento y si había comido algo esa mañana. No. Había seguido las instrucciones al pie de la letra. Su último alimento era la pizza que había cenado la noche anterior antes de las nueve de la noche, y el hecho de que once horas después siguiera en su estómago definitivamente no era normal.

Para confirmar mis sospechas, la mandé a hacerse un estudio sobre vaciamiento gástrico para determinar cuánto tiempo tardaba en vaciarse su estómago después de comer. Este estudio implica consumir una cantidad pequeña de alimento con material radioactivo, para luego ver el estómago con un equipo de imagen y observar cuánto tiempo tarda ese alimento en pasar. Cuando se termina la prueba, en el estómago debe quedar menos de la mitad de la comida.

Los resultados confirmaron el diagnóstico: vaciamiento lento del estómago o gastroparesis, que significa parálisis parcial del estómago. La gastroparesis no implica una verdadera parálisis del estómago, pero sí la desaceleración de las funciones a distintos grados, siendo la distensión uno de los síntomas más comunes.

En la mayoría de los casos, no sabemos cuál es la causa de la gastroparesis. El nervio vago, que controla el vaciamiento del estómago, puede verse dañado o afectado por alguna enfermedad, por lo que los músculos dejan de funcionar bien. La diabetes, la cirugía gástrica, el consumo de narcóticos y de algunos antidepresivos, así como padecimientos neurológicos como la enfermedad de Parkinson y la esclerosis múltiple, y ciertas enfermedades virales, son algunas de las posibles causas.

Comidas grasosas, exceso de fibra y estómagos perezosos: estilo de vida que causa gastroparesis

La gastroparesis en algunas personas llega a ser muy grave, sobre todo en los diabéticos, cuyo vaciamiento estomacal puede frenarse por completo si no tienen bien controlados los niveles de azúcar en la sangre, y eso les provoca dolor, distensión y episodios recurrentes de vómito después de la comida. En el caso de la gente en general, los síntomas son mucho menos graves y suelen fluctuar, pero pueden agravarse si comen algo muy grasoso o consumen demasiada fibra de una sentada.

En un principio, Deborah creía que sus síntomas se debían sólo al reflujo, aunque de hecho mucha gente con reflujo padece algún elemento de la gastroparesis que intensifica sus síntomas. El reflujo ocurre cuando la válvula existente entre el esófago y el estómago se abre indebidamente, y permite que parte de la comida digerida y el ácido entren al esófago. La cafeína, el alcohol y la nicotina son algunos de los culpables de que se abra esta válvula, como también lo es un estómago lleno que no se vacía de forma adecuada y que obliga a la válvula a abrirse, provocando síntomas de reflujo que se añaden a la incomodidad del estómago hinchado.

La gente con gastroparesis suele quejarse de distensión, dolor abdominal y de sentirse demasiado llena después de comer, sobre todo si consume alimentos altos en grasa. Dado que esta última tarda más en digerirse que otros alimentos, cuando los receptores del estómago perciben un alto contenido graso envían a los nervios que controlan el vaciamiento una señal para que desaceleren aún más. Es por eso que comer alimentos muy grasosos como pechuga de pato o tocino, aunque sea en porciones pequeñas, nos hace sentir muy llenos, incluso si no padecemos gastroparesis.

Como los alimentos altos en fibra también son muy llenadores, llegan a ser un problema cuando se tiene gastroparesis. Por ello recomiendo distribuirlos en porciones más pequeñas a lo largo del día, así como evitar tomar bebidas carbonatadas.

Además de todo esto, Deborah necesitaba replantear su horario de comidas. A veces sentía como si se hubiera tragado un ladrillo, sobre todo después de la cena, que era por mucho cuando más comía. Dado que durante el resto del día comía muy poco, seguía teniendo hambre después de cenar, así que tomaba algunos refrigerios antes de irse a acostar a medianoche. Para entonces estaba muy hinchada y sentía que la comida se le quedaba en el estómago durante horas. En ocasiones, si comía demasiado, se sentía tan incómoda que debía obligarse a vomitar.

Quizá no sepas que tu estómago también tiene hora de dormir y que las contracciones musculares del aparato digestivo están vinculadas con el ciclo del día y la noche, también conocido como ritmo circadiano. La contractilidad está más activa durante el día, cuando hay luz solar, y menos por la noche, después de que oscurece, que por desgracia es cuando mucha gente consume la mayoría de las calorías del día. Para empeorar las cosas, después de rellenar de comida nuestro estómago adormilado, tendemos a recostarnos en un sofá o en la cama, por lo que ni siquiera tenemos los beneficios que nos aportan la gravedad y el movimiento para transportar las cosas de norte a sur. Comer en abundancia en las noches sin duda te hinchará y empeorará la gastroparesis, además de que puede exacerbar el reflujo.

Le dije a Deborah que aunque había medicamentos para mejorar un poco la contractilidad estomacal, la mayoría de ellos no eran muy bien recibidos por el organismo y tenían efectos secundarios que incluían síntomas neurológicos. La buena noticia es que una buena dieta le ayudaría mucho, siempre y cuando comenzara a cambiar el orden en el que consumía las calorías y se impusiera un estricto toque de queda alimenticio. Las nuevas reglas eran: desayuna como reina, almuerza como princesa y cena como mendiga; sobre todo, nada de comida después de las nueve de la noche.

Su principal problema era ajustar el horario en el que salía a correr. Le daban cólicos y náuseas espantosas si corría unas horas después de comer, y no tenía idea de por qué le pasaba, pero había dejado de almorzar para salir a correr por las tardes. Ahora sabía cuál era la causa: los cólicos y las náuseas eran resultado del lento vaciamiento, así que cuando salía a correr tenía el estómago lleno, aun si habían pasado horas desde el almuerzo.

Deborah no tenía la costumbre de levantarse muy temprano, pero aceptó intentar salir a correr antes de ir a trabajar al menos un par de veces por semana. El plan de esos días era hacer un desayuno abundante después de la carrera, luego consumir un almuerzo de buen tamaño y cenar ligero a las siete de la noche, en lugar de a las nueve, puesto que para esa hora ya no tendría el pendiente de salir a correr. Cuando planeara correr en las tardes, debería dividir sus calorías diarias en comidas más pequeñas. La primera sería un desayuno mediano antes de salir de casa, seguido de un tentempié a las diez de la mañana. Luego, al medio día un almuerzo ligero y una porción de fruta a la una de la tarde. De ese modo, tendría unas buenas seis horas entre su último alimento y su carrera de las siete. Justo después de correr cenaría una sopa o una ensalada que le hubiera preparado su esposo, sin esperar a haberse bañado, como solía hacer antes.

Uno de los mayores cambios para ella fue su rutina matutina. En lo personal no creo que uno deba desayunar antes que cualquier otra cosa si no tiene hambre, siempre y cuando tenga algo nutritivo a mano cuando empiece a sentirse hambriento. Sin embargo, Deborah no tenía hambre en las mañanas porque seguía estando llena de la cena de la noche anterior; pero, cuando cambiamos la jugada y empezó a cenar ligero y más temprano, notó que sí le daba hambre en las mañanas, sobre todo cuando salía a correr temprano. También descubrió que toleraba mucho más los alimentos grasosos en las mañanas que por las noches, así que a veces desayunaba las sobras de la cena, incluyendo la ocasional rebanada de pizza.

Si presentas síntomas de gastroparesis y te sientes mal después de comer, una de las peores cosas que puedes hacer es saltarte una comida, pues eso casi siempre te llevará a darte un atracón después. El cuerpo necesita un mínimo de calorías para realizar sus actividades cotidianas, y si no se las proporcionas durante el día, que es cuando las necesita, por la noche te mandará a buscarlas, aunque para entonces ya no sean indispensables. Hacer comidas pequeñas y frecuentes (asegurándote de no dejar pasar demasiado tiempo entre una y otra) es fundamental para controlar los síntomas. Siempre lleva contigo algo de comer, además de un tentempié saludable y bajo en grasas, como una porción de fruta. Si vas a comer fuera y la decisión depende de ti, es preferible que sea el almuerzo y no la cena, pues tolerarás mejor la comida del restaurante durante el día y te sentirás menos hambriento en las noches. Tampoco tomes demasiados líquidos junto con los alimentos, pues es mejor hidratarse entre comidas. Aunque los líquidos suelen salir del estómago mucho más rápido que los sólidos, eso no les impedirá llenarte e hincharte. Incluso el tomar agua después del ejercicio puede desencadenar los síntomas, así que, si eres propenso a tener un vaciamiento estomacal lento, tómate tu tiempo para hidratarte después del entrenamiento con tragos pequeños pero frecuentes.

Otro consejo importante es que te muevas tanto como sea posible, sobre todo después de cenar. No es necesario que corras un maratón después de cada comida; basta con que des una vuelta a la cuadra para estimular los movimientos peristálticos y poner en marcha el estómago, en especial en las noches o después de una comida abundante. De hecho, salir a dar un paseo vespertino después de cenar es un hábito muy saludable.

Si sufres de gastroparesis, es probable que ya te hayas dado cuenta de que lo peor que te puede pasar es hacer una comida abundante y grasosa por las noches, para luego meterte a la cama. Ahora bien, aunque no tengas gastroparesis, cenar mucho y con abundantes grasas y luego irte a dormir también frenará tu vaciamiento estomacal y te hará sentir mal, así que de cualquier forma lo más sabio es no hacerlo.

Problemas médicos que pueden frenar la digestión

La gastroparesis frena la digestión considerablemente, pero también hay otras circunstancias capaces de detenerla del todo y de provocar una distensión grave.

Si te has sometido a alguna cirugía abdominal o pélvica, así haya sido hace varios años, es probable que hayas desarrollado cicatrices en el abdomen o en la pelvis. Este tejido puede producir adherencias en forma de telaraña que atrapan partes del intestino y a veces provocan una obstrucción intestinal parcial o total. Esta última viene acompañada de dolor intenso cuando el segmento de intestino que está antes del bloqueo se estira e intenta empujar el contenido. Si no se libera la obstrucción, el intestino puede desgarrarse y perforarse, lo cual representa una emergencia médica.

Una obstrucción parcial provoca distensión y dolor, pero al menos los contenidos seguirán pasando, aunque quizá los síntomas sean un tanto más crónicos. Si crees que las adherencias pueden ser las culpables de tu distensión, debes pedirle a tu médico que te haga una evaluación. Las radiografías y las tomografías de abdomen por lo regular no muestran el tejido cicatrizado, pero sí revelan las asas intestinales dilatadas que están por encima del nivel del bloqueo. Para quienes padecen obstrucciones recurrentes, el siguiente paso suele ser una exploración quirúrgica del abdomen a fin de buscar y eliminar el tejido fibroso.

VÓLVULO

El vólvulo es un padecimiento que provoca distensión intermitente severa; ocurre cuando el intestino se tuerce sobre sí mismo y detona síntomas de obstrucción que pueden hacerse más graves si las torceduras afectan el suministro de sangre. Por lo regular ocurre en la sección del sigmoides, en el colon, y es más común entre gente mayor y sedentaria, o entre quienes tienen un colon largo y redundante.

RADIACIÓN

Si has recibido radiaciones en el abdomen o en la pelvis, eso también puede provocar síntomas como distensión y dolor, ya sea a través de la formación de cicatrices o por el daño causado al intestino por la radiación. Los síntomas pueden aparecer meses o hasta años o décadas después del tratamiento con radiación.

SEUDOOBSTRUCCIÓN

La seudoobstrucción intestinal crónica, también conocida como síndrome de Ogilvie, provoca síntomas que se asemejan a los de la obstrucción intestinal, pero sin que exista causa mecánica alguna. Suele ocurrir a personas con muchas otras enfermedades graves o después de una cirugía, y en ocasiones produce una dilatación masiva del colon.

HERNIA

La pared abdominal es como un vendaje que contiene al intestino e impide que se desparrame. Algún defecto provocado por una hernia (que es un desgarre de la pared abdominal asociado con una cirugía abdominal previa, con un embarazo o con levantar pesas) puede generar distensión constante o intermitente, pues las asas intestinales a veces quedan atrapadas en la hernia y no reciben sangre. Esto último representa una emergencia médica que puede derivar en muerte del tejido intestinal si no se soluciona por medio de una cirugía. Las hernias se producen en cualquier parte del abdomen o de la ingle, y actos como toser o pujar para defecar causan que el intestino atraviese la hernia. Si tienes dolor además de distensión y crees que puedes tener una hernia, es indispensable que te revise un médico para descartar la posibilidad de que tu intestino quede atrapado en ella.

DIÁSTASIS DE LOS RECTOS

La diástasis de los músculos rectos es la abertura de un espacio en la línea media del músculo recto del abdomen, el cual es un músculo grande y prominente que se encuentra en medio del abdomen y lo separa en dos mitades laterales. Este padecimiento ocurre con mayor frecuencia entre mujeres embarazadas o posparto como resultado del estiramiento del músculo por parte del útero distendido, pero también se presenta en recién nacidos cuando el músculo no se ha terminado de desarrollar. Casi todos los libros de texto lo describen como un problema estético, pero, al igual que las hernias, la diástasis de los rectos puede ser causa importante de distensión debido a que el músculo abdominal que debía mantener el intestino en su lugar está dañado.

TUMORES Y OTRAS MASAS

Los tumores o masas adheridas a otros órganos y que presionan el intestino son una de las causas más delicadas de distensión y de síntomas de obstrucción. En ocasiones la lesión es benigna, como en el caso de una endometriosis, fibromas uterinos o quistes ováricos, pero a veces puede ser algo más grave, como cáncer de páncreas o de ovario. Examinaremos mejor estas ominosas causas de distensión en el capítulo 18.

¿Y si la supercarretera es más bien un camino rural?

Algunas personas padecen de tránsito lento sólo porque sí, y quizá tú seas una de ellas. Si experimentas retrasos digestivos, puedes hacer varias cosas para ayudar a los alimentos a llegar a su destino final a tiempo.

REMEDIOS DE *LA BUENA DIGESTIÓN* PARA MANTENER EL TRÁFICO EN MOVIMIENTO

Si crees que puedes tener gastroparesis, una hernia, vólvulo, adherencias, diástasis de los rectos, un tumor, obstrucción intestinal o algún otro padecimiento grave que esté provocándote los síntomas ya descritos, es fundamental que te sometas a una evaluación médica para obtener un diagnóstico definitivo. Si tienes síntomas menores o tu supercarretera es más bien un camino rural, he aquí algunos consejos que te ayudarán a aliviar los síntomas y a mantener la ruta en movimiento:

- **No te saltes comidas.** Esto invariablemente provoca que comas de más después, cuando el estómago está menos activo.
- **Haz comidas pequeñas pero frecuentes.** El estómago tiene el tamaño del puño y puede estirarse para alcanzar una capacidad mucho mayor, pero esto suele provocar dolor y náusea. Hacer varias comidas pequeñas cada tres o cuatro horas evitará que te dé hambre al tiempo que le dará a tu estómago tiempo suficiente para vaciarse entre comidas.
- **Divide las porciones.** Considera la opción de dividir tu comida habitual en dos porciones y consumirlas con unas cuantas horas de distancia.
- **Lleva contigo refrigerios.** Siempre lleva contigo refrigerios como fruta para evitar pasar mucho tiempo sin comer.
- **Cambia el orden del consumo de calorías.** Asegúrate de que tu comida más abundante sea en la mañana, cuando el estómago está más activo, y que la más ligera sea en la noche: desayuna como reina, almuerza como princesa y cena como mendiga.
- **Si comes fuera, que sea temprano.** Si planeas salir a comer, es preferible que sea a la hora del almuerzo y no de la cena.
- **Establece un toque de queda nocturno.** Las contracciones del estómago disminuyen en gran medida después de que anochece, así que procura no comer después de que se ponga el sol.
- **Espera cuatro horas después de comer para ejercitarte o acostarte.** Esto te garantizará que no saldrás a correr ni te dormirás con el estómago lleno.
- **Sal a caminar después de cada comida.** Moverse estimula las contracciones peristálticas y ayuda a acelerar el vaciamiento estomacal.
- **Ten cuidado con los alimentos muy grasosos.** Limita tu consumo de alimentos con alto contenido graso, como carne, queso y salsas cremosas, los cuales frenan el vaciamiento estomacal.
- **Divide tu consumo de fibra.** Evita comer mucha fibra de una sola sentada, pues quizá te haga sentir lleno y con incomodidad abdominal.
- **Bebe a sorbos, no a tragos.** La hidratación es fundamental para que los productos de la digestión se mantengan en movimiento, pero no por ello debes atiborrarte de fluidos. Es preferible beber a sorbos varias veces a lo largo del día, así como consumir los líquidos entre comidas en vez de durante ellas para evitar que el estómago se llene de más.

4

Cómo regularizarse

El estreñimiento es uno de los problemas con los que más lidio en mi consultorio, y me encanta tratarlo porque casi siempre tiene solución. Dado que el estreñimiento y la distensión suelen ir de la mano, cuando se trata uno suele solucionarse también el otro. En este capítulo te hablaré de las causas del estreñimiento y de cómo puede estar influyendo en la distensión que padeces. Además, compartiré contigo mis remedios favoritos para poner la digestión en marcha.

Problema antiguo, epidemia de la modernidad

Los antiguos egipcios creían en el concepto de autointoxicación: excremento estancado en el colon que provocaría la absorción de toxinas a través del recubrimiento intestinal, las cuales llegarían al torrente sanguíneo y terminarían por envenenar el cuerpo. También creían que las heces endurecidas que se acumulaban a lo largo del revestimiento del colon podían causar el crecimiento excesivo de lo que ahora denominamos bacterias dañinas, así como interferir en la absorción de agua y de nutrientes. Si alguna vez has sufrido de estreñimiento serio, sabrás que tener el colon lleno de excremento puede hacerte sentir como si te hubieran envenenado, debido a la distensión y la sensación de pereza e intoxicación. En estos tiempos, el estreñimiento es muy común en las sociedades occidentales debido a que tendemos a llevar una dieta baja en fibra y alta en alimentos procesados, lácteos y carne.

Diagnóstico y causas:
una cuestión delicada

Hay muchos criterios distintos para diagnosticar el estreñimiento; la mayoría se basa en la consistencia de las heces, en si la evacuación es completa y en el número de evacuaciones (según los libros de texto, la definición estándar es menos de tres a la semana). No obstante, la realidad es que aunque evacúes a diario existe la posibilidad de que padezcas de estreñimiento. Por ejemplo, tengo pacientes que evacúan con frecuencia y aun así siempre se sienten llenos e incómodos. Al examinarlos, siento que tienen asas intestinales llenas de excremento y que parecen salchichas gruesas. Por lo tanto, aunque hay lineamientos oficiales para el diagnóstico del estreñimiento, lo importante es cómo se siente el paciente. A veces hay gente que a diario expulsa un miserable excremento y no se da cuenta de que está estreñida hasta que viene a verme por sus problemas de distensión abdominal, y luego recibe la agradable sorpresa de que un remedio para el estreñimiento también acaba con la distensión.

El estreñimiento es un síntoma, no una enfermedad, y siempre tiene por lo menos una explicación, aunque a veces son tres o cuatro. Por eso soy propensa a embestir a mis pacientes con preguntas sobre el tamaño, la forma, la consistencia, la facilidad de expulsión y hasta el olor de sus heces. Todo ello me da pistas importantes sobre por qué la digestión no anda bien: las heces pequeñas en forma de bolita pueden indicar diverticulosis; el excremento delgado y con forma de pasta de dientes puede ser señal de cáncer de colon y también se presenta con frecuencia con la diverticulosis; las deposiciones en capas que parecen haber sido evacuadas en momentos distintos podrían sugerir un problema de contractilidad del colon; la evacuación dolorosa con sangre en ocasiones indica que hay una fisura; el mal olor llega a ser señal de un crecimiento parasitario o bacteriano excesivo, padecimiento que por lo regular provoca diarrea pero también puede tener el efecto opuesto. Descifrar las razones que subyacen a tu problema de estreñimiento y encontrar el remedio adecuado puede requerir algo de trabajo detectivesco, pero cuando tus intestinos empiecen a funcionar como una máquina bien afinada te sentirás de maravilla.

¿Qué está pasando allá abajo?

Es probable que no hayas pensado mucho al respecto, pero, si le estás dando mayor importancia a tu salud, es fundamental saber cómo funciona la evacuación (pero también el estreñimiento y la distensión) para entender y cuidar ese maravilloso cuerpo que tienes.

Los productos de la digestión se mueven a lo largo de los intestinos y se van solidificando conforme pasan por el colon, de derecha a izquierda, y en última instancia se depositan en el sigmoides y el recto. En los libros de texto, el sigmoides aparece representado como una S discreta, aunque en realidad parece más bien un resorte enredado, sobre todo en el caso de las mujeres, en cuyos cuerpos compite por espacio con los órganos pélvicos. Las voluptuosas curvas del sigmoides pueden contener gran cantidad de excremento, de días y hasta de semanas. En algunas personas con estreñimiento, el excremento nuevo se deposita en la parte superior del sigmoides a diario, mientras las heces del fondo se excretan. La columna de excremento que queda en medio genera esa sensación de estar tocando una salchicha cuando palpo el abdomen de estas pacientes.

Distensión: compañera habitual del estreñimiento

No hay nada peor para arruinar la digestión que estar estreñido. Si lo estás, es probable que también sufras de distensión abdominal. Estas molestias suelen ir de la mano por dos motivos. Si estás estreñido, es probable que sea por uno de ellos (o por los dos): estás taponado o padeces tránsito lento y las cosas no se están moviendo a la velocidad adecuada.

La defecación obstruida, el término técnico para la sensación de estar taponado, puede tener causas mecánicas o funcionales;

la más común es un montón de excremento endurecido. El tránsito lento puede ser provocado por la dieta, la inactividad, ciertos medicamentos, los cambios hormonales o por problemas sistémicos, como la diabetes o el hipotiroidismo.

En el capítulo 1, "¿Qué está pasando allá adentro?", comentamos que el TD es una supercarretera de unos nueve metros de largo que empieza en la boca y termina en el ano. Si hay algún bloqueo en el camino, no se puede tomar ningún atajo. Es sólo un camino de principio a fin. Puede entonces haber una acumulación sustancial y una distensión grave, no sólo porque las cosas no marchen como deberían, sino porque hay bacterias en el colon fermentando las heces estancadas por más tiempo del normal, lo que produce exceso de gas... y distensión.

Cómo funcionan las deposiciones

La mayor parte de los casos de estreñimiento que he tratado implican una acumulación de heces en el recto, que es la parte final del colon. Para comprender qué puede salir mal en esa zona, es útil entender un poco sobre la anatomía y fisiología del recto.

En esencia, el recto es un depósito que contiene el excremento antes de que salga por el ano. Mide unos quince centímetros de largo y tiene un diámetro de entre tres y medio y cinco centímetros.

Por lo regular, es bastante distensible, como un globo. Por ejemplo, a veces quizá sientes ganas de defecar por las mañanas, pero decides esperar hasta la tarde (cosa que no recomiendo hacer jamás). El recto es capaz de expandirse para contener el excremento sin problema alguno. Es su especialidad: el umbral del volumen en el que la mayor parte de la gente siente el excremento en el recto es de alrededor de 20 mililitros, pero el volumen máximo que tolera es de hasta 400 mililitros, lo cual es mucho.

Hay dos esfínteres que envuelven el recto como un forro y son los principales responsables de las tareas fundamentales de contener el excremento y expulsarlo. El esfínter interno del ano (EIA) es el forro que está más al interior y es de control involuntario, como la presión sanguínea o el ritmo cardiaco. Es difícil tener influencia consciente sobre él, aunque la biorretroalimentación y ciertas técnicas de relajación resultan de ayuda cuando es necesario. Por lo regular el EIA está contraído para mantener contenido el excremento y evitar fugas, pero se relaja cuando el excremento debe salir. El esfínter externo del ano (EEA) es el forro que está más hacia el exterior y lo controlamos de forma voluntaria, como las manos o los pies. Es posible contraerlo o relajarlo a voluntad, dependiendo de si estamos intentando o no defecar.

La evacuación es el proceso de defecar e implica acciones tanto voluntarias como involuntarias. Conforme el excremento llena el recto, éste se expande hasta alcanzar el umbral de volumen que activa los receptores de estiramiento de las paredes para que inicien las contracciones. El EIA se relaja mientras el EEA se contrae. Ambos esfínteres envían la señal al cerebro de que es momento de defecar, y éste a su vez le envía una señal al recto para coordinar el movimiento de los músculos necesarios. Entonces los músculos abdominales se contraen e incrementan la presión en el abdomen, lo cual ayuda a la expulsión de las heces, mientras el perineo (los genitales y el ano) se orienta hacia el excusado. El músculo puborrectal rodea el recto como una resortera y por lo regular está contraído para crear un ángulo de noventa grados entre el recto y el canal anal que permite contener las heces. Durante la evacuación, el puborrectal se relaja y el ángulo entre el canal anal y el recto se abre para permitir el paso directo del excremento. Conforme el recto se contrae para vaciarse, los movimientos peristálticos ayudan a expulsar el contenido.

Como verás, algo que hacemos miles de veces a lo largo de la vida en realidad requiere mucha coordinación entre distintas partes del cuerpo, incluido el sistema nervioso central, el sistema nervioso autónomo y músculos respiratorios, abdominales y pélvicos. Así de importante es expulsar los desechos del cuerpo. Hasta la cantidad de sangre que bombea el cerebro disminuye durante la evacuación. La dieta, el nivel de actividad, las hormonas, los medicamentos y otros factores anatómicos, neurológicos y psicológicos están involucrados en el movimiento digestivo.

Si padeces estreñimiento pero también diarrea, eres lo que se denomina alternador, y hay muchas probabilidades de que la diarrea que sufres esté causada por la sobrecarga resultante del estreñimiento. El excremento puede filtrarse alrededor de las heces sólidas y secas que están acumuladas en el recto, o el exceso de heces en el recto puede abrumar los mecanismos de los esfínteres si llevas mucho tiempo estreñido, lo que provoca la filtración. Si tienes heces endurecidas que han estado en el recto durante un buen rato, el excremento de arriba puede tener consistencia más líquida debido a las bacterias que lo fermentan. Por eso el excremento inicial suele ser sólido y se va volviendo cada vez más aguado. Cuando llega a mi consultorio un alternador o una alternadora, por lo regular me enfoco en tratar su estreñimiento y, en la mayoría de los casos, una vez que se regularizan, la diarrea desaparece.

Lo que puede fallar

Hay muchas áreas donde las cosas pueden salir mal, como lo evidencian las 2.5 consultas médicas anuales y los reportes de hasta 60 millones de estadounidenses que padecen estreñimiento. He aquí algunas de las causas más comunes y problemáticas.

RETENCIÓN

Una de las cosas más importantes que puedes hacer para evitar el estreñimiento es obedecer a tu cuerpo cuando te indica por primera vez que tiene necesidad de evacuar. Ignorar la señal y retener las heces cuando intentan salir provoca todo tipo de problemas, incluido algo que se denomina peristaltismo inverso, en el que las heces se vuelven bajo presión al colon. La falta de presión en el recto una vez que el excremento ha regresado al colon hace que los receptores de estiramiento no activen las contracciones, por lo que disminuyen las probabilidades de que evacúes en un futuro cercano. Cuanto más retengas el excremento, más se absorbe el agua que contiene y más se endurece. Además, confundes a los esfínteres y a los músculos puborrectales, los cuales entonces se contraen, a pesar de que el sistema nervioso central manda señales de que deberían relajarse y abrir el ángulo.

Una de las primeras preguntas que hago a los pacientes con estreñimiento es si cuando eran jóvenes retenían mucho tiempo la defecación. Es decir, suelo preguntarles si solían ignorar con frecuencia sus ganas de defecar. Por lo regular es común entre las chicas, quienes tienden a ser más quisquillosas respecto a los baños que usan. Los niños pasan mucho tiempo en la escuela, donde las instalaciones sanitarias distan mucho de ser ideales: a veces no están muy limpias, no hay suficiente privacidad (se puede ver a través del espacio entre puertas o por debajo de ellas), se escucha y se percibe el olor del cubículo contiguo, a veces hay papel sanitario y a veces no, existe la ansiedad constante de que entre un chico, así como la preocupación de acabar a tiempo para llegar a clase. Eso sin mencionar el pánico latente de sentir urgencia durante clase y tener que levantar la mano para pedir permiso de ir al baño… en voz alta. Es decir que casi todo mundo se entera de algo muy íntimo en una época de la vida en la que las cosas más inocuas avergüenzan a la mayoría de los niños. Muchos de mis pacientes confiesan que jamás usaron el baño en la escuela, con lo cual permitieron que el peristaltismo inverso se hiciera costumbre a medida que la urgencia no atendida obligaba a las heces a volver por donde habían venido.

PARCOPRESIS O TIMIDEZ INTESTINAL

Cuando era adscrita al área de gastroenterología en Nueva York, tenía una amiga que era muy específica con respecto a dónde iba al baño. Salía con un actor que tenía un hermoso *penthouse* con ocho baños en la famosa Quinta Avenida, pero, para poder defecar, esta amiga debía tomar un taxi e ir a su departamento. Pasaron una semana juntos en el Caribe, durante la cual ella rehusó defecar por temor a que él la escuchara o, peor aún, percibiera el olor. Su viaje terminó en la sala de emergencias por impactación fecal, término médico que describe un intestino lleno de heces. Mi amiga sufría de parcopresis, también conocida como síndrome de intestino tímido, que es la incapacidad de evacuar sin cierto nivel de privacidad.

El intestino tímido es distinto de la vergüenza normal que cualquier persona siente con respecto a la defecación, pues la necesidad de encontrar lugares seguros para evacuar impone fuertes limitantes al estilo de vida de quienes lo padecen. La necesidad de privacidad varía; hay quienes no soportan que haya otro ser humano en la misma casa o departamento, o hasta en el mismo edificio.

Una de mis pacientes con un estreñimiento complicado sufrió un trauma en la infancia que afectó de forma permanente su capacidad para evacuar con normalidad: estaba en plena defecación en el bosque durante un campamento cuando la descubrió el resto de los campistas, entre ellos varios niños. Décadas después, le sigue costando trabajo relajar el esfínter, pues la vergüenza asociada a la evacuación se arraigó en su mente y desde entonces empezó a padecer una terrible parcopresis. Sólo podía evacuar en un lugar con absoluta privacidad, sin nadie a su alrededor, ni siquiera su esposo o sus hijos. Esperaba hasta la madrugada, mientras todos estaban dormidos, para escabullirse al baño, y no dejaba correr el agua hasta la mañana por temor a que la descubrieran. Defecar en el trabajo, en un restaurante o mientras su familia estaba despierta era impensable. Nos tomó mucha biorretroalimentación y terapia reconfigurar sus músculos y permitirle sentirse lo suficientemente relajada en el baño para permitir la salida del excremento aun en circunstancias no ideales para ella.

ANISMO

El anismo es una causa frecuente aunque poco diagnosticada de estreñimiento y distensión. Se le conoce de muchas otras formas, como defecación disenérgica, contracción inapropiada del puborrectal, síndrome del músculo puborrectal, contracción paradójica del puborrectal, disinergia del suelo pélvico, síndrome del piso pélvico espástico y disinergia rectoesfinteriana. Todos hacen referencia a lo mismo: los músculos del piso pélvico no se relajan cuando intentas evacuar. Esto hace que expulsar las heces sea todo un desafío. Además del estreñimiento y la inflamación, quienes padecen anismo también se quejan de tenesmo (la sensación de no haber terminado de evacuar) y a veces necesitan insertarse un dedo en el recto o en la vagina para estimular el perineo y promover la salida de las heces.

La deshidratación y la inactividad son factores de riesgo para el anismo; pero entre las causas más comunes también están la retención y la ansiedad de la defecación, así como las fisuras anales dolorosas. Mucha gente a la que le han diagnosticado estreñimiento común en realidad padece anismo, y los laxantes y agentes aglutinantes no brindan alivio si no se enfrenta también la falta de relajación muscular. De hecho, quienes padecen anismo y no han sido diagnosticados pueden empeorar si se les recetan altas dosis de fibra porque se enfrentan a un taponamiento mayor mientras los músculos pélvicos siguen sin relajarse, lo cual los hace sentirse aún más incómodos y distendidos. Por lo regular se frustran y se sienten desesperados ante su incapacidad para evacuar normalmente, y su vida social también se ve afectada porque sienten que deben estar encadenados a un baño.

Entonces, ¿cómo se diagnostica el anismo? Una manometría anorrectal puede ser útil. Se trata de un estudio que consiste en insertar un catéter con globo por el recto y pedirle al paciente que apriete y puje. El catéter se conecta a una máquina que registra la presión asociada con estos distintos movimientos y determina si se logra una relajación adecuada.

La defecografía es otra prueba útil que implica la toma de radiografías con medio de contraste administrado a través de un enema, el cual viaja por el recto y el canal anal. Éste nos dice si el recto se está vaciando de forma adecuada y permite identificar problemas estructurales que pueden estar causando problemas.

Aunque son exámenes valiosos, la mayoría de la gente no se emociona al imaginar que le insertan un balón por el recto o que le toman radiografías mientras intenta expulsar el medio de contraste. La buena noticia es que, si sufres de anismo, tu gastroenterólogo podrá descifrarlo a partir de tu historial médico y de un examen rectal, si logra que te relajes lo suficiente. Si tienes anismo, cuando te pida que te inclines como si fueras a defecar, el médico sentirá que tus músculos se contraen alrededor de su dedo en lugar de relajarse. En ocasiones insertar el dedo es muy difícil por la misma contracción muscular. Aunque la mayoría de la gente no se entusiasma tampoco con un examen rectal, éste tiene la ventaja de aportar pistas importantes sobre las causas del estreñimiento.

PROLAPSO RECTAL, INVAGINACIÓN INTESTINAL Y RECTOCELE

Un buen examen rectal también sirve para detectar problemas mecánicos asociados con la distensión y la inflamación. Éstos son los más comunes:

- Prolapso rectal: el recto sobresale por el ano, por lo regular como consecuencia de distensión y estreñimiento crónicos. Con frecuencia ocurre al momento de la evacuación, pero también puede presentarse en ausencia de defecación.
- Invaginación intestinal: también conocida como intususcepción o prolapso rectal interno. Ocurre cuando la parte superior del recto se pliega hacia la parte inferior o hacia el canal anal, y provoca un bloqueo. Es más común entre mujeres debido al daño causado al piso pélvico durante el parto.
- Rectocele: es cuando la pared del recto sobresale y presiona la vagina, la cual está justo frente a él, a causa de la debilidad del muro, provocada por lo regular por un estreñimiento constante o por presión durante un parto natural. El excremento puede atorarse en el rectocele, así que muchas mujeres llegan a descubrir que insertar un dedo en la vagina y presionar hacia atrás sobre la pared del recto sirve para expulsar las heces. Aunque no es el tipo de información que nos encante compartir, es importante que le comentes a tu médico si es algo que debes hacer con frecuencia, porque entonces es posible que el diagnóstico sea rectocele o algún problema del piso pélvico (consulta la sección a continuación), y hay cosas que se pueden hacer al respecto. Toma en cuenta que si padeces rectocele asociado al anismo, se debe

tratar la falta de relajación de los músculos pélvicos antes de realizar cualquier tipo de cirugía correctiva del rectocele para que no haya reincidencia.

TRASTORNOS DEL PISO PÉLVICO

Los trastornos del piso pélvico ocurren cuando las cosas empiezan a descender hacia el sur, literalmente. El recto, la vejiga, el útero y la vagina están sostenidos por músculos y tejido conectivo que los mantiene en su lugar, como una hamaca sobre la cual descansan todos ellos. El embarazo, la distensión, parir bebés con demasiado peso, la cirugía ginecológica y el envejecimiento promueven el descenso de los órganos, provocando debilidad en el piso pélvico. La queja más común es la pérdida involuntaria de orina, pero también puede haber problemas de retención de heces o estreñimiento. Los ejercicios de Kegel para fortalecer los músculos son bastante útiles, al igual que la biorretroalimentación. Lo ideal es generar heces suaves y voluminosas, de modo que a los músculos debilitados se les facilite su expulsión. No obstante, si son demasiado suaves, pueden volverse pastosas y difíciles de evacuar, o si su consistencia es más líquida en ocasiones se producen pérdidas involuntarias.

CONSIDERACIONES ANATÓMICAS

Como ya he mencionado, las mujeres tenemos el colon más retorcido por naturaleza, gracias a que contamos con diez centímetros extra que permiten una mayor absorción durante el embarazo. Asimismo, tenemos una pelvis ginecoide más ancha, lo cual implica que nuestro colon tiende a caer al fondo de la pelvis, donde debe compartir el espacio con el útero, la vejiga, los ovarios y las trompas de Falopio. Es un espacio relativamente pequeño que se encuentra muy abarrotado. En el caso de los hombres, es menos probable que el colon descienda a la angosta pelvis masculina, y la mayor parte se ubica en el abdomen, donde hay más espacio. Estas diferencias anatómicas explican por qué las mujeres suelen padecer estreñimiento y distensión con mucha más frecuencia, y por qué las colonoscopías en las mujeres suelen tardar el doble de tiempo y requerir mayores cantidades de sedante.

Las mujeres también llegamos a desarrollar fibromas, quistes y endometriosis en la pelvis, los cuales pueden oprimir el colon y provocar distensión, estreñimiento y hasta una obstrucción intestinal parcial. Asimismo, el tejido fibroso de cicatrices producidas a partir de cirugías abdominales o de radiaciones en ocasiones también tiene el mismo efecto.

TRÁNSITO LENTO/INERCIA COLÓNICA/DISMOTILIDAD

El tránsito lento a lo largo del colon retrasa la digestión, sólo que en este caso el excremento no se acumula en la puerta trasera mientras espera salir, sino que está distribuido en todo el colon. Factores alimenticios como no consumir suficiente fibra ni agua son algunas de las principales causas del tránsito lento, como también lo son el consumo de medicamentos que frenan los movimientos peristálticos, como narcóticos, antidepresivos, complementos vitamínicos que contienen hierro, bloqueadores de los canales de calcio y antiácidos con aluminio. La lista continúa, por lo que el gabinete de las medicinas es el primer lugar donde debemos buscar responsables si padecemos tránsito lento.

Los cambios hormonales, en especial en la menopausia, así como padecimientos sistémicos que ralentizan todo, como el hipotiroidismo, también contribuyen al tránsito lento. Asimismo, la diabetes es capaz de afectar los nervios que controlan la motilidad intestinal y provocan que las cosas vayan demasiado rápido (diarrea) o demasiado lento (estreñimiento). El uso prolongado de laxantes, sobre todo del tipo estimulante, puede producir inercia colónica, en la cual los intestinos dejan de responder de forma adecuada y se requieren dosis cada vez mayores de laxante para lograr defecar.

La mejor forma de diagnosticar el tránsito lento es con un examen sencillo llamado estudio de marcadores Sitz, el cual consiste en tragar una cápsula que contiene cerca de dos docenas de aros diminutos. Unos días después se toma una radiografía del abdomen para mostrar la posición de los aros; en circunstancias normales, la mayoría de ellos (80%) debe haber sido excretada. Si hay obstrucción provocada por anismo por lo regular los aros estarán acumulados al final del colon; sin embargo, si hay tránsito lento/inercia colónica/dismotilidad, estarán esparcidos a lo largo del colon.

DIETA

Como sociedad tendemos a comer de más, pero también a estar mal alimentados: 51% de la dieta occidental típica consiste en alimentos refinados y procesados, 42% está conformado por lácteos y productos de origen animal, y sólo 7% proviene de frutas y verduras con fibra. Consumimos apenas una fracción de los gramos de fibra recomendados diariamente, lo cual pagamos con creces en el baño al intentar excretar heces duras, pequeñas y difíciles de evacuar. Muchos pacientes dicen comer toneladas de fibra, pero se refieren a cosas como ensalada de lechuga romana o fibra procesada en el cereal, las cuales en realidad no ayudan mucho a aglutinar las heces y cuyo valor nutrimental es cuestionable. Las verduras, las legumbres y la mayoría de las frutas tienen fibra y otros nutrientes, además de ser ingredientes clave para combatir el estreñimiento.

Sabemos ahora que los lácteos provocan gases, distensión y diarrea a las personas intolerantes a la lactosa, pero también causan estreñimiento. Las dietas altas en queso y otros alimentos bajos en fibra y altos en grasa como la carne requieren más tiempo de digestión y pueden frenar la motilidad. Asimismo, tienden a quitar espacio en tu plato a cereales y verduras altos en fibra que ayudan a aliviar el estreñimiento.

SEDENTARISMO

Llevar un estilo de vida sedentario contribuye en gran medida a frenar el tránsito en el TD y hace que el estreñimiento prevalezca en lugares como las residencias de ancianos, quienes casi no se ejercitan. El ejercicio estimula los movimientos peristálticos y es una herramienta importante para combatir el estreñimiento crónico. Como siempre digo: si tú no te mueves, no esperes que tus intestinos lo hagan.

DEPRESIÓN

La depresión en sí misma puede provocar estreñimiento, pero también muchos de los antidepresivos que suelen recetarse se asocian a él. Optar por una terapia psicológica en lugar de medicamentos cuando sea pertinente y ejercitarse lo suficiente es de ayuda para enfrentar tanto la depresión como el estreñimiento.

ESTRÉS

El estrés puede empeorar casi cualquier padecimiento digestivo, y el estreñimiento no es la excepción. El estrés puede alterar los mensajes hormonales normales que son fundamentales para la regularidad digestiva, además de detonar una reacción de lucha o huida que desvía los recursos del TD y suprime la urgencia de evacuar.

Encontrarse en un lugar poco familiar o alterar la rutina habitual con un viaje suele derivar en estreñimiento debido al cambio de dieta, a la ansiedad de usar baños desconocidos, al cambio de horario y a la deshidratación.

CAMBIOS HORMONALES

Muchas mujeres aseguran experimentar cambios digestivos antes de su periodo que incluyen un estreñimiento agravado, así como distensión abdominal y retención de líquidos. La menopausia conspira para expandir nuestra cintura, incrementar la retención de líquidos y gases, y frenar la actividad intestinal, con lo cual empeora el estreñimiento y la distensión. Esto ocurre debido a la fluctuación de niveles hormonales y a un fenómeno llamado dominancia del estrógeno, la cual empieza muchos años antes de que dejemos de menstruar. Tener una tiroides poco activa a niveles subclínicos que no son detectables por medio de análisis de sangre normales es otra de las causas comunes de estreñimiento por cuestiones hormonales.

EMBARAZO

Hay muchas causas de estreñimiento durante el embarazo, entre ellas el aumento de los niveles de progesterona, que relaja los músculos lisos y disminuye la motilidad; las náuseas matutinas, que derivan en vómitos y deshidratación; el útero en expansión, que presiona el recto; las vitaminas prenatales, que pueden contener hierro y calcio, y la disminución de los niveles de actividad física. La combinación de estreñimiento y distensión, aunada a la presión del útero, suele provocar hemorroides. Una dieta alta en fibra, una buena hidratación y cierto grado de actividad física son esenciales para mantener un buen funcionamiento intestinal durante el embarazo.

DIVERTICULOSIS

La presencia de pequeñas ampollas en el colon que se llenan de heces —también conocida como diverticulosis (véase el capítulo 16)— es una de las causas más comunes de cambios en los hábitos defecatorios después de los cincuenta años de edad. En estas circunstancias suelen presentarse múltiples evacuaciones breves e incompletas con heces difíciles de expulsar. Por lo tanto, aunque haya movimiento frecuente, suele experimentarse una sensación de estreñimiento y distensión por culpa del excremento acumulado y la evacuación incompleta.

DESEQUILIBRIO BACTERIANO

La disbiosis —un estado de desequilibrio bacteriano que se caracteriza por un crecimiento extraordinario de especies dañinas y una carencia de "bacterias buenas" (véase el capítulo 6)— es una de las principales causas de estreñimiento y distensión. El uso frecuente de antibióticos que matan bacterias esenciales, así como de medicamentos que alteran el pH del estómago y lo hacen más acogedor para las bacterias invasoras, y el consumo de una dieta alta en azúcares y grasas están entre las causas más comunes de disbiosis, la cual también puede manifestarse en algunas personas con la evacuación de heces muy blandas.

INTOLERANCIA AL GLUTEN/CELIAQUÍA

Casi 1% de la población estadounidense padece celiaquía (véase capítulo 11) y varios millones de personas más son intolerantes al gluten, una proteína que se encuentra en el trigo, el centeno y la cebada. Aunque originalmente se creía que la celiaquía era una enfermedad debilitante acompañada de diarrea y pérdida de peso causadas por una mala absorción, hoy en día se considera que el estreñimiento, la distensión y el aumento de peso están entre los síntomas más comunes, en parte porque los cereales que contienen gluten provocan estreñimiento, aun en personas sin celiaquía ni intolerancia al gluten. La ganancia de peso ocurre porque los productos de trigo liberan una cantidad tremenda de glucosa en el torrente sanguíneo al ser digeridos.

SÍNDROME DE INTESTINO IRRITABLE

El síndrome de intestino irritable (véase capítulo 13) es una causa común de estreñimiento que tiene muchas posibles causas, desde celiaquía no diagnosticada hasta una fuerte candidiasis. Para controlar los síntomas, además de iniciar tratamiento, es importante investigar las causas subyacentes del estreñimiento.

TRASTORNOS NEUROLÓGICOS

Algunos de los pacientes con estreñimiento severo sufren de esclerosis múltiple (EM), la cual llega a interrumpir o alterar los mensajes cerebrales implicados en la evacuación, pues interfiere con la relajación muscular. Los trastornos del piso pélvico también se presentan con frecuencia, generando incontinencia intestinal, aunque lo más común es el estreñimiento. Una de mis pacientes con

EM debe introducirse un dedo a la vagina y presionar el músculo puborrectal para abrir el ángulo y facilitar la expulsión del excremento. A pesar de tomar grandes cantidades de laxantes y de fibra, es la única forma que ha encontrado para lograr evacuar, aunque poco a poco estamos reentrenando sus músculos con una combinación de biorretroalimentación y estímulos eléctricos que permiten la relajación muscular. También las lesiones de la espina dorsal, las embolias y la enfermedad de Parkinson en ocasiones provocan estreñimiento debilitante.

CÁNCER

La mayoría de las causas del estreñimiento son benignas, pero la compresión mecánica de tumores cancerígenos, sobre todo de colon, útero y ovario, puede obstruir el intestino y provocar un estreñimiento grave. Por lo regular se acompaña de otros síntomas, como pérdida de peso, sangre en las heces y sangrado vaginal, pero a veces la distensión y el cambio de hábitos defecatorios detonados por el estreñimiento son los únicos síntomas iniciales.

Soluciones de *La buena digestión* para combatir el estreñimiento

Puesto que el estreñimiento es un síntoma y no una enfermedad, siempre es importante encontrar su origen. Pueden ser muchas cosas —como dieta, falta de ejercicio, ciertos medicamentos y fibromas—, por lo que es posible que necesites muchas soluciones. He aquí algunas de mis favoritas, muchas de las cuales están detalladas en el plan de diez días para una buena digestión (véase el capítulo 23):

Considera la opción de tomar un suplemento de fibra

Producir heces más grandes y consistentes con la ayuda de la fibra puede hacer más eficiente la activación de los receptores de estiramiento en el recto, lo cual es muy útil si sufres estreñimiento. Toma en cuenta que si tienes anismo la fibra por sí sola no será un remedio, puesto que no resuelve el problema de relajación muscular. Sin embargo, mucha gente se enfrenta a un panorama mixto en el que hay algún elemento del anismo y falta de fibra, por lo que vale la pena probar con un suplemento de fibra y también incrementar el consumo de fibra dietética.

Recomiendo empezar por tomar pequeñas dosis de polvo de *plantago psyllium*. El *psyllium* es un tipo de fibra vegetal soluble que no se digiere y ayuda a producir heces más grandes y consistentes que son más fáciles de expulsar. Imagínate que este suplemento funciona como una escoba que barre todos los residuos presentes en el colon y mantiene en marcha los productos de la digestión. Aun si llevas una dieta alta en fibra, podrás beneficiarte de la fibra adicional presente en este suplemento.

No obstante, tomar una dosis demasiado grande de *psyllium* de una sola sentada puede taponar los intestinos y empeorar los síntomas. Para evitar que se atore en los intestinos, es fundamental acompañarlo de mucha agua.

Recomiendo, para empezar:

- Una cucharadita de polvo de *plantago psyllium* una vez al día por la mañana, diluido en al menos 250 ml de líquido y seguido de otro vaso de agua (250 ml).

Es posible que los primeros días te sientas lleno y hasta más hinchado, pero después de una semana tu cuerpo se habrá acostumbrado al aumento de fibra. Luego:

- Después de una semana, agrega una segunda cucharadita a la mitad del día.
- Después de dos semanas, agrega una tercera cucharadita a la hora de dormir.
- Asegúrate de tomar un vaso de agua extra después de cada dosis.

¿Te preguntas qué marca comprar? La que a tu parecer tenga mejor sabor, pues la tomarás de forma regular. Tengo pacientes muy valientes que toman el polvo de *psyllium* sin saborizantes ni aditivos; son partículas un poco más grandes, con una consistencia como de semillas que no se disuelven muy bien, pero tiene un efecto muy notable en los intestinos. Muchos otros pacientes prefieren el polvo de *psyllium* más fino y saborizado, pues se disuelve con más facilidad y sabe bien, aunque en lo personal no soy partidaria de las versiones con saborizantes artificiales o que contienen un montón de aditivos.

Si vas a mezclar el polvo con otra cosa que no sea agua, considera la opción de agregar algo de jugo, pero no demasiado, pues quedará demasiado espeso. Además, debes apresurarte a beberlo, pues si te tomas tu tiempo se irá aglutinando y endureciendo, y será más difícil de tomar.

Si sufres estreñimiento y además quieres perder peso, tomar una dosis de *psyllium* tres veces al día te hará sentir lleno entre comidas y será una forma saludable de satisfacer tu apetito mientras resuelves tu estreñimiento.

Toma más agua

Buena parte del cuerpo humano (y de las heces también) está hecha de agua. Beber más agua es un pequeño paso que puede tener resultados muy significativos. La sensación de sed que te manda a buscar agua no se activa hasta que ya estás bastante deshidratado, y para entonces puede ser un poco difícil ponerse al corriente; por eso es muy importante medir la cantidad de agua que bebes.

La cantidad que necesitas depende de tu estatura, de tu gasto de energía, de cuánto líquido obtienes de otras fuentes, como frutas y verduras, de los medicamentos que tomas, del clima en el que vives y de si consumes o no otros líquidos, como refresco, café o té, los cuales muchas veces tienen efectos diuréticos y en realidad te deshidratan. Mi recomendación es que tomes al menos un litro de agua al día. Comienza por ahí y aumenta la cantidad si no te parece suficiente o si vives en un clima cálido.

Examinar la orina también te ayudará a determinar si estás tomando suficiente agua. Lo ideal es orinar entre cuatro y siete veces al día, y la orina debe ser de un tono amarillo pálido, aunque ciertas vitaminas y medicamentos pueden teñirla de un amarillo más concentrado.

Muévete

El ejercicio regular es importante para estimular los movimientos peristálticos y mantener en movimiento los productos de la digestión. No es necesario que corras un maratón, pues hasta darle una vuelta a la cuadra resulta de ayuda. En lo personal me encantan las posturas de yoga, porque sirven para dispersar los depósitos de gas y promueven el movimiento eficiente por el TD. En el capítulo 21, "La ruta más movida", encontrarás más información sobre cómo el ejercicio estimula el movimiento intestinal y ayuda a aliviar la distensión y el estreñimiento.

Vacía el cajón de las medicinas

Muchos medicamentos, tanto los de venta libre como los que requieren receta médica, producen o promueven la distensión y el estreñimiento. Algunos de los más comunes son los antidepresivos, los analgésicos, los medicamentos para controlar la tensión arterial, las vitaminas con hierro y los antiácidos. Vale la pena revisar el cajón de las medicinas y ver si algo de lo que tomas con frecuencia podría estarte estriñendo. Si no estás muy seguro, consúltalo con tu médico o con el responsable de la farmacia.

Desarrolla buenos hábitos de evacuación

Cada vez que ignoras la urgencia de defecar, estás entrenando a tu TD para que no responda como debe. A diario veo a pacientes con este tipo de confusión intestinal, que no tienen idea de si sus heces van o vienen. Otros comportamientos que malacostumbran a los intestinos incluyen leer el periódico o un buen libro, o distraerse con el teléfono celular mientras se está sentado en el inodoro, pues mandan la señal al cerebro y al cuerpo de que tienes todo el día, y fomentan la pereza intestinal.

Para quienes defecan de manera errática, el entrenamiento intestinal implica sentarse en el inodoro aproximadamente a la misma hora todas las mañanas para desarrollar una respuesta pavloviana. Con el tiempo, tu colon y tus músculos pélvicos entenderán el mensaje de que sentarse en el inodoro es sinónimo de ponerse en marcha.

Entrar y salir rápido también es muy importante. Los mejores defecadores son tan precisos como un reloj suizo. Mi padre, quien podría competir en las olimpiadas de la regularidad intestinal, defeca todos los días a las seis de la mañana, sin importar dónde esté, a qué hora se haya ido a dormir o qué haya cenado. Mi madre, quien va al baño y consume fibra de forma completamente errática, puede pasar días sin acción alguna y nunca sabe cuándo volverá a evacuar.

Crea el ambiente adecuado

En lo personal, soy capaz de ir al baño cuando y donde sea, aunque cuando estoy en casa prefiero ir al baño de la habitación principal. El medio baño de la planta baja me parece un tanto más expuesto y público, pues da a la sala y tiene una ventana grande que da al patio del vecino. Para llegar al baño de la habitación principal hay que atravesar el vestidor, lo cual genera una sensación de mayor privacidad y de que hay menos probabilidades de ser interrumpido. Tiene una pequeña ventana que da a la calle, pero las persianas siempre están cerradas y la luz es tenue, lo cual incrementa la acogedora sensación de calidez. Crear un ambiente adecuado en el baño es esencial para una buena evacuación: la iluminación, la temperatura, la accesibilidad y la privacidad son fundamentales. Piensa que es parte de lo que implica cuidarte y atenderte, igual que tomar un baño para relajarte, ponerte crema hidratante y todas las cosas personales que haces en el baño.

Cambia de postura

La mayor parte de la gente no se da cuenta de que también es importante la postura al momento de defecar. La más natural para dar a luz es en cuclillas, y resulta que también es la más natural para evacuar. Ponerse en cuclillas ayuda a abrir el ángulo anorrectal y mantiene las rodillas presionadas contra el abdomen, lo cual incrementa la presión intraabdominal y ayuda a expulsar las heces. Más de mil millones de personas en todo el mundo no tienen acceso a inodoros como los nuestros, así que se acuclillan sobre un agujero. Curiosamente, la gente en países donde acuclillarse es lo habitual padece mucho menos estreñimiento y cáncer de colon, quizá porque sus dietas, al igual que sus baños, son mucho menos industrializadas.

No estoy sugiriendo que te deshagas de tu inodoro moderno, pero a veces volver a lo natural no es tan malo. Puedes poner un pequeño banco frente al inodoro para apoyar en él los pies y tener las piernas más cerca del pecho mientras estás sentado. Así tu postura será más parecida a estar en cuclillas y seguirás teniendo el privilegio de usar un inodoro y no un agujero. También puedes emplear una pila de directorios telefónicos, o alguna otra superficie alta que te acomode. Si eres flexible, también funciona de maravilla doblar las rodillas y subir los pies al asiento del inodoro, ¡sólo cuida de no caerte! Rara vez el estreñimiento se debe sólo a la postura, pero cualquier contribución a resolver el problema, por pequeña que sea, ayuda a llegar al paraíso de la digestión, así que a acuclillarse se ha dicho.

Intenta la biorretroalimentación

Una de las estrategias más útiles para tratar el estreñimiento, los trastornos del piso pélvico y el anismo es la biorretroalimentación. Este proceso consiste en poner tu cuerpo y mente en sincronía. La biorretroalimentación anorrectal emplea un sensor interno que se coloca en el canal anal y registra la presión que generan los músculos del piso pélvico. El paciente tiene acceso a las lecturas a través de un monitor, y, con el paso del tiempo, los músculos se van entrenando de forma más coordinada. (La biorretroalimentación se usa para muchas cosas, no sólo para tratar el estreñimiento, así que los tipos de sensores varían según el padecimiento por tratar. Por ejemplo, en el caso de migrañas, se utilizan sensores que detectan la actividad de las ondas cerebrales.)

La biorretroalimentación general, que no emplea señores internos, también es de ayuda. En este caso se utiliza un cinturón que mide la respiración, así como sensores en los dedos que miden la temperatura, el ritmo cardiaco y el flujo sanguíneo.

El especialista en biorretroalimentación primero toma las mediciones de base o en reposo, y luego te pide que pienses en algo estresante para ver cómo varían las cifras. Entonces empieza el trabajo auténtico. Te entrenarán con ayuda de imágenes visuales, meditaciones guiadas, respiración profunda y otras técnicas de relajación para que logres un estado de relajación en el que los indicadores empiecen a sincronizarse, en particular la respiración y el ritmo cardiaco, y los músculos comiencen a relajarse.

Aunque algunas personas requieren más sesiones que otras, la biorretroalimentación ha sido de extraordinaria utilidad entre mis pacientes, pues es de mucha ayuda para visualizar la disminución del ritmo cardiaco o el aumento de la temperatura corporal conforme los vasos sanguíneos se relajan y se dilatan. El tratamiento permite observar los cambios en la computadora al mismo tiempo que se perciben sus efectos en el cuerpo. El objetivo es ser capaz de obtener los mismos resultados sin el apoyo de los sensores ni de la computadora.

Voltéate y mira

Desacreditar la noción de que las heces y los intestinos son sucios es fundamental para desarrollar buenos hábitos digestivos. La evacuación no es algo vergonzoso que deba hacerse en secreto o a escondidas. En lo personal motivo a mi hija de ocho años a mirar sus excrementos y explorar la conexión entre lo que come y bebe y cómo se ven y sienten sus heces. Cuando se queja de que parecen piedritas duras difíciles de expulsar, sabe que debe comer más verduras verdes o frijoles, además de tomar más agua. Juntas hemos observado y celebrado algunas de sus deposiciones más impresionantes el día después de haber comido un gran plato de lentejas. Mi hija sabe qué tiene que hacer, aunque no siempre le emocione hacerlo, además de que eso no implica que no le gusten más las galletas que la espinaca.

Hacer estas conexiones entre cómo vive y cómo se siente es parte crucial de la educación de mi hija y de su capacidad para cuidarse sola cuando sea grande. Quiero que sepa no sólo en teoría sino en carne propia cuáles son los resultados que puede obtener si toma decisiones saludables, y lo mismo quiero para ti.

SEGUNDA PARTE

¿Qué anda mal en tu intestino?

5

¿Podrían ser el aire que tragas y los gases que liberas?

Me parece que la cuestión de llamarle eructar o repetir al acto de expeler gas proveniente del TD por la boca depende de la cantidad de presión. El paso sonoro y agresivo de aire sería más bien un eructo, el cual nos hace pensar en los jóvenes que beben mucha cerveza en las fiestas. Repetir, por otro lado, da la impresión de algo pequeño y discreto que puede pasar inadvertido si se cubre la boca con un pañuelo de seda bordado.

Pero ¿qué hay del gas que se expulsa por detrás? El término *flatulencia* se deriva del latín *flatus:* el soplido del viento, el cual tiene la connotación de brisas gentiles y quizá no captura la realidad de los gases cotidianos y de la distensión abdominal. La voz *pedo,* por su parte, logra describirlos de forma más precisa, aunque les produzca risillas a nuestros compañeros del colegio cuando la usamos.

Dejando de lado la parte humorística, la realidad es que los eructos, las repeticiones, las flatulencias y los pedos son funciones corporales normales. Sin embargo, cuando se presentan en exceso pueden ser señal de que algo no anda bien en el TD. En este capítulo te hablaré sobre un trastorno común pero por lo regular ignorado y que causa muchos eructos, repeticiones y distensión. También exploraremos los misterios de lo que causa el gas, los alimentos que suelen asociarse a su producción y algunas recomendaciones prácticas para generar menos.

Tragar aire

La aerofagia es un trastorno en el cual la gente traga grandes cantidades de aire de forma no intencional y sin darse cuenta de ello. Es una causa sumamente común de distensión cuyo diagnóstico con frecuencia se confunde con reflujo, úlceras, piedras en la vesícula o exceso de bacterias.

La mayoría de las personas tragamos un poco de aire cuando comemos o bebemos algo, y consumimos algunas burbujas extra con las bebidas carbonatadas, como vino espumoso, cerveza o refresco. Sin embargo, la gente con aerofagia traga grandes cantidades de aire que provocan una acumulación significativa de gas en el TD y distensión considerable.

Si padeces sinusitis crónica o tienes el tabique desviado o un historial de alergias o de asma, eres más propenso a la aerofagia, porque con frecuencia respiras por la boca, lo cual te predispone a tragar aire. Masticar chicle, chupar caramelos, fumar, comer demasiado rápido, hablar mientras comes, consumir líquidos con la comida o usar una dentadura postiza floja también pueden ser causas de aerofagia.

La mayor parte de la gente con aerofagia llega al consultorio quejándose de tres cosas: distensión, eructos e incomodidad abdominal. Algunos sienten el estómago estirado como tambor y muy distendido por la presión que ejerce el aire tragado, y afirman que desearían que pudiera picarlos con una aguja para desinflarlos. A la larga todo el aire sale a través de eructos o encuentra su camino por el TD y sale del otro lado, pero en ese recorrido causa una gran incomodidad.

Algunas personas con aerofagia tragan cantidades pequeñas de aire y se obligan a eructar repetitivamente como parte de un síndrome de ansiedad. Es un hábito nervioso, como comerse las uñas o jugar con el cabello, y aunque es una acción voluntaria, quien lo hace no suele ser consciente de que lo está haciendo. Una de mis pacientes repetía cada diez o veinte segundos, pero cuando la distraía dejaba de hacerlo por completo. La biorretroalimentación con técnicas de respiración profunda y visualización para inducir un estado de mayor relajación mejoró sus síntomas con el paso del tiempo. Sigue eructando bastante cuando está muy nerviosa, pero ahora es mucho más consciente de ello y tiene las herramientas para controlarlo.

Uno de mis pacientes con aerofagia favoritos me dejó un mensaje de cinco minutos en la contestadora que consistía en puros eructos. Era pastor y se sentía muy incómodo y avergonzado por la repetición patológica, así que quería dejarme muy en claro cuál era la gravedad del problema. Tras escuchar el mensaje quedé en *shock*. Su caso era tan grave que de inmediato llamé a mi colega, la doctora Susan Miller, quien es experta en diagnosticar y tratar la aerofagia.

Susan lo evaluó con cuidado, analizando su respiración, su habla, sus hábitos alimenticios y sus patrones de consumo de líquidos. Descubrió que tenía un desvío del tabique que no había sido diagnosticado y que lo hacía respirar por la boca casi por completo. Contener el aire también contribuye, pues durante los sermones hablaba en voz alta durante largo rato sin respirar, y luego tomaba aire entre oraciones. Terminaba tragando buena parte de ese aire, así que al final del sermón se veía y se sentía como el hombre Michelin. Una septoplastía sirvió para arreglarle el tabique, y ejercicios de habla y respiración pusieron fin a su aerofagia y a su distensión.

Si padeces aerofagia, es probable que hayas intentado tomar antiácidos y que no te hayan sido de mucha ayuda, porque aunque el ácido logra entrar al esófago cuando eructas, la aerofagia es provocada por aire, no por ácido.

Algo que masticar

La gente con aerofagia no es la única que eructa mucho. Las vacas criadas en granjas industriales expulsan por la boca más de doscientos litros de metano al día. Si crees que es mucho… pues lo es. Diez vacas producen suficiente metano para calentar una casa pequeña durante un año. Además, contribuyen más al efecto invernadero que las minas de carbón, los vertederos de basura y las plantas de tratamiento de aguas residuales.

Las vacas son rumiantes, lo que significa que su digestión comienza por ablandar la comida en la primera parte del estómago para formar lo que se denomina bolo alimenticio. Luego regurgitan el bolo parcialmente digerido a la boca y lo mastican de nuevo. Rumiar predispone al cuerpo a eructar porque durante la regurgitación se emite cierta cantidad de gas. Sin embargo, si alimentas a una vaca con pasto en lugar de maíz y soya modificados genéticamente, sus bacterias intestinales cambian y producen mucho menos gas.

Las vacas están diseñadas para pastar en el campo, así que, cuando lo hacen, sus TD son mucho más felices y ellas eructan mucho menos gas. De igual modo, el gas en los humanos, ya sea que salga por arriba o por abajo, puede ser señal de un TD infeliz e indicar que quizá estás comiendo o bebiendo algo que tus intestinos no logran digerir bien.

SOLUCIONES DE *LA BUENA DIGESTIÓN* PARA LA AEROFAGIA

Si estás distendido y crees que tienes aerofagia, intenta poner en práctica estos consejos:

- Escupe el chicle.
- No chupes caramelos.
- Come despacio.
- No hables por teléfono mientras comes.
- Guarda los líquidos para el principio o el final de la comida. De preferencia toma bebidas sin gas.
- Medita un poco si sientes ansiedad.
- Practica respiraciones profundas que expandan los pulmones, no el estómago.

Si no hay mejoría, un logopeda puede ayudarte a identificar si el problema se relaciona con patrones respiratorios, de habla o de deglución.

Gas malo

El gas malo es la señal de que a tu sistema digestivo no le agrada lo que le estás dando. Veamos de cerca algunos de los principales culpables.

Gas bueno, gas malo

No todos los gases nacen siendo iguales. Las leguminosas y las crucíferas, como la col, la coliflor, el brócoli y la col rizada, contienen componentes anticancerígenos potentes, además de mucha fibra saludable, pero también tienen un azúcar no digerible que se conoce como rafinosa. Las bacterias del colon la fermentan y producen metano, cuyo olor caracteriza cierto tipo de flatulencias. A ése le llamo buen gas, porque está acompañado de los beneficios a la salud que confiere el consumo de dichos alimentos.

LACTOSA

La intolerancia a la lactosa es un buen ejemplo de gas malo. Muchos vamos perdiendo la capacidad de digerir los lácteos conforme envejecemos. De hecho, más de la mitad de la población mundial padece algún grado de intolerancia a la lactosa, pues el intestino delgado no produce suficiente enzima lactasa para digerir la lactosa contenida en la leche. El gas y la distensión son síntomas clásicos de intolerancia a la lactosa, pero puede ser difícil diagnosticarla porque se confunden con los de muchos otros trastornos, como el síndrome de intestino irritable, la celiaquía, la infección por *Helicobacter pylori* y las piedras en la vesícula.

Si crees que quizá eres intolerante a la lactosa, pero no estás seguro, intenta evitar todo tipo de lácteo por al menos dos semanas y observa si tus síntomas mejoran. También hay pruebas más formales tanto de aliento como de sangre. Si te falta la enzima lactasa, entonces una dosis de lactosa de prueba pasará por el intestino sin ser digerida hasta llegar al colon, en donde las bacterias la fermentarán y se liberará hidrógeno que se detecta en una prueba de aliento. Las pruebas de sangre para medir la intolerancia a la lactosa, por su parte, miden la cantidad de glucosa en la sangre

79

después de beber una solución con lactosa. Si el azúcar en la sangre no aumenta, eso indica que el cuerpo no está digiriendo ni absorbiendo la lactosa de forma adecuada.

Una vez hecho el diagnóstico, ya sea a través de una prueba o al evaluar la mejoría de los síntomas tras dos semanas de no tomar lácteos, eliminar éstos de la dieta por completo es una forma razonable de controlar la distensión. La mayor parte de la gente tiene distintos grados de intolerancia a la lactosa y soporta cantidades pequeñas de lácteos, pero experimentan síntomas al ingerir dosis más grandes. Si tienes síntomas leves y crees que no puedes vivir sin comer lácteos, te recomiendo consumir sólo pequeñas cantidades de yogur y un poco de queso curado, pues contienen menos lactosa que otros alimentos como el helado, la leche y los quesos suaves.

La intolerancia a la lactosa es muy común, pero también puede ser señal de que hay otros problemas en el TD. La celiaquía y la enfermedad de Crohn afectan el recubrimiento del intestino delgado y provocan intolerancia a la lactosa como efecto secundario. Ciertas infecciones gástricas, como por giardia y por rotavirus, también son causas comunes de intolerancia a la lactosa, la cual puede terminar siendo sólo temporal o permanente.

Si sufres distensión, seas o no intolerante a la lactosa, descubrirás que eliminar o reducir los lácteos mejorará tus síntomas. Dado que no hay razón biológica alguna para consumirlos —pues uno puede obtener el calcio que necesita de las verduras verdes, los frijoles, el ajonjolí y el pescado, y levantar pesas es una forma excelente de prevenir la osteoporosis—, no tienes nada que perder, excepto quizá la inflamación.

SOLUCIONES DE *LA BUENA DIGESTIÓN* PARA EL GAS BUENO

Jamás recomiendo evitar del todo los alimentos que provocan "gas bueno" porque contienen muchos nutrientes. Sin embargo, he aquí algunas cosas que puedes hacer para reducir los gases cuando los consumes.

Si no estás acostumbrado a ingerir alimentos como brócoli, col rizada o coliflor, empieza por consumir porciones pequeñas y poco a poco increméntalas para que tu cuerpo se aclimate a ellas.

Agrega jugo de limón a tus verduras productoras de gas bueno para estimular las enzimas digestivas.

Remoja los frijoles una noche antes de cocinarlos.

Evita comer frijoles enlatados: no sólo tienden a provocar más gas, sino que el recubrimiento de la lata contiene una sustancia química llamada bisfenol A (BPA), la cual ha sido vinculada con el cáncer y con otras enfermedades.

Cocina los frijoles con alguna verdura marina, como alga kombu, la cual hace que sean más digeribles porque contiene la enzima necesaria para digerir la rafinosa. Puedes encontrar esta alga en tiendas de productos asiáticos o naturistas.

También en las tiendas naturistas encontrarás antiflatulentos a base de enzimas. Al igual que el alga kombu, contienen una enzima de origen natural que descompone la rafinosa.

Come una pizca (como $1/8$ de cucharadita) de semillas de hinojo o mastica una rama de hinojo fresco al final de la comida para beneficiarte de sus aceites reductores de gases. También puedes hacer té de hinojo remojando en una taza de agua hirviendo una cucharada de semillas trituradas o de bulbos de hinojo frescos durante diez minutos, o agrega las semillas trituradas a ensaladas o a otros platillos.

Aumenta la población de bacterias "buenas" en tu TD consumiendo alimentos fermentados como *sauerkraut* o kéfir, los cuales contienen bacterias esenciales y especies de levadura útil que ayudarán a disminuir la producción de gas.

FRUCTOSA

La lactosa no es el único azúcar capaz de provocar distensión. La mala absorción de la fructosa afecta a 30% de la población mundial y con frecuencia se le diagnostica erróneamente como síndrome de intestino irritable. La fructosa se encuentra de manera natural en las frutas frescas y en algunas verduras, y está presente en grandes cantidades en frutas secas o enlatadas, así como en los jugos de fruta. No obstante, la principal fuente de fructosa en nuestra dieta es el jarabe de maíz alto en fructosa, el cual sirve para endulzar productos como refrescos, cereales, postres, dulces, aderezos, cátsup y muchos otros alimentos procesados.

El individuo común es capaz de absorber entre 25 y 50 gramos de fructosa al día, pero quienes padecen mala absorción no pueden con tanto. Además, las investigaciones recientes señalan que hay mayor riesgo de padecer osteoporosis, triglicéridos altos, cardiopatías e inflamación si se consumen más de 50 gramos de fructosa al día. Una lata de refresco regular tiene cerca de 23 gramos de fructosa, y hay infinidad de productos más en el mercado que solemos comer con frecuencia y que aumentan nuestro consumo diario de fructosa a cientos de gramos. Las bacterias en el colon descomponen la fructosa sobrante que no es absorbida y la convierten en ácidos grasos de cadena corta. Los productos restantes incluyen grandes cantidades de hidrógeno, metano y dióxido de carbono, por no mencionar el aumento de peso y el mayor riesgo de diabetes.

EDULCORANTES BAJOS EN CALORÍAS

En el caso de la comida, es útil recordar que es imposible obtener algo a cambio de nada. Cuando se trata de endulzar, tus opciones son: calorías o gas. Muchos edulcorantes bajos en calorías están hechos a base de alcoholes de azúcar llamados polioles, entre los cuales se incluyen el sorbitol, el manitol, el eritritol y el xilitol. Se usan para endulzar caramelos y chocolates "para diabéticos", y si los has comido sabrás que causan mucha distensión y gases. Esas sustancias no se absorben del todo en el intestino delgado, por lo cual no contribuyen mucho a la ingesta de calorías, pero las bacterias del colon los fermentan, así que contribuyen bastante a la producción de gas.

Los alcoholes de azúcar definitivamente entran en mi lista de gas malo, y creo que más vale comer algo de azúcar de vez en vez que someter a tus intestinos a este tipo de incomodidad.

Si crees que tu distensión es resultado de una mala absorción de lactosa, fructosa o alcoholes de azúcar, considera la dieta FODMAP, la cual minimiza los carbohidratos que mucha gente no absorbe bien. Esta dieta, desarrollada por un grupo de investigadores australianos para disminuir los síntomas del síndrome de intestino irritable, tiene ese nombre porque sus siglas (en inglés) representan oligosacáridos fermentables, disacáridos, monosacáridos y polioles. La teoría es que comer pocos alimentos del grupo FODMAP reduce la producción de hidrógeno y metano, además de aliviar el gas, la distensión y el dolor abdominal. Esta dieta restringe la mayoría de los lácteos, el jarabe de maíz, los productos de trigo, ciertas verduras y frutas con gran proporción de glucosa y fructosa, como la sandía y las frutas secas. Aunque no es necesario ser tan estricto como fueron estos científicos en su estudio original, disminuir mucho el consumo de alimentos del grupo FODMAP te ayudará a tener bajo control el gas y la distensión.

SOLUCIONES DE *LA BUENA DIGESTIÓN* PARA EL GAS MALO

- Identificar y reducir fuentes potenciales de gas malo te ayudará a evitar la distensión. He aquí algunas sugerencias:
- Elimina los lácteos un par de semanas para ver si acaso eres intolerante a la lactosa, o sométete a una prueba de aliento o de sangre para confirmar el diagnóstico.
- Si eres intolerante a la lactosa, es probable que soportes consumir cantidades pequeñas de yogur y queso curado, los cuales contienen menos lactosa que los quesos suaves y la leche.
- Evita a toda costa el jarabe de maíz alto en fructosa y asegúrate de mantenerte dentro del límite diario de 50 gramos de fructosa.
- Si crees que eres parte de ese 30% de la población que padece mala absorción de la fructosa, es probable que sólo toleres la mitad del límite recomendado (25 gramos).
- Elige fuentes más naturales de fructosa, como frutas y verduras frescas, en lugar de alimentos procesados y refrescos.
- Presta atención a fuentes inesperadas de fructosa, como frutas secas, cereales, jugos de frutas y aderezos de ensalada.
- Cuando se trate de endulzar, prefiere las calorías por encima del gas. Los edulcorantes bajos en calorías hechos de alcoholes de azúcar no se absorben en el intestino delgado y producen muchos gases cuando las bacterias del colon los fermentan aún más.
- Reduce el consumo de alimentos altos en sulfuro, como huevos, carne, yogur y mariscos.
- Considera la posibilidad de probar la dieta FODMAP, la cual reduce al mínimo los carbohidratos de cadena corta que se absorben

mal, incluyendo los lácteos, el jarabe de maíz, los productos de trigo, ciertas verduras y frutas con una proporción alta de glucosa y fructosa, como la sandía y las frutas secas.

La liberación del gas

Todos tenemos gases que eructamos o expulsamos por el recto. Sin duda hay quienes tienen más gas que los demás. En promedio, producimos poco más de un litro de gas diariamente, el cual liberamos al menos una docena de veces al día, aunque no nos demos cuenta. Este gas está formado principalmente de la descomposición por bacterias en el colon de materiales no digeridos, los cuales en su mayoría producen gases sin olor, como oxígeno, dióxido de carbono, nitrógeno, hidrógeno y metano, sin contar la contribución del aire que tragamos.

El gas apestoso suele ser resultado de una fermentación adicional en el colon, sobre todo si consumes alimentos ricos en sulfuro, como huevo, carne, lácteos y crucíferos que producen gases olorosos de sulfuro de hidrógeno. La combinación particular de bacterias colónicas también influirá en el olor de los gases. El exceso de gas o el olor a podrido, ya sea que salga por arriba o por abajo, no necesariamente significa que algo anda mal en tu TD, pero quizá sí que estás consumiendo algo que no va con tu organismo, así que vale la pena hacer la prueba de reducir o eliminar algunos de los alimentos que mencionamos en este capítulo. Hasta donde sé, nadie se ha muerto por expulsar gas, pero optimizar el aire que tragas y el gas que liberas puede disminuir la distensión y derivar en mejoras significativas en tu calidad de vida.

6

¿Problemas en el microbioma?

En cada gota de fluido presente en el colon hay más de mil millones de bacterias. A este ambiente le llamamos microbioma, una mezcla tan individual que tu propia constelación bacteriana podría ser un identificador aún más específico que tu ADN. Esta huella bacteriana única se desarrolla a lo largo de la vida y refleja lo que hemos comido, dónde hemos vivido, las infecciones que hemos tenido, si nos hemos expuesto a sustancias químicas, nuestros niveles hormonales, los antibióticos y otros medicamentos que hemos tomado, así como nuestras emociones (por ejemplo, el estrés tiene un impacto fuerte en la flora intestinal). Un buen equilibrio en el que haya muchas más especies bacterianas "buenas" o benéficas que "malas" es fundamental para una digestión efectiva.

La materia sólida de las heces contiene al menos 50% de bacterias, por lo que las especies presentes en el excremento y en el intestino son importantes para determinar si sufrirás de distensión o no. Sin embargo, el desequilibrio bacteriano no sólo provoca distensión, sino que puede derivar en muchos otros problemas de salud graves. En este capítulo exploraremos los factores que afectan negativamente el delicado ecosistema que habita en tus intestinos y hablaremos de cómo restablecer el estado de equilibrio y felicidad de la flora intestinal.

Antibióticos: ¿aliados o enemigos?

Voy a contarles la historia del amor de mi vida: mi hija, Sydney Kamala. Puesto que nació en 2005, no es una historia muy larga, pero tiene algunos aspectos que me gustaría poder reescribir, como madre y como doctora. Por lo tanto, siento una fuerte necesidad de compartir lo que con ella he aprendido; por fortuna, no es una historia con final trágico, pero sí una historia que he visto repetirse una y otra vez. Lo que le ocurrió a Sydney no sólo puede derivar a la larga en una distensión grave o en molestias digestivas, sino que también se asocia con problemas más graves, como trastornos autoinmunes.

El trabajo de parto empezó a las ocho de la mañana y terminó de forma abrupta justo después de medianoche. Creía que Sydney saldría con facilidad, pero pasaron horas y ella seguía adentro. La "falta de progreso" durante el parto fue indicativa de que debía realizarse una cesárea, la cual yo temía y había intentado evitar a toda costa. La tasa de cesáreas en Estados Unidos es de uno de cada tres partos, y aunque muchas de ellas son necesarias a nivel clínico, como supongo que fue la mía, un número inmenso se realizan por conveniencia y por el uso extendido de medicamentos para inducir el parto como la oxitocina, que también me administraron.

Las cesáreas omiten un paso fundamental en la maduración del sistema inmune del bebé: la colonización con las bacterias vaginales de la madre. Un estudio publicado en 2010 en *Proceedings of the National Academy of Sciences* demuestra que los bebés que pasan por el canal vaginal durante el parto se colonizan con más especies de lactobacilos y de otras "bacterias buenas", mientras que los nacidos por cesárea tienden a colonizarse con más especies de "bacterias malas" de hospital, como los estafilococos. Tragar un puñado de microbios conforme pasan por el canal de nacimiento aporta a los niños importantes beneficios a lo largo de su vida, incluyendo una menor propensión a desarrollar asma, alergias y otras enfermedades inmunes.

Además de perderse esos primeros bichos esenciales, Sydney recibió dos dosis fuertes de antibióticos intravenosos justo después de nacer. Yo tenía gripa y fiebre cuando empezó el parto, así que, a pesar de que estaba sana y no mostraba síntomas de infección, se decidió tratarla como si estuviera enferma. En ese momento pensé que era increíble que los doctores fueran tan proactivos y le dieran antibióticos a mi saludable recién nacida, "por si acaso".

Cuando tenía como seis meses, Sydney tuvo su primera infección en el oído. La fiebre alta, el vómito y el llanto inconsolable nos obligaron a llevarla a la que sería la primera de muchas, muchas visitas al pediatra. Durante el siguiente año y medio, Sydney recibió más de una docena de tratamientos de antibióticos para tratar la fiebre, la faringitis y las infecciones en el oído.

Lo que más me preocupaba era que en realidad nadie parecía prestar atención a cuántos tratamientos de antibióticos llevaba. El doctor miraba la última página de su historial, veía cuál había sido el último antibiótico que le habían administrado y le recetaba algo similar. Unos cuantos meses después migrábamos a otro más potente, conforme los bichos que la enfermaban se volvían cada vez más resistentes. No quería ser *ese* tipo de paciente, el que hace preguntas mordaces e incómodas sobre si en realidad es necesario o bueno que un niño reciba más de una docena de tratamientos con antibióticos y si hay alternativas. En términos filosóficos, aún no había experimentado el despertar y seguía creyendo con los ojos cerrados en la superioridad de la medicina moderna, en la omnisciencia del médico y en la seductora simpleza de "enfermedad es igual a antibióticos".

Pero ¿en verdad es así de simple?

- Los estudios demuestran que a 68% de los pacientes que buscan tratamiento para problemas del tracto respiratorio se les recetan antibióticos, de los cuales 80% se sabe después que son innecesarios según los lineamientos del Centro para el Control y la Prevención de Enfermedades de Estados Unidos (CDC, por sus siglas en inglés).

- Un estudio realizado en Harvard sobre el uso de antibióticos para el tratamiento de dolores de garganta en más de cuatro mil niños descubrió que la cantidad de tratamientos excedió por mucho la cifra de resultados positivos, y que sólo se realizaron pruebas de estreptococos y de otros patógenos en la mitad de los casos en los que se recetaron antibióticos.

- En 2010, el *Journal of the American Medical Association* publicó un estudio que mostraba que dar antibióticos a los niños para tratar infecciones en el oído, las cuales son virales en su mayoría, casi no aceleraba la recuperación y se asociaba con un mayor riesgo de efectos secundarios, como dermatitis y diarrea.

La era del "sobre" todo

El descubrimiento de la penicilina que hiciera Alexander Fleming en 1928 sigue siendo una de las mayores contribuciones a la medicina moderna, pues habría podido prevenir la Gran Peste del siglo XVII, la cual arrasó con una cuarta parte de la población europea. No obstante, hoy en día estamos en una nueva era: la era del sobrediagnóstico y del sobretratamiento. En el *International Journal of Microbial Agents* se estima que entre 20 y 50% de todos los antibióticos se usan de forma inapropiada, lo cual deriva en un mayor riesgo de sufrir los efectos secundarios, en costos más elevados (pues tan sólo en los adultos se gastan más de mil millones de dólares al año en antibióticos innecesarios para tratar infecciones respiratorias) y en una mayor resistencia a los antibióticos existentes. No es coincidencia que las cepas necrosantes de estreptococos y el rebelde *Clostridium difficile* —las cuales antes casi sólo se veían en pacientes enfermos y hospitalizados— sean cada vez más habituales en la comunidad y que las alergias alimenticias, la distensión y las molestias digestivas se hayan vuelto ubicuas. En su maravilloso libro *Overdiagnosed: Making People Sick in the Pursuit of Health* [Sobrediagnóstico: enfermar a la gente en la búsqueda de la salud], el doctor H. Gilbert Welch aborda los peligros que conlleva este tipo de práctica de la medicina.

Aunque nunca pedí ni esperé que se le recetaran antibióticos a Sydney, tampoco hice nada para rechazarlos, así que el ciclo de recetas y enfermedades continuó, incluyendo una hospitalización por rotavirus y más tratamientos con antibióticos para fluido en el oído que no drenaba. Pero entonces ocurrió algo que me hizo preguntarme en serio a qué clase de cosas estaba sometiendo a mi hija.

Sydney había tenido gripa y seguía con tos, así que mi marido la llevó al médico. Más tarde volvieron de la consulta con un nebulizador para el asma y cuatro medicamentos: esteroides, antibióticos, antihistamínicos y ¡hasta un broncodilatador!

El nuevo diagnóstico y la cantidad de medicinas me tenían anonadada. Sydney jamás había mostrado síntomas de asma. No había tenido más que gripa y tos, como el resto de la familia ese invierno. Agarré todo, lo subí al ático y lo guardé en una caja. Saqué el montón de recibos de la farmacia y de honorarios médicos que con toda diligencia había guardado después de cada consulta, y empecé a contar: quince rondas de antibióticos y, ente pediatra, alergólogo y otorrinolaringólogo, ¡Sydney había ido más de cuarenta veces al médico! ¡Muchas más que yo en toda mi vida! ¡Y ni siquiera había entrado al kínder! Fue entonces cuando decidí que era hora de poner en marcha un nuevo enfoque: el enfoque de "menos equivale a más".

Fuera de la peregrinación anual para conseguir un certificado de salud para la escuela, dejamos de visitar médicos. Y entonces ocurrió algo curioso: mientras menos consultas y antibióticos, más sanaba Sydney. Las bacterias buenas habían sido aniquiladas por los antibióticos que le administraron desde que nació, por lo que a mi hija le costaba incluso enfrentar una infección viral leve. Al principio siguió desarrollando infecciones respiratorias y fiebres casi cada mes, pero a la larga la frecuencia y la gravedad de dichos episodios comenzaron a disminuir. Su sistema inmune empezó a recuperarse de la masacre antibiótica, por lo que su salud y su capacidad de recuperación mejoraron considerablemente.

No obstante, no todos los efectos colaterales fueron buenos. Uno de los cambios más notables que se suscitaron después de que Sydney estuviera hospitalizada por un rotavirus fue su ansia de comer azúcar. Era como si alguien hubiera encendido un interruptor y de pronto el azúcar nunca fuera suficiente para ella. Llevábamos una dieta bastante balanceada, y antes Sydney comía lo mismo que nosotros, sin quejas. Sin embargo, cuando la dieron de alta del hospital era como si un extraterrestre con ansias de azúcar hubiera poseído el cuerpo de mi pequeña. Se despertaba en las mañanas y pedía postre, y cuando la acostábamos por las noches no paraba de pensar en el siguiente plato de helado. En ese entonces me sentí desconcertada, pero ahora sé que esos antojos se debían a la sobrepoblación de especies de levadura, las cuales prosperan en presencia del azúcar, así como a otras alteraciones en la flora intestinal provocadas por los antibióticos. Aunque muchas cosas han mejorado, esto último es algo que seguimos intentando corregir.

En retrospectiva me parece evidente que a Sydney la sobrediagnosticaron y sobretrataron, pero entonces yo era una madre primeriza que hacía su mejor esfuerzo por no cuestionar la ideología médica dominante de la cual yo misma era parte como profesionista. Estaba en la misma posición que muchos de mis clientes: confiando en médicos que hacen su mejor esfuerzo, como los que atendían a Sydney, pero cuya práctica cotidiana está encajonada en los angostos confines de la medicina convencional y en su dependencia absoluta hacia la farmacología. Desearía haber sido lo suficientemente perspicaz para hacer más preguntas, para decir "no" con mayor frecuencia y para hacer lo que hago ahora cuando le da gripa a mi hija: le receto varias dosis de jugo verde, sopa hecha en casa y descanso; si tiene dolor de garganta intenso la llevamos a que le tomen una muestra para buscar estreptococos, y evitamos el uso de antibióticos a menos que sepamos qué van a combatir y que sean indispensables, lo que no ha ocurrido en años.

Sin duda hay algunas infecciones que requieren tratamiento, pero por lo regular la necesidad de usar antibióticos no es del todo clara, como lo demostró un estudio publicado en la revista médica *Pediatrics*, en el cual los científicos involucraron examinaron la relación entre la expectativa percibida y el comportamiento del médico al momento de recetar. Curiosamente, descubrieron que los médicos recetaban antibióticos 62% del tiempo cuando percibían que los padres esperaban que lo hicieran, mientras que sólo lo hacían 7% del tiempo cuando percibían que no era lo que los padres esperaban.

Como médico sé que estoy en una posición privilegiada para decidir si es indispensable ir al doctor o tomar algún medicamento, y de ninguna forma promuevo que las personas dejen de llevar a sus hijos —o de acudir ellas mismas— al doctor cuando se sientan enfermas. Lo que sí defiendo es que nos convirtamos en *ese* tipo de paciente: el que hace preguntas sobre si el antibiótico que se le acaba de recetar es genuinamente necesario y recomendable, o si hay alternativas como la observación sin medicamentos.

La buena noticia en este momento es que Sydney es una niña normal y sana. Sin embargo, me preocupan las enfermedades autoinmunes que podría desarrollar en el futuro, pues su historial es parecido al de muchos pacientes que padecen enfermedad de Crohn o colitis ulcerosa, los cuales recibieron muchos antibióticos en su niñez y adolescencia, cuando su sistema inmune estaba en pleno desarrollo. En estos tiempos mi principal arma es, además de evitar los antibióticos innecesarios, mantener a mi hija lo más alejada posible del exceso de azúcar y de almidones, y fomentar que coma tantas verduras de hoja verde como sea posible para promover el crecimiento de las bacterias buenas. Como verás más adelante, en lo relativo a las bacterias intestinales, somos lo que comemos. Creo que, en las circunstancias adecuadas, la comida es una medicina poderosa.

¿Seremos demasiado limpios?

He observado una potencial epidemia de distensión y molestias inflamatorias entre personas que presentan muchos síntomas pero tienen un TD de apariencia normal. Lo que tienen en común estos pacientes es un historial de consumo frecuente de antibióticos. De hecho, cuando llega un paciente nuevo a tratar su distensión, es una de las primeras cosas que le pregunto. Algunos tienen un pasado similar al de Sydney, en el que se les recetaron varias rondas de antibióticos para combatir faringitis o infecciones en el oído. Otros tomaron tetraciclina o doxiciclina durante meses en la adolescencia para tratar los barros de la piel. Algunos también recibieron antibióticos ya de adultos para tratar el acné, infecciones sinusales y enfermedad de Lyme.

No tengo autoridad para determinar cuántas de estas rondas de antibióticos habrán sido en verdad necesarias (pues el dermatólogo es quien se encarga de resolver problemas de la piel, pero los padecimientos gástricos no están precisamente en su radar); no obstante, puedo decirte sin temor a equivocarme que, para mucha gente, la distensión y la molestia gástrica que provocan es devastadora.

Si miramos un mapamundi, una de las observaciones más notables es que las enfermedades inflamatorias de los intestinos (como la enfermedad de Crohn y la colitis ulcerosa), el asma, las alergias y los trastornos autoinmunes como la esclerosis múltiple, el lupus y la artritis son más comunes en los países desarrollados y menos habituales en los países en vías de desarrollo. La hipótesis de la "higiene" explica que esta distribución desigual ocurre porque una menor exposición durante la niñez a bacterias y parásitos intestinales en sociedades avanzadas como la estadounidense o la europea hace a la gente más susceptible a las enfermedades y las alergias por la supresión del desarrollo natural del sistema inmune. Esto indicaría que debemos interactuar con los bichos para desarrollar un sistema inmune fuerte. Por su parte, la gente de países pobres está expuesta a muchos bichos distintos, y en la actualidad sabemos que esta exposición los protege de muchas enfermedades durante su vida adulta. Tampoco es ninguna novedad que una dieta alta en grasas y azúcares también es uno de los factores implicados en el desarrollo de enfermedades autoinmunes, pues lo que comemos determina en gran medida los tipos de bacterias que desarrollamos.

No sabemos específicamente qué causa ciertas enfermedades como la de Crohn y la colitis ulcerosa, pero lo que sí sabemos es que un sistema inmune que no ha sido expuesto a suficientes bacterias se asocia en gran medida con muchas enfermedades, ya sea porque las bacterias fueron eliminadas con antibióticos, con productos de limpieza antibacteriales, por culpa de una cesárea, por llevar una mala alimentación, por vivir en un ambiente demasiado limpio o por una combinación de lo anterior. Lo que es muy

claro, sobre todo para gente como yo, especializada en enfermedades autoinmunes del TD, es que no todas las bacterias son malas;
de hecho, algunas especies son esenciales para una buena salud
intestinal.

Bacterias intestinales: la buena, la mala y la fea

Para entender cómo es que los antibióticos hacen estragos en el
TD, necesitamos mirar de cerca el papel que desempeñan las bacterias intestinales. Los billones de organismos microscópicos que
habitan en nuestro interior pueden dividirse en tres grupos:

1. Flora comensal o transitoria, con la cual cohabitamos en
   paz.
2. Organismos esenciales, con los que entablamos una relación simbiótica y cuya existencia nos beneficia.
3. Patógenos dañinos, por lo regular considerados flora opor-
   tunista o bacterias malas.

Las bacterias son parte integral del cuerpo, tanto como las células que conforman la piel, los huesos, las articulaciones, el cerebro y el resto de los órganos. De hecho, las funciones metabólicas
que desempeña la flora intestinal son tan fundamentales como las
de muchos de tus otros órganos. Las células microbianas sobre-
pasan en número a las células humanas en una escala de diez a
uno; la mayoría de ellas se encuentran en el intestino y pesan en
total entre kilo y medio y dos kilos. La composición bacteriana
única y particular de cada individuo influye en una serie de factores: en cómo nos sentimos, cómo nos vemos, cuán resistentes somos a las enfermedades y hasta cuánto pesamos. No sabemos con
exactitud cuántas especies distintas de bacterias se encuentran re-
presentadas en el TD, pero se estima que hay entre quinientos y
mil tipos distintos, sin contar virus y hongos como la cándida.
Y ésos son sólo los que conocemos.

Los organismos simbióticos —las bacterias buenas por exce-
lencia— desempeñan muchas funciones relevantes: mantienen

sano el sistema inmune y balanceado el pH, metabolizan medicamentos y hormonas, sintetizan nutrientes y vitaminas importantes, neutralizan componentes que causan cáncer y producen ácidos grasos de cadena corta (o ácidos grasos volátiles, AGV) que proporcionan energía a las células intestinales. Sin la cantidad correcta de bacterias esenciales es imposible descomponer toda la comida, los nutrientes y las vitaminas que ingerimos. Esto implica que, *aunque lleves una dieta saludable, es posible que no estés absorbiendo ni asimilando los nutrientes si tu flora intestinal no está en óptimas condiciones*. Un aparato digestivo que funciona bien depende del delicado equilibrio entre bacterias buenas y malas, en el cual ninguna de las dos puede tener demasiada ni muy poca presencia.

Cuando tomas antibióticos, es posible que experimentes náusea, diarrea o vómito después de un par de dosis. Lo que quizá no sepas es que tu distensión a largo plazo también puede ser resultado directo del consumo de dichos antibióticos, sin importar si los tomaste hace poco o si fue hace años o hasta *décadas*. Se supone que su función es eliminar los patógenos, es decir, las bacterias malas. Sin embargo, también matan indiscriminadamente enormes cantidades de bacterias buenas que son esenciales para la salud intestinal. Las especies de hongos indeseables y de otros bichos malos proliferan con rapidez para llenar el vacío que dejó la pérdida de bacterias buenas. Incluso los que antes eran comensales benignos pueden volverse problemáticos si se reproducen demasiado. El resultado de esta alteración se conoce como disbiosis, un estado de desequilibrio bacteriano que también se cuenta entre las principales causas de distensión y malestar intestinal.

La disbiosis no se limita al colon. La sobrepoblación de bacterias en el intestino delgado es un tipo de disbiosis en el que se desarrolla un exceso de bacterias en el intestino delgado, el cual suele contener muchas menos bacterias que el colon. La disbiosis también ocurre en la piel, la vagina, la boca, la nariz, los senos paranasales y los oídos. Por eso, si padeces distensión a causa de un desequilibrio bacteriano, también puedes presentar síntomas en esos otros lugares, incluyendo:

- Manchas en la piel
- Flujo vaginal
- Ardor en la boca
- Comezón en las orejas
- Sinusitis crónica

Es posible que el médico te haya recetado antibióticos para la vaginosis bacteriana, el acné o las infecciones respiratorias recurrentes, pero ese enfoque en realidad es parte del problema y no de la solución. El flujo vaginal, las manchas y la sinusitis pueden mejorar al principio, pero lo más probable es que a la larga te veas atrapado en un círculo vicioso de síntomas recurrentes y de más antibióticos que alterarán todavía más el equilibrio bacteriano de tu TD. Evitar el uso innecesario de antibióticos es fundamental no sólo para mejorar la distensión, sino también para resolver los otros problemas.

Algunos expertos en flora intestinal creen que la disbiosis contribuye a muchas enfermedades, incluyendo autismo, inflamación, depresión, fibromialgia, síndrome de fatiga crónica, ciertos trastornos autoinmunes, cáncer y hasta obesidad. Curiosamente, la gente delgada tiende a estar colonizada con especies bacterianas distintas de las de su contraparte obesa.

Crecimiento excesivo de levaduras (candidiasis)

La sobrepoblación de hongos (levaduras) como la cándida se considera una forma de disbiosis, y si eres mujer es probable que la hayas experimentado vaginalmente después de un tratamiento con antibióticos. Las personas con diabetes o inmunocomprometidas son más susceptibles que las demás. Las levaduras proliferan en lugares húmedos, como las axilas, la ingle, la boca o el recto. Entre los problemas que causan se encuentran:

- Infecciones en las uñas
- Comezón en el recto

- Aftas (lesiones blancas en la boca)
- Problemas de la piel, como salpullido, acné, urticaria, pie de atleta, tiña y caspa
- Fatiga
- Dolores de cabeza
- Niveles inestables de azúcar en la sangre
- Intolerancias alimenticias
- Depresión
- Mala concentración

El exceso de levaduras también provoca distensión y gases, puesto que las levaduras intervienen en la fermentación de los alimentos, proceso que produce dióxido de carbono. Mientras más levaduras, mayor la producción de este gas. Además, su presencia excesiva en los intestinos también llega a irritar el recubrimiento, lo cual provoca mala absorción de los nutrientes, estreñimiento y diarrea.

Disbiosis y síndrome de intestino permeable

Aunque es un hecho que la disbiosis provoca distensión, cuando se asocia con lo que se conoce como síndrome de intestino permeable los problemas aumentan. El recubrimiento interior de los intestinos es una membrana porosa, como una red de pesca construida con una malla muy delgada. Bajo circunstancias normales, las grasas, las proteínas y los carbohidratos se descomponen y se absorben a través de los diminutos agujeros de esta membrana para llegar al torrente sanguíneo, por medio del cual se transportan a las células para que se usen como energía y sirvan para la reparación y la división celulares. La membrana intestinal también evita la absorción de agentes dañinos como los antígenos, los microbios, las sustancias químicas ingeridas y los subproductos metabólicos tóxicos. Lo bueno entra, lo malo no: se supone que así debería funcionar. Por desgracia, la membrana está bajo ataque constante, sobre todo cuando hay un desequilibrio bacteriano y un crecimiento excesivo de microbios potencialmente dañinos.

La cantidad y el tipo de bacterias que hay en el TD desempeñan un papel fundamental para mantener la integridad de la membrana. Cuando hay disbiosis, especialmente cuando hay exceso de ciertas especies, como cándida, los agujeros de la red se hacen más grandes. Por lo tanto, las sustancias que por lo regular se habrían quedado en el intestino y habrían sido expulsadas en las heces atraviesan la membrana y llegan al torrente sanguíneo. El sistema inmune, al percibir la presencia de los invasores, se activa, y cuando el cuerpo empieza a armar la guerra contra estas sustancias extrañas, aumentan las probabilidades de desarrollar enfermedades autoinmunes. Las partículas grandes de comida aún sin digerir se abren paso hacia el torrente sanguíneo, lo cual deriva en múltiples intolerancias y alergias alimenticias, pues el cuerpo no reconoce del todo estas sustancias y es capaz de tratarlas como si fueran enemigas. Si está en alerta constante, el sistema inmune se vuelve muy reactivo y reacciona ante todo tipo de estímulos que por lo regular ignoraría. La gente con disbiosis suele quejarse de reacciones inusuales, incluyendo urticaria, salpullido, comezón, mareo y dolores de cabeza. Además de provocar reacciones alérgicas, estas partículas pueden llegar a otros órganos y provocar inflamación y disfunción.

¿Por qué perdimos el equilibrio bacteriano?

¿Por qué nuestros microbios andan tan descontrolados? Hay varias razones, entre ellas el uso indiscriminado de antibióticos, no sólo por prescripción médica, sino por los que reciben en grandes cantidades ciertos animales de granjas comerciales que terminan en nuestros platos. Otro factor es la dieta occidental, así como la prevalencia de supresores de ácido y otros medicamentos que cambian el pH del TD y alteran el equilibrio bacteriano.

SOBREMEDICAR LO QUE COMEMOS

En 2012, un artículo publicado en *The New York Times* reveló algunos datos aterradores sobre el uso de antibióticos en la industria alimentaria. Resulta que 80% de los antibióticos que se venden en Estados Unidos se usan en animales criados para consumo humano, ya sea para tratar infecciones (provocadas por la sobrepoblación animal) o para promover el crecimiento del animal. La Administración de Alimentos y Medicamentos de Estados Unidos (FDA, por sus siglas en inglés) exige que la leche no contenga antibióticos detectables al someterla a pruebas, pero ciertas inspecciones aleatorias han descubierto niveles ilegales de antibióticos en algunas vacas lecheras, lo cual levanta sospechas sobre la presencia de estos medicamentos no sólo en la carne, sino también en todo tipo de lácteos. Lo malo es que estas prácticas podrían estar contribuyendo a que los humanos nos estemos volviendo más resistentes a los antibióticos.

SOBRECONSUMIR ALIMENTOS DAÑINOS

La dieta occidental azucarada, almidonada y llena de grasa promueve el crecimiento de bacterias dañinas en el intestino. Un grupo de investigadores italianos comparó a niños florentinos que llevaban una dieta occidental típica con un grupo de niños de una zona rural en África que comían legumbres y verduras altas en fibra. En el caso de los bebés que eran amamantados, las bacterias intestinales eran más o menos parecidas; sin embargo, conforme los niños empezaban a consumir la dieta local típica, los dos grupos se iban pareciendo cada vez menos entre sí. El grupo europeo, que llevaba una dieta alta en grasas y en azúcar, tenía una diversidad microbiana mucho menor y presentaba especies asociadas con diarrea, alergias y obesidad. Los niños africanos tenían muchas especies asociadas con la esbeltez y niveles mucho más altos de ácidos grasos de cadena corta que se sabe que protegen contra la inflamación.

El exceso de azúcar, grasa y carbohidratos procesados puede despertar el apetito voraz de las bacterias malas y fomentar su sobrepoblación. Como relaté en la introducción, eso fue lo que me ocurrió en la época en la que me permití comer demasiados alimentos azucarados.

NO TOMAR SUFICIENTE FIBRA

No consumir suficiente fibra también fomenta la disbiosis. La mayoría de los estadounidenses sólo comen la mitad de la dosis diaria recomendada de fibra (entre 25 y 35 gramos), lo cual tiene un efecto negativo tanto en la cantidad como en la diversidad de las especies bacterianas presentes. Ciertos tipos de fibra dietética son los que denominamos prebióticos: alimentos no digeribles que fomentan el crecimiento de especies benéficas y que son fundamentales para restablecer el equilibrio en caso de disbiosis. Hay estudios que demuestran que el consumo de fibra soluble proveniente de alimentos como el maíz sirve para incrementar la población de especies benéficas de lactobacilos intestinales.

BLOQUEAR EL ÁCIDO

Muchos creemos que el ácido estomacal no sirve más que para incomodarnos cuando el reflujo nos irrita el esófago. Sin embargo, el ácido gástrico es una de nuestras principales defensas contra las bacterias dañinas que entran al cuerpo por la boca. Ciertos medicamentos, como los inhibidores de la bomba de protones, bloquean el ácido de forma tan efectiva que son capaces de hacer que el estómago deje de ser ese lugar inhóspito para las bacterias invasoras y se convierta en un hotel alcalino en el que las bacterias pueden establecerse y multiplicarse. El uso prolongado de inhibidores de la bomba de protones puede ser causante de disbiosis y distensión, pues, al cambiar el pH de los intestinos, estos medicamentos no sólo promueven el crecimiento excesivo de las bacterias, sino que también se asocian con una menor absorción de nutrientes importantes, como hierro, magnesio, vitamina B12 y calcio, además de que aumentan el riesgo de desarrollar fracturas. Por último, pero no por ello menos importante, el cambio en el pH llega a provocar que las enzimas digestivas sean menos efectivas, lo cual agrava la distensión.

Algunos medicamentos como las píldoras anticonceptivas, los esteroides y la quimioterapia también provocan o promueven la disbiosis al alterar el entorno intestinal. Por fortuna, si pones atención a lo que comes, maximizas tu consumo de frutas y verduras altas en fibra, le bajas al café y al alcohol, disminuyes tus niveles de estrés y aumentas los de actividad física, podrás combatir mejor los efectos nocivos de estos fármacos.

Diagnóstico y tratamiento de la disbiosis

Diagnosticar la disbiosis no es sencillo —en lo personal he descubierto que los exámenes de aliento y de heces sólo funcionan la mitad de las veces—, por lo que a veces la única forma de hacer un buen diagnóstico clínico es mirar de cerca los hábitos y el historial de cada paciente. El tratamiento también puede ser complejo y muy individualizado, por lo que recomiendo un enfoque de tres pasos, que incluya:

1. Evitar
2. Fomentar
3. Repoblar

EVITAR

Evita medicamentos, alimentos y otras sustancias que contribuyan al problema, por ejemplo:

- Alcohol
- Antiácidos
- Antibióticos

- Antiinflamatorios no esteroideos
- Edulcorantes artificiales
- Esteroides
- Píldoras anticonceptivas
- Supresores del ácido
- Terapia de remplazo hormonal
- Una dieta alta en azúcares, almidones y grasas

CAUSAS DE LA DISBIOSIS

A continuación comparto contigo una lista de algunos de los medicamentos y trastornos que pueden romper por completo el hermoso equilibrio bacteriano de tus intestinos y provocarte disbiosis:

- Alcohol
- Alimentos altos en grasa
- Antibióticos
- Cambios posoperatorios
- Cirugía de *bypass* gástrico
- Consumo bajo de fibra
- Consumo excesivo de azúcar
- Deficiencia de enzimas pancreáticas
- Diabetes
- Disminución de la motilidad
- Diverticulosis
- Edulcorantes artificiales
- Enfermedad de Crohn
- Esclerodermia
- Esteroides
- Estreñimiento
- Estrés
- Fístulas
- Hipoclorhidria (poco ácido)
- Hipotiroidismo
- Infecciones
- Inmunodeficiencias
- Obstrucción intestinal
- Parásitos

- Píldoras anticonceptivas
- Quimioterapia
- Supresores del ácido
- Terapia hormonal

FOMENTAR

Fomenta el crecimiento de bacterias buenas al consumir alimentos con ingredientes prebióticos que estimulen la proliferación y actividad de las bacterias intestinales esenciales, como:

- Inulina, un carbohidrato de origen natural que pertenece a una clase de fibras dietéticas llamadas fructanos. La inulina se encuentra en plantas como las alcachofas, la chicoria y la jícama.
- La avena, las hojas de diente de león, el ajo, los puerros, la cebolla y los espárragos, los cuales también contienen prebióticos, sobre todo si se consumen crudos.
- Alimentos fermentados, como el *sauerkraut,* la col y el kéfir, los cuales contribuyen al crecimiento de las bacterias buenas, al igual que una amplia gama de verduras de hoja verde.

¿HECES MEDICINALES?

Clostridium difficile, también conocida como *C. diff*, es una bacteria que se asocia con el uso de antibióticos y que puede provocar diarrea grave y hasta la muerte. Cuando una persona cuya flora intestinal ha sido aniquilada con antibióticos se encuentra con la *C. diff* (por lo regular en un asilo de ancianos o en un hospital), ésta prolifera en el intestino y libera tóxinas que causan diarrea grave, cólicos, distensión y, en algunos casos, inflamación intensa del colon (conocida como colitis seudomembranosa).

La infección por *C. diff* afecta a cerca de 1% de todos los pacientes hospitalizados en Estados Unidos, y es resultado del uso indiscriminado de antibióticos, el principal factor de riesgo para adquirir la infección. Irónicamente, la terapia habitual para combatirla es más antibióticos, por lo que no sorprende que cada vez haya más infecciones resistentes a los antibióticos comunes.

A raíz de esto se ha desarrollado un nuevo tipo de terapia: los trasplantes fecales, que implican transferir heces de donadores sanos (por lo regular familiares en primer grado) al TD de la persona infectada con *C. diff*. Las heces pueden introducirse de diversas formas: ya sea por un tubo que se inserta por la nariz y las lleva a los intestinos, por medio de un enema rectal, o bien metiéndolas al colon durante una colonoscopía. Un estudio publicado por *The New England Journal of Medicine* demostró que los trasplantes fecales son mucho más efectivos para lidiar con las infecciones recurrentes por *C. diff* que una terapia estándar con antibióticos, lo que refuerza el concepto de que nuestras bacterias intestinales son sumamente importantes para la salud.

REPOBLAR

Repuebla el intestino con grandes cantidades de bacterias vivas en forma de un probiótico fuerte. Los probióticos son cepas vivas de bacterias que pueden tomarse en pastilla, en polvo o en líquido. No se consideran fármacos, por lo que no están regulados ni se hacen pruebas para demostrar su eficacia ni para garantizar que son seguros, de modo que a veces la mercadotecnia se disfraza de ciencia en muchos sitios de internet para venderlos. Es probable que debas hacer algo de investigación por tu cuenta para determinar cuál puede servirte.

En mi consultorio receto probióticos a pacientes con enfermedad intestinal inflamatoria o síndrome de intestino irritable, así como a personas que han tomado muchos antibióticos a lo largo de su vida o que han sufrido infecciones gástricas recientemente. Prefiero aquéllos que incluyen cepas de bifidobacterias, lactobacilos y estreptococos, pues ayudan a desplazar a las especies patógenas y producen los nutrientes necesarios para el funcionamiento adecuado del recubrimiento intestinal.

Quizá al empezar a tomar probióticos experimentes una mayor distensión mientras tus intestinos se ajustan al incremento de bacterias. Aunque hay quienes se sienten bien apenas una semana después, otras personas necesitan al menos un mes para notar mejorías significativas. Un ciclo de noventa días suele ser suficiente para repoblar el colon, aunque hay quienes se benefician de continuar tomando probióticos de forma indefinida, dependiendo de su grado de desequilibrio bacteriano y de los padecimientos que aún tengan y que puedan estar contribuyendo a la disbiosis. Los probióticos marcan una gran diferencia en el bienestar digestivo cuando se combinan con otros cambios en el estilo de vida, puesto que confiar en que el probiótico por sí solo restablecerá el equilibrio sin hacer nada por cambiar la dieta o el estilo de vida es como comer a diario comida rápida y esperar que un suplemento vitamínico te aporte todos los nutrientes que te faltan. Hay que mirar el panorama completo y tomar en cuenta todos los factores que influyen cuando se trata de cuidar el microbioma.

Identificar y remediar la causa del desequilibrio bacteriano es un paso fundamental para tratar la disbiosis. El enfoque de tres pasos que describí toma tiempo, pero a la larga los resultados se harán evidentes, pues ofrece la posibilidad auténtica de sanar. Mi plan de diez días para una buena digestión (consulta el capítulo 23) te guiará por el camino hacia el equilibrio bacteriano; sin embargo, si padeces disbiosis severa, rehabilitar la flora intestinal puede llevar meses y hasta años. El microbioma no se construyó en un día, sino que requirió toda una vida. Por lo tanto, recobrar el estado ideal es un proceso gradual, pero con el enfoque adecuado casi siempre se pueden lograr mejorías tangibles.

7

¿A ellos quién los invitó?

Hace unos años, una mujer muy amable llamada Lucy llegó a mi consultorio por algunos síntomas gástricos. Desde el principio estaba convencida de que tenía un parásito, y su historia en muchos sentidos representa las dificultades y tribulaciones que implica descubrir si efectivamente lo que aqueja a un paciente es o no un parásito.

Antes de llegar a mi consulta, Lucy había visitado a muchos gastroenterólogos. Al revisar su historial y leer entre líneas, pude notar que mis colegas la consideraban un poco intensa. *Sin duda* lo era, y con justa razón. Yo también lo habría sido si mi vida estuviera de cabeza por culpa de síntomas que nadie podía explicar y que no mejoraban de ninguna forma.

Además de tener distensión, también se sentía fatigada, padecía dolor abdominal y náuseas, y decía que sus heces eran "raras".

El primer gastroenterólogo que visitó le hizo una endoscopía superior, pues creía que podía tener reflujo. El estudio salió normal, de no ser por un leve enrojecimiento estomacal que los médicos solemos llamar "gastritis", o inflamación del estómago. Ésta suele responder bien al tratamiento; sin embargo, después de tomar supresores del ácido durante un mes, Lucy no se sentía mejor.

Cuando salieron negativos los resultados del primer laboratorio que le hizo un coprocultivo en busca de huevos y parásitos, le pedí a Lucy que usara palos de paletas heladas para embarrar excremento en recipientes, los cuales envié a un laboratorio especializado con una reputación impecable en el diagnóstico de parasitosis. Puesto que este laboratorio tampoco encontró nada inusual, le realicé una colonoscopía con múltiples biopsias de cada segmento en busca de evidencia microscópica de inflamación. Como los resultados de dichas biopsias también fueron normales, llegó la hora de extender la investigación al intestino delgado.

Es difícil recorrer los seis metros de intestino delgado entre el estómago y el colon; es demasiado largo para examinarlo por completo con un endoscopio tradicional, aunque hay exámenes nuevos que permiten observarlo bastante bien. La videocápsula endoscópica es un aparato que contiene mucho equipo —cámara, iluminación, radiotransmisor, semiconductor y batería de ocho horas— en una píldora del tamaño de un complemento vitamínico que se traga y se recupera una vez que se excreta por el colon. Una de mis tareas favoritas en el trabajo es revisar las imágenes obtenidas por la cápsula, que viaja a través de los intestinos tomando dos fotografías por segundo de todo lo que está en su campo de visión y que las condensa en un increíble video del viaje fantástico por el TD.

El video de Lucy mostraba puras imágenes de un intestino delgado sin alteraciones. Con eso terminamos de examinar todo su TD, de la boca al ano, y todo se veía normal. Decidí ampliar la red para explorar si el problema estaba dentro del abdomen, pero fuera de los intestinos. Sin embargo, tanto la tomografía como la resonancia magnética mostraron órganos abdominales normales. Entonces pensé que quizá se veían normales pero no estaban funcionando bien, de modo que pedí un estudio de imagen para ver qué tal funcionaba la vesícula. Como también salió normal, ordené entonces un estudio de vaciamiento gástrico, en el cual se le da al paciente comida con medio de contraste y se hace una tomografía para determinar cuánto tiempo tarda en vaciarse el estómago. Si un porcentaje significativo del alimento sigue en él al final de la prueba, se diagnostica vaciamiento lento o gastroparesis, de la cual hablé en el capítulo 3 y que puede causar distensión, dolor y náusea. Pero ese estudio también salió normal.

Aunque ninguna de las dos quería que algo anduviera mal, ambas sabíamos que así era y estábamos desesperadas por encontrar al culpable. Mientras tanto, Lucy se sometió a todo tipo de dietas —libre de gluten, libre de lácteos, sin azúcares refinados, libre de fructosa, baja en grasa, sin grasa— para ver si alguna disminuía los síntomas. Las siguió todas al pie de la letra sin resultado alguno.

Durante una consulta en la que discutimos los resultados de todos los análisis, Lucy me mostró fotos de sus heces. Parecían tener un brillo grasoso, además de que según ella algunas flotaban. Aunque no teníamos razones de peso para creer que su páncreas no funcionaba bien, sus heces y sus síntomas apuntaban en esa dirección: heces apestosas y de apariencia grasosa que flotan, retortijones, distensión, náusea leve. Todos estos síntomas coincidían con el diagnóstico de insuficiencia pancreática. Le receté un tratamiento de remplazo de enzimas pancreáticas, con la confianza de que por fin habíamos descifrado el caso.

Pero no era así.

Sin saber qué más hacer, le pedí a Lucy que enviara una última serie de muestras de heces al laboratorio de un infectólogo local con mucha experiencia en parasitología. Para nuestra sorpresa, los resultados salieron positivos para ciclospora, un diminuto organismo unicelular que se adquiere al ingerir comida o agua contaminadas, y que causó la famosa epidemia de 1996 en Guatemala por el consumo de frambuesas con contaminación fecal. La ciclospora suele causar diarrea persistente, entre otros síntomas, como distensión, febrícula, retortijones, falta de apetito, pérdida de peso, aumento de flatulencias, vómito y mala absorción de la grasa, que produce heces aceitosas y flotantes. Las recaídas son comunes si no se trata.

Finalmente Lucy fue diagnosticada no porque mis habilidades diagnósticas sean increíbles (pues, como ya viste, me tardé bastante), sino porque ambas creíamos que algo andaba mal y estábamos dispuestas a hacer hasta lo imposible por descubrir qué era. Aunque recibió tratamiento y a la larga mejoró, no toda la gente corre con la misma suerte. Hay parásitos capaces de vivir en el cuerpo durante años sin ser descubiertos y, además de causar distensión, en ocasiones desencadenan problemas como diarrea, picazón en el recto, heces con sangre o moco, febrícula, dolor corporal, anemia, mala absorción de la grasa, dolor articular, escalofríos, disfunción vesicular y hasta síntomas neurológicos.

En ocasiones los síntomas no desaparecen de inmediato con el tratamiento y quizá requieran varias rondas de terapia, sobre todo si el estatus nutricional del paciente no es el ideal. Los parásitos también se roban los nutrientes de tu comida y los consumen antes de que lleguen a tus células, por lo que provocan desnutrición crónica. Hay parásitos que también están involucrados en otros trastornos poco comprendidos, muchos de los cuales se presentan junto con el síndrome de intestino irritable, como la fibromialgia y el síndrome de fatiga crónica.

Los parásitos son mucho más comunes de lo que la gente cree y afectan a una gran cantidad de personas en todo el mundo. Aunque muchas especies son inofensivas y no provocan síntomas, otras son responsables de muchos casos de distensión. En este capítulo te daré pistas sobre qué buscar si crees que el culpable de tu distensión es un parásito y te diré qué puedes hacer al respecto.

Los parásitos que nos rodean

Antes solía enviar las muestras de heces a un laboratorio comercial grande. En general los resultados de infecciones bacterianas por *salmonella* o *campylobacter* eran bastante comunes, pero era raro que identificaran algún otro parásito. Teníamos muchos pacientes que trabajaban en el extranjero con el Departamento de Estado, los Cuerpos de Paz y otras organizaciones internacionales, o que vivían fuera y estaban de visita en Washington. ¿Acaso era posible que a pesar de todos sus viajes al África subsahariana o al sureste de Asia, y aunque se quejaban de distensión, diarrea, fatiga, incomodidad abdominal y heces extrañas, fueran tan pocos los que tuvieran infecciones parasitarias? ¿O sería que estábamos buscando en el lugar equivocado?

Cuando cambiamos a un laboratorio especializado en parásitos —dirigido por el infectólogo que nos permitió diagnosticar a Lucy—, de pronto empezamos a recibir los resultados positivos. Fue una lección muy útil, así que mi primer consejo en este sentido es: si crees tener un parásito, asegúrate de que tus muestras (por lo regular de excremento) sean enviadas a un laboratorio confiable, con una reputación impecable en diagnóstico de parasitosis. Si el primer resultado sale negativo y no te convence, busca una segunda opinión.

La medicina convencional nos hace creer que los parásitos son poco comunes y que por lo regular se presentan en viajeros o residentes de tierras exóticas. La medicina alternativa, por su parte, nos hace creer que son tan comunes que todos estamos infectados. La verdad se sitúa entre ambas posturas. La cantidad de gente alrededor del mundo que sufre parasitosis varía constantemente, pero fuentes confiables como los Centros para el Control y la Prevención de Enfermedades (CDC) afirman que es alrededor de 60%. Hay tres tipos de parásitos capaces de infectar el TD humano: tenias, ascárides (también conocidas como nematodos) y protozoarios. Algunos son microscópicos y otros miden varios centímetros y son capaces de asentarse en el intestino o de migrar a otros órganos lejanos. Algunos son inofensivos y no causan problemas, mientras que otros provocan síntomas agudos y crónicos. Quizá te preguntes si tu distensión es causada por un parásito, aun si nunca has salido de tu país de origen. He aquí dos de los bichos más comunes que pueden hospedarse en tus intestinos.

CRYPTOSPORIDIUM

En 1993 hubo un brote en el suministro de agua de Milwaukee que infectó a más de cuatrocientas mil personas con un microorganismo unicelular microscópico llamado *Cryptosporidium* (también conocido como *Crypto*). Este parásito afecta al intestino delgado y causa distensión, cólicos, diarrea, fiebre y deshidratación. Aunque todavía no se sabe cómo se contaminó el agua, es probable que haya sido por correntías de tierras de pastoreo. Los ooquistes de *Crypto* que transmiten la infección son lo suficientemente pequeños para atravesar ciertos sistemas de filtración de agua, incluyendo los de la planta de purificación de Howard Avenue en Milwaukee. Además, dichos ooquistes son resistentes al cloro y a muchos otros desinfectantes, por lo que sobreviven en instalaciones acuíferas municipales. Quienes murieron a causa de este brote eran en su mayoría ancianos e individuos inmunocomprometidos; de entre los cien muertos, la mayoría eran enfermos de sida. Como ocurre con muchos parásitos, éste se propaga a través de las heces, ya sea de persona a persona, por ingesta inadvertida o por medio de objetos contaminados, como pañales, lo cual hace que las guarderías y los asilos de ancianos sean caldos de cultivo para diseminar la infección.

GIARDIA

Una tercera parte de la población de los países menos desarrollados, así como entre 2 y 8% de los habitantes del mundo desarrollado, han tenido giardiasis, una de las parasitosis intestinales más comunes en el continente americano. La forma más común de adquirirla es tragando quistes de giardia contenidos en alimentos o agua contaminados. Los quistes infecciosos se expulsan en las heces, sumando hasta diez mil millones al día, aunque bastan unos diez para transmitir la infección. Esta parasitosis se transmite de persona a persona o de animal a persona (se han registrado casos de transmisión de perros u otras mascotas a sus dueños). Asimismo, el contacto oral-anal también muestra un alto índice de transmisión. Los síntomas suelen presentarse un par de semanas después del contacto; los más típicos son diarrea líquida o heces sueltas y grasosas.

PARÁSITOS INTESTINALES MÁS COMUNES EN ESTADOS UNIDOS

- *Enterobius vermicularis* (lombriz intestinal)
- *Giardia lamblia* (giardia)
- *Ancylostoma duodenale* (nematodo)
- *Necator americanus* (helminto)
- *Entamoeba histolytica* (amibiasis)

PARÁSITOS DE TRANSMISIÓN ALIMENTICIA MÁS COMUNES EN ESTADOS UNIDOS

- *Cryptosporidium*
- *Giardia intestinalis*

- *Cyclospora cayetanensis*
- *Toxoplasma gondii*
- *Entamoeba histolytica*

PARÁSITOS INTESTINALES MÁS COMUNES EN EL MUNDO

- *Ascaris lumbricoides* (ascáride)
- *Anquilostoma* (lombriz)
- *Trichuris trichiura*
- *Giardia intestinalis*
- *Strongyloides stercoralis* (nematodo)

SOLUCIONES DE *LA BUENA DIGESTIÓN* PARA LOS PARÁSITOS

Si has estado expuesto a algún parásito, las probabilidades de que arme su campamento en tu TD y te provoque síntomas dependen, al igual que en otras infecciones, de qué tan sano esté tu sistema inmune.

- Una dieta nutritiva, mucho descanso y ejercicio, así como evitar sustancias químicas y otras toxinas, promueven un sistema inmune saludable y evitan que los parásitos tomen el mando.
- Como ocurre con las bacterias, los parásitos gustan del dulce, por lo que limitar el consumo de alimentos dulces y almidones es importante para prevenir y tratar las parasitosis.
- Mantener niveles saludables de bacterias buenas en el intestino al evitar el uso innecesario de antibióticos y medicamentos que alteran el pH desincentiva la proliferación de parásitos.
- Llevar una dieta alta en fibra y tomar una cucharada al día de *psyllium* en polvo limpia los intestinos y ayuda a eliminar huevos de parásitos que intenten asentarse ahí.
- Ingerir alimentos ricos en precursores de vitamina A, como zanahoria y camote, ayuda a prevenir la penetración de larvas parásitas. Asimismo, el ajo también tiene propiedades antiparasitarias.
- Los parásitos pueden transmitírtelos perros y otros animales domésticos, así que asegúrate de que el veterinario examine a tus mascotas con frecuencia en busca de lombrices y deshazte de

sus heces de forma adecuada. También necesitas estar alerta por si tu mascota come heces de otros animales que puedan estar infectadas, ya que no es una práctica poco común entre los cachorros.

- Evita tener contacto con heces infectadas. No camines descalzo en donde haya habido animales.
- Usa guantes cuando hagas la jardinería y asegúrate de no regar las verduras con agua contaminada de fosa séptica.
- Lavarte las manos con regularidad, lavar con detenimiento frutas y verduras, filtrar el agua que bebes y evitar consumir carne cruda o no bien cocida también son estrategias preventivas importantes. He visto parásitos en gente que toma jugos para desintoxicarse pero que no lava las frutas ni las verduras antes de procesarlas.
- Aunque me encantan, las barras de ensaladas también son susceptibles de contaminarse. Un estudio realizado en la Universidad de California observó en secreto una barra de ensaladas y descubrió que más de la mitad de los comensales violaba gravemente las normas, pues tomaba la comida con las manos y cometía otras transgresiones sanitarias.
- La falta de higiene en espacios públicos o comunitarios, sobre todo en asilos de ancianos y guarderías, contribuye a la propagación de los parásitos.

Saca a los invitados indeseables con todo y sus maletas

La buena noticia es que muchas parasitosis son asintomáticas (es decir que no causan síntomas), o son breves y desaparecen por sí solas sin necesidad de tratamiento. La mala noticia es que los parásitos como la giardia y muchos otros provocan síntomas de larga duración porque son difíciles de eliminar, y algunos síntomas persisten a pesar de que la parasitosis haya sido erradicada. La distensión, la náusea leve, los eructos y la fatiga pueden volverse crónicos. Muchos de los pacientes con distensión crónica que recibo a diario recuerdan haber sufrido "la venganza de Moctezuma" durante su visita a las playas de México, o disentería cuando se fueron de safari a África, y ahora, meses después, aunque ya superaron los peores síntomas, siguen sin sentirse del todo bien.

A algunos pacientes con parásitos se les diagnostica síndrome de intestino irritable sin siquiera considerar la opción de que haya un inquilino indeseable provocando todos sus síntomas. (Nota: es distinto que te digan que tienes síndrome de intestino irritable posinfeccioso, pues en ese caso se reconoce que una infección previa contribuyó al malestar.)

Descifrar qué parásitos te están causando los síntomas y cómo tratarlos tampoco es del todo claro. En la literatura médica, por ejemplo, el *Blastocystis hominis* suele describirse como un patógeno inofensivo que no requiere tratamiento, pero los especialistas en medicina alternativa suelen recomendar ciertas terapias. En mi experiencia, si la prueba de heces sale positiva para *Blastocystis hominis*, eso significa que el paciente ha estado expuesto también a otros parásitos, por lo que, si muestra síntomas, tratar la infección por *Blastocystis hominis* por lo regular conlleva una mejoría importante.

Si crees estar infectado con algún parásito, lo mejor es buscar un diagnóstico y descifrar si lo tienes o no, y si sí, averiguar cuál es. Los tratamientos varían considerablemente, desde curas de venta libre y de una sola dosis hasta tratamientos con medicamentos que duran semanas. También hay muchos remedios naturales, con ingredientes que probablemente tengas en la cocina, como ajo, nueces, semillas de papaya y clavo. El té de ajenjo también es muy efectivo para combatir diversos parásitos y puede prepararse en casa, aunque tiene posibles efectos secundarios, como alteraciones del sueño y daños a algunos órganos.

Cuando no exista diagnóstico, cuídate de los remedios que venden por internet, pues quizá no funcionen y pueden tener efectos secundarios desagradables que no le desearías ni a tu peor enemigo. En última instancia, visita a un infectólogo o a un parasitólogo. Al hacer la cita, asegúrate de preguntarles si acostumbran diagnosticar y tratar parasitosis.

Los parásitos son comunes y, aunque son endémicos de ciertas partes del mundo, no es necesario viajar a otro continente para infectarse. Es probable que la distensión que muchos tienen no sea causada por parásitos, pero puede que sí lo sea. Si crees que es tu caso, vale la pena investigar más. Los parásitos son más comunes de lo que la gente cree y causan muchos tipos de síntomas distintos. Un sistema inmune saludable, que empieza por una dieta nutritiva y balanceada, sigue siendo una de las mejores defensas para prevenir y eliminar a los visitantes no deseados.

8

¿Qué les está pasando a tus hormonas?

En el consultorio veo incontables mujeres cuyos metabolismos parecen haber cambiado de pronto y de manera misteriosa. En poco tiempo han empezado a padecer distensión crónica, estreñimiento y fatiga, y al parecer no logran controlar el aumento de peso. Si eres una mujer de edad mediana y te identificas con esta descripción, es posible que estés entrando a la perimenopausia, el periodo previo a la menopausia en el que, a pesar de que el funcionamiento de los ovarios va en descenso, los niveles de estrógeno que producen los ovarios pueden ir en aumento. La perimenopausia se caracteriza por periodos menstruales irregulares y suele durar entre tres y cuatro años, pero en algunos casos se extiende hasta una década. Éste es sólo uno de los ejemplos de cómo las hormonas interfieren con la digestión y generan distensión e incomodidad. En este capítulo aprenderás por qué tus hormonas se relacionan de forma tan directa con la salud intestinal, cómo te afectan y qué puedes hacer para disminuir el impacto.

Mensajeras increíbles

Las hormonas son mensajeras producidas en las glándulas del cuerpo, que las liberan al torrente sanguíneo para que visiten millones de células y les digan qué hacer. La glándula tiroides produce hormonas tiroideas, que controlan el metabolismo, así como un hormona llamada calcitonina, que regula los niveles de calcio. Los ovarios también son glándulas, y producen hormonas sexuales, como estrógeno y progesterona, además de pequeñas cantidades de testosterona y otras hormonas masculinas. Cuando todo marcha bien, las hormonas hacen que el cuerpo funcione como máquina afinada; pero, si las hormonas se salen de control, causan estragos en el aparato digestivo, por no mencionar el resto del cuerpo.

HORMONAS TIROIDEAS: MENSAJERAS PRINCIPALES

A los treinta años, poco después del nacimiento de su segundo bebé, a Sherry le diagnosticaron hipotiroidismo —es decir, tiroides poco activa—, y desde entonces se sometió a terapia de remplazo hormonal. Su endocrinólogo revisaba sus estudios de laboratorio cada seis meses, y desde que empezó el tratamiento los resultados siempre mostraban cantidades normales de T3 y T4, dos de las principales hormonas tiroideas. La hormona estimulante de la tiroides (TSH o tirotropina), la cual se produce en la pituitaria en el cerebro e indica a la tiroides qué cantidad de hormona producir, también se mantenía en niveles normales. Como resultado del tratamiento, Sherry estaba en estado eutiroideo, es decir, tenía niveles adecuados de hormonas tiroideas en la sangre, aunque en su caso las proporcionaba una pastilla en lugar de producirse en la tiroides.

Si tienes una tiroides poco activa, los niveles de tirotropina serán altos porque la pituitaria estará produciéndola y enviándola en grandes cantidades en un intento de estimular la tiroides y obligarla a producir más T3 y T4. Por el contrario, si tienes una tiroides hiperactiva, la tirotropina será baja porque la pituitaria percibirá altos niveles de T3 y T4, y disminuirá la producción de la TSH.

Si tu tiroides funciona con normalidad, el cuerpo valora por sí solo cuánta hormona tiroidea hay en circulación y aumenta o disminuye la producción de TSH según sea necesario. A esto se le llama ciclos de retroalimentación, los cuales evitan la sobreproducción o la escasez, y se aseguran de que el cuerpo tenga acceso a la cantidad adecuada de hormonas de acuerdo con sus necesidades.

Aunque los resultados de los análisis de laboratorio de Sherry siempre mostraban cantidades normales de hormona tiroidea, ella no se había sentido normal durante los últimos diez años a partir del diagnóstico. Sus síntomas iniciales habían sido distensión, fatiga, estreñimiento, falta de libido, sensación permanente de frío y aumento de peso. Tenía la piel seca e irritada, además de que estaba perdiendo parte de las cejas. Al principio creyó que todo se relacionaba con el parto, pero un año después, puesto que no había notado mejorías y su distensión había empeorado, su médico la mandó a hacer análisis de sangre que revelaron un mal funcionamiento de la tiroides.

No era muy sorprendente que la diagnosticaran en ese momento. Durante el embarazo, el cuerpo requiere mayor cantidad de hormonas tiroideas, por lo que un hipotiroidismo leve que hubiera pasado inadvertido hasta entonces podría en ese momento volverse evidente a nivel clínico. La causa más común de hipotiroidismo en todo el mundo es la deficiencia de yodo, pero ciertos trastornos autoinmunes como la tiroiditis de Hashimoto son frecuentes durante el embarazo, razón por la cual el hipotiroidismo es mucho más común en mujeres que en hombres.

Sherry empezó el tratamiento habitual: una forma sintética de remplazo de la hormona T4 (levotiroxina), la cual tomó desde entonces. Aunque algunos síntomas se redujeron, seguía sintiéndose hinchada, distendida y agotada.

Si el cuerpo fuera un aeropuerto, la tiroides sería la torre de control del tráfico aéreo, pues secreta pequeñas dosis de hormona de vez en vez para activar el metabolismo si estás trabajando y el cuerpo necesita un empujón, o disminuye la producción mientras duermes o descansas, y no necesitas ese impulso. Una píldora al día no logra reproducir esa capacidad natural del cuerpo de regular la producción de hormonas tiroideas. A pesar de que su médico incrementó la dosis, Sherry seguía sintiéndose aletargada y distendida.

El hipotiroidismo ralentiza muchas de las funciones corporales, como el drenaje linfático, lo cual provoca retención de líquidos y aumento de peso líquido. Esto genera la sensación de hinchazón, sobre todo en la zona abdominal, y es la razón por la cual la

117

distensión es muy común. El hipotiroidismo también contribuye a la distensión al frenar el tránsito en el colon y provocar estreñimiento. Aunque la gente se someta a un tratamiento de remplazo hormonal, como lo hizo Sherry, por lo regular la hinchazón y la distensión no desaparecen.

Sherry quería saber qué otras cosas podía hacer para optimizar su función tiroidea y disminuir la distensión y el estreñimiento, pues el medicamento no parecía ayudarla mucho para controlar estos síntomas. En mi experiencia con pacientes hipotiroideos con distensión, el medicamento rara vez revierte los síntomas, aunque los atenúa significativamente. No obstante, es imposible enfatizar lo suficiente el amplio efecto sinérgico de la dieta y el estilo de vida. Le recomendé que empezara una dieta libre de gluten y disminuyera muchos otros alimentos que promueven la inflamación, como el azúcar refinada, además de hacer más ejercicio de forma regular. Mi otra recomendación fue que buscara terapia psicológica y que se uniera a un grupo de meditación, pues estaba bajo mucho estrés, el cual es uno de los factores que exacerban los trastornos tiroideos.

CUANDO LOS PROBLEMAS TIROIDEOS SON DIFÍCILES DE DETECTAR

Si padeces distensión y crees que se debe a un mal funcionamiento de la tiroides, es importante que sepas que no todos los casos de disfunción tiroidea se detectan en los análisis de sangre. Es posible que tus niveles de hormonas tiroideas estén en el rango normal según el laboratorio, pero no según tu cuerpo. También hay un trastorno llamado hipotiroidismo subclínico, en el que los niveles de TSH son altos, lo cual sugiere una glándula poco activa, pero los niveles de T3 y de T4 son normales. Esto suele ser indicativo de una etapa temprana de hipotiroidismo, pero no está claro si siempre se requiere tratamiento en esta fase. Puesto que también hay mucha controversia sobre qué constituye un resultado normal en el caso de los exámenes existentes, puede ser útil visitar a un especialista con experiencia en el tratamiento de disfunción tiroidea limítrofe, en lugar de automedicarte con remedios de venta libre, los cuales, al igual que la terapia de remplazo de hormonas tiroideas, pueden causar taquicardia, diarrea y ansiedad si se toman innecesariamente.

Las mujeres de más de treinta tienen casi 25% de probabilidades de desarrollar un trastorno tiroideo. La alta sensibilidad de las pruebas que se realizan en la actualidad es una de las posibles explicaciones de tan elevada cifra, pero sin duda los trastornos tiroideos van en aumento, y hay tres culpables que señalar. El primero es el estrés, un factor de riesgo para formas inmunomediadas de enfermedad tiroidea. El segundo son las toxinas del medio ambiente, sustancias químicas que actúan como alteradores endócrinos que sacan de control nuestras glándulas y nuestro organismo. El tercero son las deficiencias nutricionales provocadas por dietas poco adecuadas, así como la deficiencia de yodo, los bajos niveles de selenio en la tierra, el agua fluorada y el consumo excesivo de productos de soya procesada, los cuales provocan alargamiento de tiroides y función lenta. Estos factores de riesgo deben servirte de guía al considerar cómo puedes prevenir la disfunción tiroidea o revertir el trastorno existente.

Hormonas sexuales

A pesar de los avances en los derechos de las mujeres, en el mundo médico sigue existiendo la tendencia distintiva de atribuir sus síntomas al estrés o a la ansiedad. De hecho, la palabra *histeria* se deriva del griego *hystera,* que significa "útero". Sabemos que las mujeres padecen enfermedades reales, al igual que los hombres, por lo que la tendencia a atribuir sus síntomas a sus sentimientos o al estrés suele impedir que se detecten y se traten adecuadamente muchos problemas reales. Una vez dicho esto, también es cierto que algunos síntomas como la volubilidad, las alteraciones libidinales y la distensión pueden tener un componente hormonal.

El ciclo menstrual se divide en tres fases: la fase folicular, la ovulación y la fase lútea. La primera se caracteriza por un aumento en los niveles de estrógeno, el cual estimula el recubrimiento del útero para que se engrose y los folículos (u óvulos inmaduros) para que "maduren" en los ovarios. Durante la ovulación, el folículo dominante en el ovario libera un óvulo, el cual vive durante un día si no se fecunda. En la fase lútea, los restos del folículo dominante en el ovario, llamado cuerpo lúteo, producen grandes cantidades de progesterona, las cuales preparan el recubrimiento uterino, o endometrio, para la implantación del óvulo fecundado. Si no hay fecundación ni implantación, los niveles de estrógeno y progesterona disminuyen, lo cual provoca que el útero se deshaga del endometrio, proceso que conocemos como menstruación.

Las distintas fases se asocian con muchos otros cambios corporales que se añaden a lo que ocurre en el útero: fluctuaciones de temperatura corporal, alteraciones libidinales, volubilidad, cambios en la producción de hormonas tiroideas, síntomas neurológicos como migrañas y, por supuesto, distensión. Los niveles fluctuantes de hormonas provocan tres cambios que a su vez causan distensión: mayor producción de gas intestinal, mayor retención de líquidos y sales en los riñones, y menor producción de bilis. La bilis ayuda a emulsionar y descomponer las grasas, así como a lubricar el intestino delgado; sus niveles bajos provocan acumulación de productos de la digestión dentro del intestino delgado, lo cual causa estreñimiento y, como te imaginarás, distensión.

El estrógeno en particular se asocia con retención de líquidos, razón por la cual muchas mujeres experimentan distensión en los días previos a su periodo, que es cuando los niveles de estrógeno aumentan. Aunque la progesterona tiene un efecto diurético, que alivia en parte la distensión, también hace que se relaje el tejido muscular liso, incluyendo el del TD, lo cual frena la digestión y deriva en distensión, eructos y flatulencias.

La menopausia se asocia con niveles fluctuantes de estrógeno y con el descenso de los niveles de progesterona, situaciones que contribuyen a la distensión crónica. Hay un par de puntos importantes que deben tenerse en mente respecto a la menopausia. El primero es que, en el caso de la mayoría de las mujeres, es un proceso que toma varios años, durante los que ocurren cambios graduales en los niveles hormonales, a los cuales llamamos perimenopausia. Por lo tanto, es posible que sigas menstruando con cierta regularidad, pero que sufras de distensión y volubilidad, y no te des cuenta de que se trata del inicio de la menopausia. El segundo es que los cambios hormonales que acompañan la menopausia no sólo se limitan a los órganos reproductivos, sino que todo el cuerpo cambia, incluyendo el metabolismo y el aparato digestivo. Antes de la menarca (que es cuando las mujeres empiezan a menstruar) puedes comer y tolerar casi cualquier alimento sin subir de peso ni tener gases. En cambio, después de la menopausia, parecería que con sólo mirar la comida subes de peso, y aquello que antes tolerabas bien ahora te provoca gases e incomodidad.

Los niveles altos de estrógeno también afectan la distribución de la grasa, provocando que se deposite más grasa en el área abdominal. Si no estás segura de si tu cintura en expansión es distensión o grasa abdominal, medirte a lo largo del ciclo menstrual es de ayuda. Si es distensión, las medidas variarán más de un par de centímetros. Si es grasa abdominal, no habrá casi variación.

Comer porciones más pequeñas con menos calorías, reducir la ingesta de sal y hacer ejercicio vigoroso con regularidad son acciones clave para prevenir el aumento de peso y la distensión en el periodo perimenopáusico. (Estas estrategias también son útiles si experimentas síntomas de síndrome premenstrual.)

He visto muchas mujeres en este grupo de edad que no comprenden por qué están distendidas y suben de peso, pues no han cambiado su dieta ni sus rutinas de ejercicio. Pero es justo por eso por lo que están teniendo problemas, pues no han hecho los cambios compensatorios que se requieren para ajustarse a su nueva realidad hormonal cambiante.

LOS DESAFÍOS QUE PLANTEA LA DOMINANCIA DEL ESTRÓGENO

Conforme te acerques a la menopausia, los niveles tanto de progesterona como de estrógeno disminuirán, pero la primera disminuye más que el segundo, lo cual deriva en un estado de dominancia del estrógeno, un padecimiento que se vincula de cerca con la distensión. Hay otros tres factores que contribuyen a la dominancia del estrógeno en las mujeres.

1. Exposición a xenoestrógenos, compuestos que se producen fuera del cuerpo, pero que tienen un efecto estrogénico. Son también alteradores endocrinos que generan desequilibrio hormonal en los órganos endocrinos y reproductivos, y están dispersos en el medio ambiente: en las hormonas que se les dan a algunos animales de granja para consumo humano, en los pesticidas que se usan en las cosechas y en muchos de los plásticos y de las sustancias químicas que usamos todos los días. La ubicuidad de los xenoestrógenos en los países industrializados podría explicar por qué la menarca (aparición de la menstruación) se presenta cada vez a menor edad y por qué van en aumento los casos de cáncer de mama, cervicouterino y de ovario.
2. La obesidad contribuye a la dominancia del estrógeno debido a que las células grasas convierten en estrógeno una hormona llamada androstenediona, la cual se produce en los ovarios y las glándulas suprarrenales.
3. El estrés, que aniquila la progesterona, agrava la dominancia del estrógeno.

Las pastillas anticonceptivas y la terapia de remplazo hormonal son otras formas de xenoestrógenos que causan distensión. Es muy difícil bajar de peso con niveles altos de estrógeno, debido a que éste promueve la retención de líquidos y sales, además del aumento de peso. Muchos médicos creen que las píldoras anticonceptivas provocan cierto grado de resistencia a la insulina, trastorno que interfiere con la capacidad para bajar de peso, sobre todo si comes muchos carbohidratos. Si tienes tendencia a ser resistente a la insulina o eres prediabética, es más probable que subas de peso si tomas pastillas anticonceptivas. Utilizar otro método anticonceptivo o elegir las pastillas con cantidades más pequeñas de estrógeno es sensato si te preocupan la distensión y el aumento de peso. Las pastillas con microdosis contienen sólo 20 microgramos de estrógeno. Subir más de 5% del peso total del cuerpo después de empezar a tomar estas pastillas puede ser indicativo de resistencia a la insulina y debe impulsarte a discutir con tu médico la posibilidad de someterte a una prueba de tolerancia a la glucosa para determinar el diagnóstico. Irónicamente, dejar las pastillas también causa distensión y estreñimiento, en especial si llevas mucho tiempo tomándolas, debido a que se restablece la ovulación.

Si estás en la menopausia y padeces distensión, la terapia de remplazo hormonal puede aparentar ser la solución. Sin embargo, aunque esta terapia alivia ciertos síntomas relacionados con la menopausia, su efecto estrogénico suele empeorar la distensión, además de que conlleva otros tantos riesgos potenciales a la salud, como cáncer, cardiopatías, embolias y apoplejías.

Ciertos trastornos que involucran al útero y a los ovarios pueden asociarse con la distensión y el desequilibrio hormonal. Muchas de las mujeres que atiendo tienen síndrome de ovario poliquístico, el cual se vincula con niveles elevados de andrógenos y afecta a entre 5 y 10% de las mujeres en edad reproductiva. Los síntomas clásicos incluyen exceso de vello facial, patrón masculino de calvicie, acné, obesidad, ciclos menstruales irregulares, disminución de la fertilidad y resistencia a la insulina. La mayoría de las mujeres con ovario poliquístico tienen muchos quistes en los ovarios, lo cual se evidencia con un ultrasonido. Asimismo, algunos estudios plantean la posibilidad de que es la obesidad la que causa el síndrome de ovario poliquístico, y no a la inversa. Lo que sí sabemos es que tratar la resistencia a la insulina y la obesidad con una dieta que restrinja el gluten y los azúcares refinados alivia muchos de los síntomas del ovario poliquístico, incluyendo la distensión. De hecho, he sido testigo de que modificar la dieta y perder peso ayuda a resolver síntomas como altos niveles de andrógeno (hormona masculina), infertilidad y patrones de menstruación irregulares.

Los aparatos digestivo y reproductivo son vecinos cercanos, así que no sorprende que en temporadas de cambios hormonales, como la menstruación y la menopausia, suframos de distensión significativa. No obstante, parte importante de mantener los síntomas bajo control es reconocer que el cuerpo tiene distintas necesidades durante estas fases de la vida. Es difícil evitar la dominancia del estrógeno si vives en este mundo industrializado, pero hay elecciones de vida que te ayudarán a restablecer el equilibrio hormonal, a aliviar la distensión y a mejorar tu salud reproductiva.

SOLUCIONES DE *LA BUENA DIGESTIÓN* PARA LA DOMINANCIA DEL ESTRÓGENO

El síndrome premenstrual, los trastornos menstruales, los quistes en los ovarios, la endometriosis (tejido uterino presente fuera de la cavidad uterina) y los fibromas (tumores no cancerígenos que se originan en el útero a partir del tejido muscular liso) se asocian con la dominación del estrógeno y provocan distensión. Por lo tanto, tratar la dominación del estrógeno es la clave para controlar la distensión si sufres alguno de estos padecimientos. ¿Cómo se trata la dominación del estrógeno?

- Come frutas y verduras orgánicas que no hayan sido tratadas con pesticidas sintéticos ni con otras sustancias químicas.
- Evita comer animales criados en granjas comerciales que hayan consumido hormonas.
- No uses botellas de agua de plástico.
- Usa guantes cuando tengas contacto con líquidos para la limpieza del hogar y solventes.
- Considera la posibilidad de usar anticonceptivos no hormonales.
- Considera la opción de renunciar a la terapia de remplazo hormonal.

9

¿Te gustó?
El sexo y la distensión

Se nos suele decir que la disminución de la libido es parte normal del envejecimiento, pero en mi consultorio veo muchas mujeres de veinte o treinta años con problemas en la cama. Si sufres distensión y no se te antoja el sexo, no es difícil que haya un vínculo entre ambas circunstancias. A nivel anatómico, los intestinos y los órganos pélvicos son vecinos, y ambos dependen de un ecosistema balanceado para funcionar bien. El desequilibrio bacteriano, el estreñimiento y la distensión no sólo alteran la salud digestiva; también la ginecológica.

Vale la pena hablar de esto a tu médico y someterte a un examen físico. Parte importante de explorar la conexión entre problemas intestinales y falta de libido es descartar enfermedades sistémicas como la diabetes, la enfermedad de Crohn o el hipotiroidismo, las cuales afectan varios aparatos del cuerpo. Asimismo, el estrés puede estar desempeñando un papel crucial en la disfunción tanto digestiva como sexual, por lo que también es útil echarle un buen vistazo a tu salud mental. En este capítulo exploraremos la conexión entre tu vida sexual y tu distensión, y te daré algunos consejos prácticos para mejorar ambas.

Jane lleva dos años de casada. Tiene menos de treinta años, es muy guapa y encarna la salud. Trabaja en ventas y pasa buena parte del día atendiendo clientes. Las juntas diarias requieren vestimenta formal y ajustada, y al ser talla 2 cualquier abultamiento se nota de inmediato. Cuando está distendida no hay forma de ocultarlo. Me contó que hacía poco su esposo y ella habían ido a una boda: "Me desperté con el abdomen plano y sintiéndome de maravilla, pero en la tarde todo se arruinó. ¡Parecía que tenía seis meses de embarazo y no me quedaba el vestido que llevaba para la boda!"

Mucha gente exagera al decir que tiene vientre de embarazada cuando en realidad al levantarse la camisa no muestra más que una pancita. Pero Jane traía fotos de la boda, y en verdad parecía que le faltaban como tres meses para dar a luz.

Como creyó que podía tratarse de intolerancia a la lactosa, evitó los lácteos durante algunas semanas, pero no notó diferencia alguna. Cuando vino a consulta por primera vez, llevaba cuatro meses haciendo una dieta vegana, pero aun así seguía hinchada y desesperanzada. También tenía estreñimiento y apenas lograba evacuar heces muy duras entre dos y tres veces por semana.

Además de no sentirse ni verse como deseaba, apenas después de dos años de casada su vida sexual empezaba a sufrir las consecuencias. El abdomen distendido no desalentaba a su marido, pero el problema era, en palabras de Jane, "¡que me siento llena!" De la cintura para abajo se sentía a reventar, por lo que no toleraba la idea de que entrara ninguna otra cosa. También me confió que la aterraba soltar un gas durante el sexo, lo cual le había ocurrido algunas veces, y sus músculos pélvicos estaban tan contraídos que la penetración se había vuelto incómoda y dolorosa. Con lágrimas en los ojos me contó sobre sus tácticas para eludir el sexo, sobre la frustración creciente de su marido y sobre su miedo a lo que eso supondría a la larga para su matrimonio.

Fue más o menos fácil descifrar cuál era la causa de la distensión de Jane una vez que obtuve un historial detallado. Cuando era adolescente, durante todo un año había tomado antibióticos porque tenía enfermedad de Lyme. Con el paso del tiempo, dichos antibióticos no sólo aniquilaron las "bacterias malas" responsables de su padecimiento, sino también muchas de las "bacterias buenas" de su TD, lo que le causó disbiosis (o desequilibrio bacteriano). El exceso de especies indeseables producía grandes cantidades de metano e hidrógeno, lo que le causaba una terrible distensión abdominal.

Sentirse hinchada y llena de gases dificultaba la excitación, por lo que no lubricaba y la penetración se dificultaba. No obstante, había otra razón por la cual el sexo era tan incómodo y le causaba ardor. La sobrepoblación bacteriana no sólo habitaba en su intestino, sino también en su vagina. Con los años, mientras las bacterias enemigas sobrepoblaban su intestino, ocurría lo mismo con su flora vaginal. El ardor que experimentaba al tener relaciones sexuales era resultado directo de dicho desequilibrio. Su ginecóloga le había mandado hacer exámenes de enfermedades de transmisión sexual, así como varios cultivos bacterianos. El resultado siempre era el mismo: "Crecimiento bacteriano desmedido", por lo que el diagnóstico era vaginosis bacteriana. No tenía flujo vaginal, pero sí el característico olor a pescado, sobre todo después del sexo. Eso la hacía sentir aún más avergonzada, y por ello descartaba por completo el sexo oral. Había tomado tres rondas de antibióticos para tratar la vaginosis bacteriana, pero no notó cambio alguno.

Cuando hay disbiosis o vaginosis bacteriana, los antibióticos mejoran la situación de forma temporal, pero para la mayoría de la gente es una solución falsa, porque en realidad estos medicamentos contribuyen al problema y empeoran las cosas a la larga. No hay antibióticos que eliminen selectivamente las bacterias dañinas. De hecho, los medicamentos que se prescriben para tratar el exceso de bacterias en el intestino también aniquilan grandes cantidades de bacterias buenas esenciales.

Además del conflicto en el microbioma, Jane sufría otra complicación de la distensión que dificultaba aún más su vida sexual. Anatómicamente, el recto está justo detrás de la vagina y los separa un muro de menos de medio centímetro de ancho. El estreñimiento de Jane y el esfuerzo por defecar habían causado un padecimiento llamado rectocele, en el cual el muro del recto se abulta y presiona la vagina, además de llenarse de excremento. Eso dejaba menos espacio para la entrada del pene durante el sexo, lo que le causaba dispareunia o penetración dolorosa.

Jane llevaba una dieta balanceada, pero aun así no consumía la fibra necesaria ni tomaba suficiente agua. Comencé por recomendarle un par de cucharadas copeteadas de *psyllium* en polvo disuelto en un vaso grande de agua, y le pedí que comprara una botella de cristal de un litro para que empezara a medir su consumo de agua. En tan sólo una semana empezó a tener evacuaciones más frecuentes y fluidas, pero el sexo seguía siendo igual de doloroso. Dado que Jane estaba acostumbrada a que el sexo fuera doloroso, su mente y su cuerpo se habían preparado para experimentar dolor cada vez que tenía relaciones sexuales. La anticipación de la incomodidad le dificultaba relajar los músculos pélvicos, lo cual agravaba el dolor.

Un tratamiento de biorretroalimentación en el piso vaginal con sensores especiales en la vagina, aunado a un masaje muscular pélvico interno, la ayudó muchísimo a relajar los músculos pélvicos. La especialista con la que la envié es muy amable y compasiva, y hace sentir en confianza a todos sus pacientes, lo cual es esencial cuando les enseña a masajearse los músculos vaginales y rectales. También le enseñó a Jane a hacer meditación guiada con técnicas de respiración profunda para relajarse antes del sexo.

Aunque el estreñimiento había disminuido y los músculos pélvicos estaban mucho más relajados, el rectocele seguía siendo un problema. Con frecuencia se llenaba de heces y a veces requería que Jane se metiera un dedo a la vagina para presionar la pared entre la vagina y el recto, y así vaciar los contenidos. Un estudio de radiología llamado defecografía (en el cual se llena el recto con material de contraste) mostró que tenía un abultamiento amplio que se llenaba con facilidad, pero que no se vaciaba cuando se expulsaba el resto del material. La radiografía mostraba con claridad que el recto abultado de Jane le estaba presionando la vagina.

La canalicé entonces con un cirujano colorrectal que determinó que Jane se beneficiaría de una reparación quirúrgica del rectocele. Esta cirugía implicaba reforzar el tejido conectivo entre la vagina y el recto para sostener este último y mantenerlo separado de la vagina. Todo salió muy bien, y los exámenes de seguimiento demostraron que la reparación había sido exitosa. Dado que sus hábitos alimenticios y evacuatorios eran mucho mejores, y que sus músculos pélvicos estaban más relajados, tenía la confianza de que el rectocele no sería un problema recurrente.

Finalmente, al combinar el proceso de equilibrar la flora intestinal y vaginal de Jane, de disminuir su estreñimiento, de repararle el rectocele y de ayudarla a relajarse y a relajar los músculos pélvicos, su vida sexual mejoró considerablemente. El sexo ya no era algo incómodo ni temible, y, conforme disminuyó la distensión, se sentía menos avergonzada y ya no quería hacerlo a oscuras ni con el estómago cubierto. Le tomó tiempo solucionar las cosas, pero los resultados valieron la pena.

Si padeces distensión y sientes que está afectando tu vida sexual, te sugiero que busques explicaciones y soluciones. Espero que en las páginas de este libro encuentres las respuestas a lo que te está causando problemas. Y si al mismo tiempo mejoran las cosas en la cama, estaré doblemente complacida.

SOLUCIONES DE *LA BUENA DIGESTIÓN* PARA LA VAGINOSIS BACTERIANA

La forma más efectiva de tratar la disbiosis es con un enfoque de tres pasos: evitar, fomentar y repoblar.

1. *Evita* consumir antibióticos y otros medicamentos que contribuyan al problema, incluyendo antiácidos, supresores del ácido y esteroides.
2. *Fomenta* el crecimiento de bacterias buenas a través del consumo de prebióticos (alimentos altos en fibra que nutren a las bacterias buenas), como col rizada, espinaca, avena, alcachofas, espárragos, ajo y puerros. Los alimentos fermentados como el sauerkraut y la col también aumentan las cifras de bacterias buenas. Es obligatorio abstenerse de comer alimentos azucarados o almidonados, pues fomentan la propagación de las bacterias malas, las cuales proliferan al "comer" azúcar.
3. *Repuebla* tu intestino y tu vagina con grandes cantidades de bacterias vivas contenidas en un fuerte probiótico. Los probióticos se toman por vía oral en forma de pastilla, polvo o líquido.

Quizá pasen varios meses antes de que veas resultados significativos, pero este enfoque te da la posibilidad de curar de verdad la disbiosis y la vaginosis bacteriana, en lugar de usar antibióticos como bandita adhesiva que a la larga serán parte del problema.

Si te preguntas si tu distensión está interfiriendo con tu vida sexual, he aquí algunos factores a tomar en cuenta junto con tu ginecólogo, así como algunas sugerencias para mejorar las cosas en la cama:

- Investiga si no hay problemas mecánicos, como rectocele, cicatrices o fibromas uterinos, que contribuyen a la distensión y hacen doloroso el sexo.
- Pregunta todo lo que quieras saber sobre trastornos del piso pélvico, sobre todo si te cuesta trabajo evacuar las heces y relajar los músculos de la pelvis durante el sexo. Un buen examen pélvico y rectal ayudará a tu médico a descifrarlo, aunque también es posible que se necesite un ultrasonido transvaginal (en el que introducen una sonda en la vagina) u otras pruebas para examinar la presión en el recto (manometría anorrectal) o para mostrar la relación entre recto y vagina durante la evacuación (defecografía).
- Si aprietas demasiado la pelvis y el sexo es doloroso, un buen experto en biorretroalimentación con experiencia en trastornos del piso pélvico podría ayudarte a relajar los músculos de la pelvis, lo cual será de mucha ayuda.
- Recuerda que el desequilibrio bacteriano en el intestino también puede ser señal de desequilibrio en la flora vaginal, lo cual provoca incomodidad durante el sexo y disminuye la libido. En lugar de tomar el camino fácil de los antibióticos, examina una opción a largo plazo y efectiva para restablecer el equilibrio a través de la dieta y el consumo de un probiótico.
- Tener el recto lleno de heces que intentan salir puede hacerte sentir intoxicada y afectar tu libido. Una buena evacuación es la mejor desintoxicación, además de que puede ser un buen afrodisiaco. Si estás estreñida:
- Agrega *psyllium* en polvo para producir heces más consistentes que sean fáciles de expulsar.
- Come más frutas y verduras con fibra.
- Asegúrate de tomar suficiente agua y de ejercitarte para mantener las cosas en marcha.
- Una limpieza regular con jugos verdes y *psyllium* en polvo te hará sentir ligera y relajada, y será maravillosa tanto para tu salud

digestiva como para tu vida sexual. Para más información, consulta el plan de diez días para una buena digestión en el capítulo 23.

- Intenta evacuar y liberar todo el gas antes de tener relaciones sexuales. Quizá requiera un poco de planeación, pero sentirse ligera y limpia por lo regular hace que el sexo sea más disfrutable.

- Piensa a qué hora le viene mejor el sexo a tu cuerpo. Quizá no sea de noche, cuando tienes el colon lleno de la comida de todo el día y hay un litro de gas liberándose encima de ella. Tal vez sea mejor por las mañanas, cuando la gente suele tener menos distensión. Es difícil, aunque no imposible, si tienes niños. Si no les funciona el romance matinal, intenta cenar ligero los días que planees tener sexo y procura no tenerlo justo después de comer, sobre todo en las noches, pues estarás llena y te sentirás incómoda, además de que es más probable que sueltes gases. Un estómago que ruge de hambre arruina menos el romance que un gas apestoso.

- Prueba con distintas posiciones. Si tu pareja te "cucharea" en lugar de ponerse encima de ti, te sentirás más cómoda, sobre todo si tienes el colon lleno.

- Si crees estar deprimida, ansiosa o demasiado estresada, pídele a un especialista en salud mental que te valore, sobre todo si te han diagnosticado síndrome de intestino irritable y te dijeron que el estrés tiene parte de culpa. Los científicos suelen hacer referencia a un "segundo cerebro" en el intestino, pues hay millones de neuronas en el TD que nos permiten "sentir" el mundo interior de nuestro intestino. La interacción intestino-cerebro es esencial para una buena salud digestiva, y sospecho que una relación parecida existe entre los órganos pélvicos y el cerebro. No sentirse bien en el plano psicológico hace mucho más difícil tener una vida sexual saludable.

10

¿Es distensión? ¡No! Es grasa

A mi consultorio llega gente de todas formas y tamaños con problemas de distensión. He visto personas delgadas con abdómenes hinchados y protuberantes, así como gente con sobrepeso que además tiene que lidiar con un problema de distensión. De vez en vez encuentro pacientes delgados con una gran panza que se quejan de inflamación, pero cuya desproporcionada sección media en realidad no es causada por la distensión, sino por la grasa abdominal.

¿Cómo notar la diferencia? En este capítulo conocerás las diferencias entre distensión y grasa abdominal, así como mi prueba a prueba de tontos para distinguir entre ambas. Te explicaré qué es lo que reviso cuando examino el abdomen de mis pacientes y te explicaré los fundamentos genéticos y los peligros que conlleva tener forma de "manzana" en lugar de forma de "pera", así como lo que puedes hacer al respecto.

La insulina es una hormona con la que debes familiarizarte si quieres librar la batalla contra la protuberancia abdominal, sobre todo si te preocupa desarrollar diabetes, cardiopatías o cáncer. Te revelaré mis estrategias realistas para mantener bajos los niveles de insulina y te explicaré por qué contar calorías es para las aves, sobre todo si se trata de grasa abdominal.

¿Cuál es la diferencia?

Empecemos por la pregunta que seguro te estás haciendo: ¿cómo distingues la distensión de la grasa abdominal? La distensión suele ser causada por gases (y a veces por fluidos), por lo que suele ir y venir; algunas mañanas estás plano como tabla, pero en las noches pareces tener un embarazo de seis meses. O las cosas andan bien un rato, pero luego hay varios días en los que es imposible abotonarte el pantalón. En ocasiones hay masas sólidas en el útero, los ovarios o el colon que semejan distensión y causan un abultamiento constante, si no es que creciente, del abdomen, aunque es la excepción y no la regla. Para la mayoría de la gente, la distensión abdominal presenta muchas variaciones.

Si no estás seguro de si tu panza se debe a la distensión o si es grasa abdominal, esto puede permitirte descifrarlo: con una cinta métrica mídete la cintura en la mañana y en la noche durante varios días seguidos. Si es distensión, notarás que las cifras varían un tanto. Si es grasa disfrazada de hinchazón, la medida no variará en más de un par de centímetros.

Ya que sacaste la cinta métrica, quiero que la uses para obtener otro número superimportante: la proporción entre cintura y estatura, también conocida como índice de obesidad central. Sé que suena muy burocrático y aterrador, pero es indispensable que sepas este número, y te diré por qué: si la circunferencia de tu cintura es mayor que la mitad de tu estatura, aunque no tengas sobrepeso tienes más grasa abdominal de lo que creías, lo cual puede traer consigo muchos problemas.

Qué hago cuando llega un paciente que se queja de hinchazón

En mi consultorio tengo mesas de masaje en lugar de mesas típicas de examinación, pues prefiero que la gente piense en relajación en lugar de en "examen rectal" cuando entra por la puerta, aunque la realidad sea que obtenga ambos. He aquí cómo realizo el examen y qué observo, escucho, siento y busco.

OBSERVAR (INSPECCIÓN)

Durante la inspección reviso la apariencia general del abdomen, además de fijarme en cosas más específicas, como bultos o protuberancias que pudieran sugerir que hay una masa subyacente, venas superficiales prominentes o piel amarilla que pudiera ser indicativa de enfermedad hepática, o áreas más pigmentadas provocadas por una diabetes no diagnosticada.

A veces al abdomen está plano del ombligo para arriba, pero la parte inferior se ve distendida, lo cual es señal de un colon lleno. Los pacientes con estreñimiento tienden a almacenar el excremento en el sigmoides, que está en la parte inferior izquierda del abdomen. En ocasiones el bulto se ve incluso antes de que lo confirme con el tacto.

En la inspección también empiezo a darme una idea de a qué me estoy enfrentando, si es aire, fluido o grasa. Si te recuestas, el aire flotará hacia la parte superior del abdomen, mientras que el fluido se va hacia los costados, donde se hace evidente a la vista. La grasa tiende a rodear la cintura como un tubo, sin moverse mucho independientemente de la posición, y, a diferencia del aire, se nota en la espalda cuando los pacientes se levantan.

ESCUCHAR (AUSCULTACIÓN)

La auscultación consiste en escuchar los sonidos del intestino, los cuales no suelen verse afectados por la distensión a menos que la persona padezca gastroparesis (o vaciamiento lento del estómago, el cual abordamos en el capítulo 3), en cuyo caso el vaivén de los contenidos se escucha cuando coloco el estetoscopio sobre el estómago y mezo al paciente de un lado a otro. Los bloqueos intestinales parciales o completos pueden causar distensión y sonidos intestinales agudos o nulos.

SENTIR (PALPACIÓN)

La palpación consiste en tocar y sentir el abdomen, y es en esta fase cuando más evidencias encuentro de distensión o grasa abdominal (o de ambas). Para palpar el abdomen, muevo las manos en dirección de las manecillas del reloj mientras aplico algo de presión para sentir si los órganos no han crecido más de lo normal, si no hay masas que indiquen un cáncer subyacente o si hay burbujas de fluido o de gas. También evalúo la hipersensibilidad del paciente, la cual puede indicar que hay inflamación. Si presiono con más fuerza en la parte izquierda inferior cuando hay estreñimiento, por lo regular me encuentro con un colon lleno de heces que se siente como una salchicha entre mis dedos.

SONORIZAR (PERCUSIÓN)

En la última parte del examen, la percusión, confirmo la diferencia entre distensión y grasa abdominal. Al poner la mano izquierda sobre el abdomen y darle golpecitos con los dedos de la mano derecha, se produce un sonido. Si es sordo, indica que el tejido es sólido o que hay fluido. Si los intestinos están llenos de aire, sonará hueco, como tambor.

Manzana o pera, ¿en serio importa?

Lisa, una de mis pacientes, tiene la típica forma de manzana. Es de baja estatura, con brazos y piernas delgadas, y una sección media amplia y redonda. Si alinearas a todas las mujeres de su familia y les cubrieras la cara, sería imposible distinguir a una de otra, pues todas tienen exactamente el mismo tipo de cuerpo "de manzana".

Quienes tenemos caderas anchas, traseros prominentes y piernas gruesas entramos dentro de la clasificación de "peras". Pero ¿tener una forma u otra es cuestión de suerte, o habrá un componente genético, como sugiere el árbol genealógico de Lisa?

El consorcio de Investigación Genética de Rasgos Antropométricos es un grupo de colaboradores internacionales que reúne a más de cuatrocientos científicos que investigan los distintos genes asociados con la distribución de la grasa corporal y la obesidad. Hace unos cuantos años, el grupo identificó trece nuevas áreas con variaciones en el ADN que se relacionaban con el tipo de cuerpo: de pera o de manzana. Aunque los genes identificados sólo explicaban variaciones en la distribución de la grasa en cerca de 1% de la población, la investigación sugiere que para algunas personas, sobre todo para las mujeres, ciertos mecanismos biológicos específicos desempeñan un papel crucial para determinar dónde se almacena la grasa en el cuerpo.

Independientemente de los genes, los factores de riesgo para tener cuerpo de manzana incluyen las toxinas en el ambiente, un mayor consumo de fructosa, la presencia de estrógenos en alimentos (como los que se hacen a base de soya), las sustancias químicas que afectan el sistema endocrino y algunos medicamentos de prescripción médica, como los esteroides.

Tener llantitas en comparación con tener chaparreras no sólo determina qué tipo de ropa se te ve bien, sino que también predice las probabilidades de que desarrolles ciertas enfermedades. Un trastorno conocido como síndrome metabólico, que aqueja a 25% de la población estadounidense, es una combinación letal de factores de riesgo que aumentan de forma sustancial las probabilidades de desarrollar cardiopatías, embolias, diabetes y algunos tipos de cáncer. Entre tales factores se encuentran la hipertensión, los niveles altos de azúcar en ayunas, una cintura ancha, bajos niveles de HDL (colesterol "bueno") y triglicéridos altos. Los triglicéridos son los principales componentes de las grasas animales y de los aceites vegetales, y sus niveles altos se asocian con cardiopatías y apoplejías.

Si tienes forma de manzana, es más probable que desarrolles síndrome metabólico, aunque el problema no es la grasita extra en el estómago, sino la grasa visceral que está en las profundidades. Si te asomaras al interior de un abdomen de cuerpo de manzana, verías capas de grasa visceral color mantequilla que recubren los órganos abdominales.

La grasa visceral no es una masa amarilla inofensiva, sino un tejido complejo con funciones similares a las de otros órganos endocrinos como la tiroides. Además de afectar la función hepática, pancreática y de otros órganos internos, la grasa visceral en sí misma tiene actividad hormonal, pues produce estrógenos, proteínas y otras sustancias que afectan los niveles de insulina, el azúcar en la sangre, el colesterol y hasta el aparato reproductor. La grasa abdominal incrementa el riesgo de presentar niveles altos de lípidos en sangre, diabetes, cáncer de mama, cáncer de colon, problemas de la vesícula, hipertensión y muchas otras afecciones que probablemente se relacionan con las sustancias hormonalmente activas que esta grasa secreta.

Lisa, mi paciente con forma de manzana, desarrolló diabetes gestacional durante el embarazo, la cual nunca se solucionó. El riesgo de desarrollar diabetes tipo 2 es siete veces mayor en mujeres con diabetes gestacional que entre quienes no la tienen, lo cual no es ninguna sorpresa. Lo sorprendente era que Lisa era una ávida corredora, una excelente cocinera, y llevaba una dieta saludable. Probablemente sus buenos hábitos mantuvieron la diabetes a raya hasta que el aumento de veinte kilos durante el embarazo y los cambios hormonales hicieron de las suyas. Trece años después del nacimiento de su hija, controlaba sus niveles de azúcar con medicamentos administrados por vía oral, y no tenía ninguna complicación típica de la diabetes (como problemas renales u oculares).

Su mayor frustración era que, sin importar lo que hiciera, no lograba deshacerse de la panza. Como estaba harta de esa llantita que jamás se aplanaba, estaba convencida de hacerse una liposucción, procedimiento que jamás recomiendo, en particular en el caso de personas con diabetes, pues para ellas conlleva muchos más riesgos.

No amamos la liposucción

Durante la liposucción se realizan pequeñas incisiones en la piel y se inserta un tubo vacío para aflojar la grasa y succionarla. He aquí por qué succionar o rebanar partes del cuerpo que no te gustan no es muy buena idea. En el cuerpo hay un número constante de células grasas. Es poco común perder algunas, y en cambio hay momentos en la vida en los que su número aumenta, como antes de nacer o durante la pubertad. Cuando subimos de peso, las células no se multiplican, sino que se hinchan y aumentan de tamaño. Cuando bajas de peso, el tamaño de estas células se reduce, pero su cantidad tiende a ser constante. Las investigaciones realizadas en el Hospital Mount Sinai de Nueva York descubrieron que las células grasas pueden morir, pero suelen ser remplazadas: la grasa sobrante parece ordenarle al cuerpo que produzca más células grasas para mantener la cifra constante.

Cuando se elimina la grasa por medio de una liposucción, suele ocurrir lo mismo. Lo fascinante es que la grasa no necesariamente vuelve a los lugares de los que fue eliminada, sino que ¡aparece en lugares distintos! Un estudio realizado por el doctor Robert Eckel, de la Universidad de Colorado, examinó a mujeres que se habían hecho liposucción en el abdomen bajo, las caderas o los muslos, y les dio seguimiento durante un año. Los resultados mostraban acumulación y reacomodo de la grasa en el abdomen superior y los tríceps, mas no en las áreas de donde había sido eliminada.

El estudio del doctor Eckel mostró otro resultado sorprendente. En el grupo que se sometió a liposucción se succionaban hasta cinco litros de grasa, que es la cantidad máxima recomendada. Seis semanas después del procedimiento, la grasa corporal de los individuos con liposucción había disminuido 2.1%, mientras que en el grupo de control sólo había disminuido 0.28%. Sin embargo, un año después no había diferencias en cuanto a la cantidad de grasa corporal de ambos grupos.

Por último, la grasa que volvió en las distintas áreas no sólo era la grasa subcutánea, sino también la grasa visceral profunda que se asocia con enfermedades cardiacas.

Comer para deshacerse de la grasa abdominal

Una vez que le expliqué a Lisa que la grasa volvía después de la liposucción, ya no estaba tan entusiasmada con someterse a ese procedimiento, y aceptó realizar un cambio radical en su dieta, no sólo en lo que comía sino en cuándo lo comía.

CUÁNDO COMER

Como se ponía a dieta a menudo, Lisa pasaba por alto las comidas con frecuencia, sobre todo al principio del día, porque estaba muy ocupada alistando a su hija para ir a la escuela, o porque en el trabajo se le acumulaban los pendientes. Su patrón habitual era saltarse el desayuno y la comida, y luego comer queso y galletas de tentempié mientras preparaba la cena.

Mi primer consejo fue que comiera en intervalos más consistentes. En términos generales no soy defensora del principio de las tres comidas al día. Cuánto comemos depende de las necesidades energéticas de cada quien. Hay quienes gastan mucha energía, mientras que hay quienes necesitan menos.

Asimismo, si cenas mucho casi a diario y te vas directo a la cama, lo más probable es que al despertar no quieras desayunar. Sin embargo, si te saltas el desayuno, hay una regla de oro: debes tener comida nutritiva a mano cuando te dé hambre. Si no respetas esta regla, tu cuerpo te enviará en busca de energía rápida, la cual suele provenir del azúcar, no de la comida llena de nutrientes.

Tener comida nutritiva a mano suele implicar prepararla con antelación para llevarla contigo. Lo lógico es comer cuando más necesitas las calorías. Por lo tanto, si no trabajas en el turno nocturno sino durante el día, come durante el día y no a las ocho de la noche, cuando estás mucho menos activo. Es como intentar conducir todo el día con el tanque vacío y llenarlo en las noches, justo antes de meterlo al garaje. No es precisamente una forma muy eficiente de conducir.

QUÉ COMER

Lo siguiente que debíamos abordar era qué tipo de cosas comía Lisa. Su hija adolescente adoraba la pasta, por lo que era común que la cenaran, acompañada de *baguette,* ensalada o verduras al vapor. Otras noches cenaban pescado con arroz y verduras, o pollo rostizado con puré de papa.

Las galletas estaban a la orden del día, tanto antes como después de la cena. Sin duda no era comida chatarra, pero no era el tipo de régimen que le permitiría a Lisa deshacerse de esa horrible grasa abdominal. Lo que necesitaba era ayuda para decodificar el misterio de qué debía comer.

Para dificultar las cosas, Lisa estaba pasando por la perimenopausia, esa etapa en la que los cambios en los niveles de estrógeno causan alteraciones en la acumulación de grasa, de modo que tanto peras como manzanas van perdiendo la grasa de las nalgas y ganando centímetros en la sección media. Es imposible reducir la grasa en áreas específicas como la panza, pero si la mayoría está depositada en el abdomen, de ahí saldrá la mayoría cuando empieces a perder peso. Lisa lo había experimentado de primera mano en una ocasión en la que había bajado diez kilos por no comer. En esta ocasión intentaríamos disminuir su abdomen sin que pasara hambre, pero para ello había un factor muy importante que no podíamos pasar por alto.

Como mucha gente con grasa abdominal, Lisa era muy resistente a la insulina, así que cualquier régimen que intentáramos implementar tendría que tomar eso en cuenta.

Resistencia a la insulina: curso para principiantes

La resistencia a la insulina es un trastorno en el cual ciertas células del cuerpo no responden a los efectos de la insulina. Esta hormona es la llave que abre las puertas de las células y permite que la glucosa entre en ellas, para que la usen como fuente de energía. Cuando hay resistencia a la insulina, la llave no entra bien, por lo que la puerta no se abre de forma apropiada y parte de la glucosa no logra entrar en las células, de suerte que el nivel de glucosa en la sangre aumenta. El páncreas, el órgano encargado de producir la insulina, produce cada vez más en un intento por controlar los niveles de glucosa en aumento, pero a la larga no logra mantenerse al corriente. Entonces, cuando este mecanismo compensatorio del páncreas fracasa en su cometido, se genera la diabetes tipo 2. (En el caso de la diabetes tipo 1, las células pancreáticas que producen insulina se destruyen y ya no se produce esta hormona, lo cual provoca que se eleven demasiado los niveles de glucosa en la sangre, cosa que sólo pueden tratarse con inyecciones de insulina.)

Hay muchas buenas razones para evitar consumir edulcorantes artificiales. Son una causa común de distensión, puesto que el intestino delgado no los absorbe y las bacterias del colon los fermentan, lo cual produce muchos gases. Algunos de ellos incluso han sido vinculados con cáncer, enfermedades autoinmunes, síntomas neurológicos y otros problemas. Asimismo, son capaces de incrementar los niveles de insulina. Eso se debe a que la insulina se secreta en respuesta al consumo de algo dulce, no a las calorías, y los edulcorantes son bastante dulces. De hecho, algunos estudios demuestran que los refrescos de dieta son un mayor factor de riesgo para obesidad que los refrescos regulares, a pesar de que se anuncie que no tienen calorías. Los investigadores han hallado una correlación consistente entre beber refresco de dieta y tener sobrepeso. Eso quizá se deba a que la gente con sobrepeso tiende a beber más refrescos de dieta con la intención de bajar de peso, pero también incrementa las posibilidades de que estas sustancias contribuyan a los niveles elevados de insulina y a las ansias de comer azúcar.

El Estudio Cardiaco de San Antonio analizó los hábitos alimenticios de más de cinco mil personas y descubrió que quienes tomaban refrescos endulzados con azúcar y refrescos de dieta subieron de peso, pero los que tomaban refrescos de dieta subieron más. Entre más refrescos de dieta tomaban, más subían de peso. El famoso Estudio Cardiaco de Framingham, uno de los estudios intergeneracionales sobre enfermedad cardiovascular de mayor duración, descubrió un vínculo entre los refrescos azucarados y los refrescos de dieta, y el síndrome metabólico, lo que sugiere que el aumento de los niveles de insulina fue un efecto secundario del consumo de ambos.

Otra preocupación es que los edulcorantes artificiales condicionan a la gente a querer comer más cosas dulces. La dulzura es adictiva, sin importar si proviene del azúcar o de alguna otra sustancia. Aunque suelo defender que tengas cuidado con el azúcar que consumes, cuando se trata de los edulcorantes, siempre recomiendo las calorías por encima de las sustancias químicas.

La resistencia a la insulina y la diabetes tipo 2 suelen controlarse con una buena dieta, más que con medicamentos. La clave está en descifrar qué comer, lo cual, lo creas o no, no tiene nada que ver con contar calorías. Tomemos el ejemplo de los edulcorantes artificiales. Puesto que nunca comía postre, Lisa creía que se estaba portando "bien". Sin embargo, tomaba dos refrescos de dieta al día y un sobre de edulcorante con cada una de las tres tazas de café que tomaba a diario. Uno de los errores más comunes que comete la gente con resistencia a la insulina es usar edulcorantes artificiales. Como médico estoy a favor de la tecnología; pero, sin importar qué tanto avance la ciencia, hay ciertos principios que nunca cambian, y uno de los principales es que no se puede engañar a la naturaleza. Dulzura sin calorías, ¿y sin efectos indeseables? No lo creo, como tampoco lo cree la investigación científica.

La ingesta calórica de Lisa era baja, pero comía mucho arroz, papas y galletas, y sentía que tenía hambre todo el tiempo. Disminuir sus requerimientos de insulina era parte del plan, y para lograrlo necesitábamos bajarle a los alimentos (y bebidas) que aumentaban sus niveles de glucosa. Por lo regular no soy entusiasta de las dietas bajas en carbohidratos, pues la mayoría de la gente recupera el peso en poco tiempo y pierde más líquidos que fluidos en un principio. Aunque sea motivador y emocionante perder cuatro kilos en una semana, también resulta muy decepcionante recuperar kilo y medio después de un plato de pasta. Asimismo, aunque no es indispensable contar las calorías, es imposible desviarse de la lista de alimentos permitidos sin que eso implique subir de peso. Lo más importante es que, aunque las dietas bajas en carbohidratos no necesariamente son altas en proteínas, fomentan un consumo excesivo de proteínas animales altas en grasa y promotoras de enfermedades.

Dicho lo anterior y tomando en cuenta el perfil diabético de Lisa y su habitual consumo de carbohidratos, reducir su ingesta de carbohidratos procesados era fundamental para controlar su peso, pero también era importante encontrar el mejor régimen para ella. Las dietas bajas en carbohidratos suelen tener éxito a corto plazo, pero son problemáticas a la larga. Las que son extremadamente bajas en carbohidratos pueden llevar al cuerpo a un estado de cetosis, en el cual el organismo empieza a quemar la grasa para producir energía ante la falta de glucosa proveniente de los alimentos, lo que a su vez provoca problemas renales y muchos trastornos físicos. Evitar los extremos y desechar la opción de proteínas animales altas en grasa implica elegir un tipo de enfoque bajo en carbohidratos muy particular.

¿Comer como cavernícola?

La dieta paleo, a veces llamada dieta del cavernícola, de la era de las cavernas o del cazador-recolector, recomienda que comamos como nuestros ancestros de la era Paleolítica, antes de la introducción de la agricultura y del consumo de cereales. Dado que ninguno de nosotros estuvo ahí para saber en realidad cómo comían nuestros ancestros paleolíticos, buena parte del dogma paleo es meramente especulativo. El énfasis está puesto en el consumo de pescado, pollo, carne, animales de cacería, frutas, verduras, raíces, nueces y semillas, y excluye los lácteos, los cereales, los azúcares refinados, las legumbres y los aceites procesados. En lo que respecta a los regímenes bajos en carbohidratos, el hecho de que este plan permita cantidades ilimitadas de frutas y verduras es agradable, pues las dietas bajas en carbohidratos suelen excluir las frutas, de modo que quienes limitan su consumo de carbohidratos tienden a compensarlo con carne, la cual los pone en riesgo de desarrollar otros problemas, como cardiopatías y cáncer.

Sigue siendo posible, si no es que deseable, ignorar la parte del consumo de proteína animal en la dieta paleo, pues sospecho que nuestros ancestros paleolíticos comían mucha menos carne que sus aficionados del siglo XXI. También es importante tener en cuenta que mucha gente cuya salud mejora con un régimen bajo en carbohidratos se siente mejor porque eliminó los carbohidratos procesados y los azúcares refinados, pero no porque esté comiendo más carne.

La solución de los carbohidratos lentos

Tras discutir varias opciones, optamos por una versión modificada del régimen de "carbohidratos lentos", el cual le permitía a Lisa comer fuentes saludables de carbohidratos como frijoles, quinoa, arroz integral y camotes, pero excluía toda azúcar refinada, lácteos altos en grasas, gluten y otros cereales procesados. Aún había muchas cosas que podía comer, además de que no extrañó los tentempiés de queso y galletas porque podía comer nueces crudas sin sal con *hummus* o guacamole con verduras. Ahora casi siempre comía pescado o pollo con un desfile de verduras, además de una ensalada y medio camote, o frijoles y verduras sobre arroz integral.

Entender el índice glicémico

En 1981, el doctor David Jenkins, jefe de investigación del Departamento de Ciencias de la Nutrición de la Universidad de Toronto, escribió un artículo sobre qué alimentos eran mejores para personas con diabetes y sobre el efecto de los carbohidratos en los niveles de azúcar en la sangre. Este estudio se convirtió en la base del índice glicémico (IG), la medida de cuánto aumenta el azúcar en la sangre cada gramo de carbohidrato en un alimento en particular. La glucosa, contra la cual se comparan todos los otros alimentos, tiene un valor arbitrariamente asignado de 100. Los carbohidratos que se digieren con facilidad y se descomponen con rapidez en azúcares simples tienen un IG elevado, mientras que los que son más difíciles de descomponer y liberan glucosa con mayor lentitud tienen un menor IG. Las tasas más lentas de digestión, absorción y liberación de glucosa implican también menores niveles de insulina.

Quizá te sorprenderá saber que el pan blanco, las papas y el arroz blanco tienen un IG mayor que el del chocolate. Sin embargo, es importante tener en cuenta que el IG no mide qué tan saludable es la comida. Por ejemplo, las zanahorias y los mangos son mejores para tu salud que un merengue, aunque su IG sea más elevado.

Lisa antes comía muchas cosas bajas en calorías pero con un IG alto, como bolsitas de galletas de 100 calorías. Ahora pensaba menos en términos de calorías y más en cuestión de si lo que estaba llevándose a la boca cumplía con sus necesidades nutricionales y si provocaría picos en sus niveles de insulina. Fue un gran cambio, pero debía hacerlo no sólo para disminuir la grasa abdominal, sino para mejorar su salud en general. Confiar sólo en el conteo de calorías para determinar qué ponemos en nuestros platos perpetúa la idea de que está bien consumir comida baja en calorías sin nutrientes, una práctica que te engordará, te enfermará y te hinchará. Contar las calorías en lugar de poner atención a los méritos nutricionales de lo que comes es una práctica basada en ciencia fraudulenta. Hay que pensar en cómo nos nutre y nos sustenta la comida, y no en cuántas calorías tiene.

Lisa jamás se deshizo de toda la grasa abdominal, pero sí la redujo de forma significativa. Y hay más buenas noticias: logró dejar de tomar medicamentos y controla su diabetes sólo con la alimentación. Finalmente, en lugar de sólo ir a correr, empezó a hacer ejercicios abdominales y entrenamientos de resistencia con pesas ligeras, lo cual le ayudó a fortalecer los músculos abdominales y a reducir la cintura.

SOLUCIONES DE *LA BUENA DIGESTIÓN* PARA LA GRASA ABDOMINAL

Cuando se trata de disminuir la grasa abdominal:

- La calidad de lo que comes es tan importante como la cantidad.
- Eliminar todos los carbohidratos de golpe es demasiado extremo y poco saludable. En vez de eso, dale prioridad a los carbohidratos nutritivos, provenientes de fuentes como frutas, verduras, legumbres, nueces, semillas, camotes, arroz integral y quinoa.
- Deshazte de los edulcorantes artificiales.
- Tonifica y fortalece los músculos abdominales con ejercicios específicos.
- Controla el estrés. Los niveles elevados de cortisol causados por el estrés contribuyen en gran medida a la grasa abdominal.

Todas estas estrategias te ayudarán a mantener los niveles de insulina en orden y el síndrome metabólico a raya, además de permitirte disminuir la grasa abdominal. Es difícil cambiar tu tipo de cuerpo por completo, pero puedes mejorarlo, además de asegurarte de ser la pera o la manzana más sana de todo el árbol.

11

¿Será celiaquía?

En estos tiempos parece que todo mundo hace dietas libres de gluten, y lo más probable es que conozcas a alguien a quien le hayan diagnosticado celiaquía (enfermedad celíaca), intolerancia al gluten o alergia al trigo. La distinción entre estos tres padecimientos es un poco complicada, incluso para quienes pertenecemos a la comunidad médica y tratamos a diario trastornos relacionados con el gluten. Si estás hinchado o te preguntas si existe una conexión entre lo que comes y cómo te sientes, este capítulo te ayudará a descifrar si el gluten es el eslabón perdido.

El diagnóstico correcto

Jenny no tenía muchos síntomas intestinales, pero sí algo de distensión después de cada comida y un poco de estreñimiento. Vino a verme porque tenía mucha fatiga, niebla cerebral, adelgazamiento del cabello e historial de infertilidad, y quería consejos sobre qué suplementos podrían ayudarle a controlar sus problemas. Tan pronto la escuché enlistar todos esos síntomas sin relación aparente entre sí, sospeché que en el fondo había una enfermedad autoinmune. Las enfermedades autoinmunes viajan en manada, pues es probable que aquello que está estimulando el sistema inmune esté afectando múltiples órganos. Tengo muchos pacientes con combinaciones autoinmunes, como diabetes y psoriasis, o enfermedad de Crohn y esclerosis múltiple, o hipotiroidismo y artritis reumatoide.

Los análisis de sangre de Jenny mostraron un funcionamiento tiroideo un poco anormal, el cual es consistente con hipotiroidismo y podía explicar algunos de sus síntomas. Por lo tanto, la envié a ver a mi experto en tiroides favorito. Él le mandó hacer otros análisis que confirmaron el diagnóstico de hipotiroidismo y le recetó una dosis baja de hormona tiroidea de remplazo.

Jenny se animó un poco con este régimen, y sus evacuaciones se volvieron algo más regulares, pero aun así no se sentía del todo bien. Le dimos tres meses más de gracia al tratamiento y volvimos a revisar sus niveles de hormona tiroidea. Todo estaba dentro del rango normal, y Jenny toleraba el medicamento sin efecto secundario alguno. Sólo había un problema: seguía sin sentirse bien. Le creía cuando decía que se sentía exhausta. Se veía cansada de sólo caminar de la sala de espera a la sala de exámenes, y decía sentirse "fuera de juego" en el trabajo.

Los niveles un poco bajos de hierro fueron los que me dieron la pista de qué podía estar ocurriendo. Otras pruebas revelaron una ligera anemia, niveles bajos de vitamina D y de magnesio. Puesto que eran tantos los nutrientes afectados, el sospechoso número uno era la mala absorción. Ordené que se le hiciera la prueba de celiaquía que suelo pedirles a mis pacientes, la cual examina tres tipos distintos de anticuerpos (transglutaminasa antitejido, endomisial y antigladina), así como dos subtipos genéticos que se asocian con la enfermedad (HLA-DQ2 y HLA-DQ8).

Los resultados de Jenny fueron altamente positivos, con una estimación de riesgo de celiaquía 31 veces mayor que el de la población general. Dado que la prevalencia de celiaquía en Estados Unidos está apenas por debajo de 1%, sus resultados hablaban por sí solos.

Sin embargo, todavía no podía estar del todo segura de que tuviera celiaquía, pues los análisis de sangre predicen el riesgo. Sin embargo, si no veía los cambios característicos en los intestinos, no podía estar segura.

DEFINICIÓN DE CELIAQUÍA

La celiaquía es un trastorno digestivo autoinmune que causa daños al recubrimiento del intestino delgado como resultado del consumo de gluten, una proteína que se encuentra en el trigo, la cebada y el centeno. Los síntomas varían mucho de persona a persona, y muchos individuos son asintomáticos (es decir, no tienen síntomas).

Aunque lo más probable es que hasta hace poco no supieras de su existencia, las bases de la celiaquía se sentaron hace más de diez mil años, cuando los humanos, que en ese entonces eran cazadores-recolectores nómadas, comenzaron a domesticar las plantaciones e introdujeron el gluten en la dieta por primera vez. En el siglo I, el médico griego Areteo de Capadocia describió un síndrome que causaba mala absorción y diarrea crónica, al cual le dio el nombre de celiaco, que en griego significa "abdominal". En los años ochenta del siglo XIX, los médicos ingleses atribuían a la dieta la indigestión crónica de algunas personas, pero aún no sabían qué era exactamente lo que causaba los síntomas. Después de la segunda guerra mundial, la cifra de muertes infantiles por celiaquía disminuyó de 35 a 0% justo cuando hubo una fuerte escasez de pan, lo cual permitió identificar que el gluten era lo que detonaba la enfermedad.

DIAGNOSTICAR LA CELIAQUÍA

Sin duda la celiaquía habría explicado todos los síntomas de Jenny, pero necesitaba confirmar que se trataba de eso. Había un par de formas para examinar el recubrimiento del intestino delgado a fin de buscar cambios provocados por este padecimiento. La videocápsula endoscópica —la cual, como expliqué antes, es una pequeña cápsula con una cámara que toma muchas fotografías del TD conforme viaja de la boca al ano— puede demostrar las anormalidades. De igual modo puede hacerlo una endoscopía superior, la cual permite tomar biopsias del recubrimiento intestinal que se pueden examinar bajo el microscopio para confirmar dos situaciones características de la celiaquía: aplanamiento de los vellos del intestino delgado, que parecen dedos y que están diseñados para atraer los nutrientes de los materiales digeridos conforme pasan por el TD para enviarlos al resto del cuerpo, así como un aumento de los glóbulos blancos, también llamados linfocitos, el cual indica la activación de la respuesta inmune del cuerpo.

Las biopsias de Jenny confirmaban ambas circunstancias. Luego se agregó otra pieza al rompecabezas que encajaba con el diagnóstico. En algún momento Jenny mencionó que se había fracturado por estrés mientras esquiaba el invierno pasado, y al hacerle un estudio de densidad ósea resultó tener osteoporosis. En ese entonces el diagnóstico fue sorpresivo, pues apenas tenía treinta y dos años y no tenía por qué pertenecer al grupo de riesgo. Ahora todo tenía sentido: la osteoporosis se relaciona con la celiaquía debido a la mala absorción de calcio.

Cuando diagnostico a alguien con celiaquía, suelo considerar que es una buena noticia. Por lo regular los pacientes como Jenny llevan años sufriendo sin saber por qué se sienten tan mal y su salud se deteriora de esa forma. Cuando finalmente se llega a un diagnóstico, parece la luz al final del túnel, además de que valida que todos los síntomas son reales, lo cual es algo que muchos doctores dudaron en el camino. Lo mejor de todo es que la celiaquía se trata meramente eliminando el gluten de la dieta. De vez en cuando hay quienes tienen síntomas que no mejoran a pesar de eliminar el gluten, en cuyo caso es necesario prescribir medicamentos, pero eso ocurre muy rara vez.

Jenny se sintió aliviada, pero también estaba confundida. Se sentía mal todo el tiempo, no sólo si comía trigo, cebada o centeno. Le expliqué que, con el paso del tiempo, como resultado de una exposición frecuente al gluten, las vellosidades intestinales se aplanan y son incapaces de seguir absorbiendo bien los nutrientes, sobre todo los que se absorben en la parte superior del intestino delgado, como el hierro, el magnesio, el calcio y las vitaminas A, D, E y K. Cuando las sustancias no se absorben adecuadamente, puede presentarse fermentación adicional por parte de las bacterias del intestino, lo cual provoca distensión y diarrea, aunque también a veces causa estreñimiento, como en el caso de Jenny.

Jenny tenía todo tipo de preguntas sobre medicamentos, dieta, embarazo y si la celiaquía aumentaba sus probabilidades de desarrollar algún tipo de cáncer. Le aseguré que aunque hay una baja incidencia de linfoma del intestino delgado en pacientes con celiaquía mal atendida, la gente en remisión que lleva una dieta libre de gluten no tiene un riesgo mayor que el del resto de la población. Había más buenas noticias: casi nunca es necesario tomar medicamentos, y había muchas probabilidades de que su infertilidad se debiera también a la celiaquía, lo que significaba que respondería a la dieta. El trastorno de la tiroides que había sido diagnosticado como tiroiditis de Hashimoto también podría estar relacionado, pues las enfermedades tiroideas autoinmunes como la de Grave o la de Hashimoto son muy comunes entre personas con celiaquía. El daño causado al recubrimiento intestinal cuando se padece celiaquía aumenta la permeabilidad del intestino, lo que permite que partículas tóxicas se abran paso hacia el torrente sanguíneo y desencadenen una respuesta inmune en distintos órganos, incluyendo la tiroides. Las personas que sufren tanto celiaquía como algún padecimiento de la tiroides pueden aliviar ambos trastornos con la mera eliminación del gluten. Jenny no sufría de múltiples afecciones, sino que todos sus problemas se relacionaban con el efecto del gluten en distintas partes de su cuerpo; lo más probable era que todo mejorara al eliminarlo de su alimentación.

TRASTORNOS RELACIONADOS CON LA CELIAQUÍA

- Anemia
- Artritis
- Ataxia
- Cáncer (linfoma no Hodgkin)
- Colitis linfocítica o gastritis
- Dermatitis
- Diabetes
- Enfermedad hepática
- Infertilidad
- Intolerancia a la lactosa
- Migrañas
- Neuropatía periférica
- Obesidad
- Osteoporosis
- Síndrome de intestino irritable
- Trastornos pancreáticos
- Trastornos tiroideos

SEÑALES Y SÍNTOMAS ASOCIADOS CON LA CELIAQUÍA

- Adormecimiento de las extremidades (neuropatía)
- Aftas
- Anormalidades menstruales
- Artritis
- Aumento de peso
- Crecimiento atrofiado
- Debilidad muscular
- Deficiencia de hierro
- Deficiencias vitamínicas
- Depresión
- Diarrea
- Distensión
- Dolor abdominal
- Dolor articular
- Estreñimiento
- Falta de apetito
- Fatiga
- Gases
- Heces grasosas
- Infertilidad
- Moretones
- Náusea
- Niebla cerebral
- Osteoporosis
- Pérdida de cabello
- Pérdida de peso
- Retención de líquidos
- Salpullido (dermatitis herpetiformis)
- Sangrado gástrico
- Vértigo
- Vómito

Una dieta libre de gluten

Jenny y yo pasamos la mayor parte de las consultas de seguimiento hablando de su dieta. Es muy claro lo de evitar el trigo, el centeno y la cebada, pero al comer fuera con frecuencia o comprar alimentos empacados o preparados, resulta más duro ajustarse. El trigo se usa como relleno en muchos alimentos, y la cebada suele emplearse como endulzante, así que hay que leer las etiquetas con detenimiento. Le sugerí que prefiriera alimentos sin lista de ingredientes, como frutas, verduras, nueces, semillas, huevos, papas, frijoles, camotes, carne, pollo, pescado y mariscos. Era una excelente oportunidad para comer "más cerca de la tierra" y evitar comidas procesadas y empacadas, así como para descubrir nuevos cereales.

Además del arroz integral, que comía con frecuencia, estaban la quinoa, la polenta, el amaranto, el mijo y el trigo sarraceno. La avena puede ser problemática, pues suele procesarse en maquinaria que también procesa trigo, centeno y cebada, de modo que llega a estar contaminada con gluten. Sin embargo, en mi experiencia, la mayor parte de la gente con celiaquía no tiene problema en tolerar la avena con certificación de ser libre de gluten.

La trampa que le pedí que se asegurara de evitar era consumir muchos alimentos sin gluten pero sin contenido nutricional, como galletas, pasteles, cereales para el desayuno, *hot cakes*, pan y pizza. La celiaquía se desarrolló a causa de la introducción en nuestra dieta de cereales refinados que nuestros intestinos son incapaces de digerir. La basura libre de gluten sigue siendo basura, así que cambiar un cereal refinado por otro no puede traer más que mayores problemas en el futuro. La gente con celiaquía que consume muchas versiones sin gluten de alimentos que por lo regular tendrían gluten, como la pasta, las galletas, el pan y los pasteles, por lo regular no responde tan bien a la dieta libre de gluten. Le recomendé a Jenny que pensara que esta enfermedad la estaba obligando a comportarse de una forma que le confería una auténtica ventaja de supervivencia: tendría que pensar en lo que comía, planear sus comidas con detenimiento, evitar alimentos prefabricados y cocinar más.

Su historia tiene un final feliz. Se sumergió de inmediato en la dieta ante la posibilidad de sentirse mejor. Sin embargo, un mes después de empezarla, fue a verme un tanto desilusionada. No había notado diferencia alguna y le preocupaba que el diagnóstico estuviera errado. Tenía muchas esperanzas puestas en que la dieta libre de gluten fuera la respuesta. Le aseguré que su intestino delgado tardaría varios meses en normalizarse y lo mismo tardarían los síntomas en desaparecer. Ocho meses después, cuando volví a verla, había podido dejar el medicamento para la tiroides, se sentía mucho menos fatigada, evacuaba con regularidad, tenía la cabeza llena de aire y sus anticuerpos contra gluten salieron negativos. Ya no tenía distensión, aunque sí una protuberancia en el abdomen: ¡llevaba cinco meses de embarazo!

¿Celiaquía? ¿Intolerancia al gluten? ¿Alergia al trigo?

La diferencia entre celiaquía, intolerancia al gluten y alergia al trigo puede ser confusa. Lo que sabemos de cada una y de la ciencia tras ellas cambia a gran velocidad, pero, por ahora, esto es lo que se conoce: la celiaquía es un trastorno autoinmune causado por el gluten que se presenta en personas con una predisposición genética. Quienes la padecen muestran una gran variedad de síntomas, como distensión, dolor abdominal, diarrea, aumento o pérdida de peso, estreñimiento, fatiga, anemia, salpullido, dolor articular, síntomas neurológicos, "niebla cerebral" y otros fenómenos autoinmunes, o ningún síntoma.

La intolerancia al gluten (a veces llamada intolerancia al gluten no celiaca o sensibilidad al gluten) puede causar síntomas parecidos a los de la celiaquía, pero no se le considera enfermedad autoinmune, además de que no hay daño al recubrimiento del intestino delgado. Si imaginas un espectro que vaya de normal a celiaquía grave, la intolerancia al gluten estaría en el medio. El diagnóstico se hace con fundamentos clínicos basados en la reacción a una dieta libre de gluten, o reproduciendo síntomas al reintroducirlo, aunque estudios recientes demuestran que algunos pacientes intolerantes al gluten también salen positivos para anticuerpos antigliadina. Además de la distensión y los gases, otras manifestaciones al exterior del TD, como salpullido, niebla cerebral, cambios conductuales, dolor articular y fatiga, son muy comunes cuando hay intolerancia al gluten. Aunque no hay pruebas de sangre específicas ni biopsias para confirmar el diagnóstico, se estima que hay mucha más gente intolerante al gluten que con celiaquía.

La alergia al trigo es bastante común en los niños. Ocurre cuando el sistema inmune reacciona al trigo produciendo anticuerpos de inmunoglobulina E, los cuales pueden medirse con análisis de sangre. También se puede diagnosticar inyectando trigo bajo la piel. Dentro de los siguientes quince minutos aparecen los síntomas de alergia que indican que la prueba fue positiva: salpullido, irritación y enrojecimiento. No todo mundo con alergia al trigo tiene síntomas al comerlo.

La pregunta más común de personas diagnosticadas con un trastorno relacionado con el gluten es si necesitan evitarlo por completo. Depende. Si tienen celiaquía, la respuesta es sí. Aun si eres del todo asintomático, la exposición constante al gluten puede causarte daño progresivo al intestino grueso y aumentar la probabilidad de que desarrolles cáncer y otros trastornos relacionados, además de que a la larga es factible que presentes síntomas.

Si eres intolerante al gluten, los síntomas serán tu guía. Muchos de mis pacientes toleran sin problema ingerir cantidades pequeñas de gluten, o incluso a veces se permiten un gustito, sabiendo que tendrán síntomas. No creemos que consumir pequeñas cantidades de gluten en estas circunstancias cause daño permanente en el recubrimiento del intestino delgado ni en ningún otro órgano, aunque algunos investigadores han planteado preocupaciones sobre posibles daños neurológicos en individuos intolerantes al gluten con exposición permanente a él. En el caso de mucha gente con este trastorno, al eliminar el gluten la mejoría es tan sustancial que no se convencen de reincorporarlo a sus dietas.

Si tienes alergia al trigo y experimentas síntomas cuando lo comes, entonces evítalo. Si no tienes síntomas, puedes comerlo.

Algunas personas descubren que son intolerantes al gluten al someterse a dietas bajas en carbohidratos que excluyen la mayoría de los cereales, incluyendo el trigo, la cebada y el centeno. No sólo pierden peso, sino que la distensión desaparece y se sienten mucho mejor. ¿Deberíamos todos dejar el gluten? El doctor William Davis, autor del éxito de ventas *Wheat Belly,* sugiere que sí.

El trigo que comemos hoy en día es muy distinto del *einkorn* que comían nuestros ancestros, y ésa es una parte fundamental de por qué vemos un aumento tan veloz en la cantidad de gente que es sensible a él.

En 1970, el doctor Norman Borlaug ganó el Premio Nobel de la Paz por sus novedosas técnicas para hibridizar y cruzar especies de trigo con el propósito de aumentar la duración y disminuir los costos de producción, lo cual entonces se celebró por ser un medio para poner fin al hambre mundial. El trigo enano de alta duración ahora representa 99% de todo el trigo que se consume en el mundo (aunque mucha gente sigue muriendo de hambre y muchos estamos sobrealimentados y malnutridos). El doctor Davis sugiere que esta manipulación genética ha dado como resultado un producto que contribuye más a nuestra obesidad actual y a la epidemia de diabetes que cualquier otro alimento. La realidad es que los productos de trigo actuales aumentan el azúcar en la sangre mucho más que el azúcar de mesa, el helado o un caramelo. Eso explica por qué mucha gente con celiaquía sube de peso, en lugar de adelgazar, como se esperaría por la mala absorción, y por qué muchos otros pierden peso cuando adoptan un estilo de vida libre de gluten.

Mi experiencia con el gluten vino en forma de niebla mental y fatiga intensa que me obligaba a estacionarme un rato mientras manejaba. Como reloj suizo, los síntomas aparecían cerca de una hora después de consumir algo rico en gluten. Lo peor era comer un *bagel;* la exposición leve, como en el caso de la salsa de soya con gluten, no era problema.

Al principio creí que los síntomas eran resultado de la fluctuación de azúcar por comer alimentos que liberaban mucha azúcar en el torrente sanguíneo o por el hambre. Sin embargo, mientras que no reaccionaba al chocolate, a grandes cantidades de helado ni a los ayunos de veinticuatro horas, una rebanada de pan tostado me mataba. El aumento de peso también fue parte de mi conjunto de síntomas, pues descubrí que en unos cuantos días subía dos o tres kilos si comía muchos productos de trigo. Como le ocurre a mucha gente, no podía apreciar del todo la reacción de mi cuerpo hasta que eliminé el gluten por completo durante unas cuantas semanas y luego lo reintroduje. Me llevó varios meses de experimentación darme cuenta de que había una correlación clara con su consumo.

Los síntomas neurológicos que incluyen niebla mental, dolores de cabeza y picazón en las extremidades son comunes tanto en el caso de intolerancia al gluten como de celiaquía. Se han descrito también síntomas de ansiedad, depresión y hasta epilepsia, y hay cada vez más evidencias que sugieren que también el trastorno bipolar y la esquizofrenia se exacerban en algunos individuos con el consumo de gluten.

He tenido pacientes con trastornos que no parecen estar relacionados con el gluten, como diverticulosis, y que describen mejorías considerables en la distensión tras iniciar una dieta libre de gluten. En la actualidad, recomiendo a todos mis pacientes con enfermedades intestinales inflamatorias, como enfermedad de Crohn o colitis ulcerativas, que adopten esta dieta por la simple razón de que observarán mejorías significativas en la inflamación y los síntomas al eliminar el gluten de su alimentación. En el caso del síndrome de intestino irritable, es obligatorio hacer pruebas de celiaquía y de dieta sin gluten aunque la prueba salga negativa, pues muchos de quienes lo padecen en realidad tienen celiaquía no diagnosticada o intolerancia al gluten. El reflujo, el estreñimiento crónico y la colitis microscópica mejoran potencialmente con una dieta libre de gluten. Dejando de lado estos dos padecimientos, la distensión por distintas causas disminuye bastante con una dieta de este tipo.

Debo admitir que hasta hace unos años era como muchos médicos que creen que vivir sin gluten es sólo para los celiacos. Sin embargo, he visto que la distensión y la molestia intestinal de muchos pacientes se alivian, y experimentan una sensación de bienestar general. Soy partidaria de darle una oportunidad a la dieta libre de gluten si se tienen síntomas intestinales. No todo mundo se sentirá mejor, pero no se pierde nada evitándolo durante unas semanas, y los beneficios pueden ser considerables. Pon a prueba mi plan de diez días para la buena digestión (véase capítulo 23) para ver si eres uno de los millones de personas cuya vida cambia al eliminar el gluten de su alimentación.

12

¿Hay conexión con la inflamación?

Cuando se trata del TD, puede ser difícil señalar con exactitud qué te está cayendo mal, pero lo que sí es un hecho es que la distensión jamás es "normal"; siempre es indicativa de que algo no anda bien en el intestino.

La inflamación es la respuesta del cuerpo a los estímulos dañinos, además de ser un intento protector de detener el daño y sanar el tejido. A la larga, la inflamación de baja intensidad parece ser la causa central de muchos padecimientos, desde enfermedad de Crohn hasta cardiopatía coronaria. Dado que el medio ambiente y mucha de nuestra comida contienen sustancias dañinas, vivir con inflamación se ha vuelto cotidiano para muchas personas.

Hay un tipo específico de inflamación intestinal que afecta a las mujeres de mediana edad y causa distensión significativa. Aún estamos aprendiendo sobre qué la causa y cómo puede mejorarse, pero, como con otros tipos de inflamación, lo que comes desempeña un papel fundamental. La buena noticia es que, si la tienes, hay mucho que puedes hacer para ayudarte a mejorar.

BIOPSIAS: HERRAMIENTA CLAVE PARA SOLUCIONAR LOS MISTERIOS DEL TD

Si padeces distensión y cambio en tus hábitos defecatorios y te harán una colonoscopía, es importante que tomen biopsias de todas las partes del colon, incluyendo la parte superior, media e inferior. La inflamación no siempre es evidente a simple vista, y puede estar distribuida y ser pasada por alto si no se examinan distintas áreas. He conocido a muchas personas a quienes, después de haberles hecho

¿Por qué me siento fatal?

Mary llegó a mi consultorio con diarrea, náuseas y distensión insoportable. Los estudios fecales y de laboratorio iniciales salieron normales, pero, dada la gravedad de sus síntomas, la colonoscopía era el siguiente paso. Curiosamente, el colon de Mary era de apariencia normal: no había úlceras que señalaran posible inflamación por colitis ulcerativa o enfermedad de Crohn, ni divertículos inflamados que indicaran diverticulitis, ni enrojecimiento que indicara una infección reciente. Le tomé varias biopsias al azar a lo largo del colon, cada una del tamaño de una cabeza de alfiler. Buscaba inflamación microscópica: cambios en la superficie del recubrimiento que no son evidentes a la vista pero que se observan bajo el microscopio y que podían ser la causa de los síntomas de Mary.

Las biopsias de Mary revelaron que sí había inflamación: un trastorno llamado colitis colagenosa, que sólo se ve bajo el microscopio. En su caso, la inflamación había producido una capa gruesa de tejido conectivo llamado colágeno bajo la superficie del recubrimiento del colon, lo que impedía la adecuada absorción de los nutrientes y provocaba distensión y diarrea. No sabemos del todo qué causa este tipo de inflamación microscópica, pero puede estar relacionada con irritación del recubrimiento de larga duración causada por múltiples sustancias. El sistema inmune parece responder a algo que está en el intestino pero que no debería estar ahí, así que el resultado final es inflamación.

Comprender la colitis microscópica

La colitis microscópica es distinta de la colitis ulcerativa y la enfermedad de Crohn, dos padecimientos intestinales que provocan inflamación en el TD y que son evidentes a simple vista. La colitis ulcerativa afecta al colon, mientras que la enfermedad de Crohn afecta cualquier parte del TD, pero se presenta con más frecuencia en el intestino delgado. En el caso del síndrome de intestino irritable, se observan muchas manifestaciones distintas de inflamación en el intestino, úlceras y sangrado en el recubrimiento, además de engrosamiento y estrechamiento de algunas partes del intestino. La colitis ulcerativa y la enfermedad de Crohn suelen provoca síntomas más graves que la colitis microscópica, y hay síntomas asociados fuera del intestino, como fiebre, piedras en los riñones, lesiones de la piel y aftas en la boca, las cuales no se presentan con la colitis microscópica, aunque todas causan fatiga y dolor articular. A diferencia del intestino irritable, la colitis microscópica no provoca cáncer y rara vez requiere intervención quirúrgica. Aunque el intestino irritable y la colitis microscópica son trastornos médicos distintos, ambos son autoinmunes, por lo que el cuerpo reacciona a un estímulo desconocido. Casi la mitad de los pacientes que tienen colitis microscópica y muchos con síndrome de colon irritable tienen un trastorno autoinmune concomitante, como enfermedad tiroidea o celiaquía.

Solíamos creer que la colitis microscópica era poco común, quizá porque casi nunca tomábamos biopsias cuando el colon se veía normal, pero hay estudios recientes que demuestran que puede ser la causa de hasta 13% de casos de diarrea y distensión sin explicación aparente. La mayor parte de la gente con colitis microscópica afirma tener al día hasta cinco o más evacuaciones acuosas sin sangre, las cuales casi siempre van de la mano de la distensión. Los síntomas vienen y van; algunos pacientes no tienen síntomas durante meses y luego tienen ataques que duran meses también. Por fortuna, la mayoría de la gente responde bien al identificar y eliminar los detonadores, aunque algunas personas requieren terapia con medicamentos.

Desconocemos las causas de la colitis colagenosa, pero sí sabemos qué la empeora. Los detonantes alimenticios más comunes son los lácteos, la cafeína y los edulcorantes artificiales. También hay una fuerte asociación con el gluten en ciertas personas. Una gran variedad de medicamentos también se asocian con colitis microscópica, incluyendo antiinflamatorios no esteroideos, aspirinas, ciertos antidepresivos (inhibidores selectivos de la recaptación de serotonina o ISRS), supresores del ácido (inhibidores de la bomba de protones o IBP) y agentes reductores del colesterol (estatinas). En pacientes con colitis microscópica, el factor asociado a los síntomas que se reporta con más frecuencia es el consumo de antiinflamatorios no esteroideos.

La colitis colagenosa es más común entre mujeres de mediana edad, aunque también se presenta en hombres y mujeres de todas las edades. Hay otra forma de colitis microscópica llamada colitis linfocítica, cuyos síntomas son idénticos a los de la colagenosa y tampoco es evidente a la vista, pero en lugar de una capa de colágeno hay abundancia de glóbulos blancos, llamados linfocitos, en el recubrimiento. Tanto en la colitis colagenosa como en la linfocítica, el colon parece normal al inspeccionarlo en una colonoscopía, y sólo se llega a un diagnóstico cuando se toman biopsias y se examinan.

ESTRATEGIAS DE TRATAMIENTO

Cuando no estamos muy seguros de qué causa un trastorno, tiende a haber muchas pruebas y errores en el tratamiento. En el caso de la colitis microscópica, usamos todo menos el fregadero de la cocina: pepto, antidiarreicos, antibióticos, derivados del ácido salicílico relacionados con la aspirina pero con el efecto opuesto, aglutinantes de las sales biliares, esteroides y algunos inmunosupresores muy potentes. El amplio rango de terapias no relacionadas sugiere que seguimos dando tumbos en la oscuridad en términos de qué provoca la inflamación y cómo podemos aliviarla. Algo que sí podemos examinar de cerca es la dieta de la persona y cómo ésta pude estar desencadenando los síntomas.

Mary tomaba antiinflamatorios no esteroideos y antidepresivos, los cuales se asocian con la colitis microscópica. Pero lo más sorprendente eran los factores de riesgo en su alimentación. Aunque su trastorno mejoró mucho en comparación con cómo estaba cuando tenía veinte años, a los cincuenta y cinco Mary seguía sufriendo de un trastorno alimenticio. Llevaba una dieta rígida y restrictiva: mucho yogur, queso *cottage,* café, caramelo sin azúcar y refresco de dieta, y muy pocas frutas y verduras. Todo lo que comía estaba endulzado artificialmente y nada parecía ser muy nutritivo. Consumía diez paquetes de goma de mascar sin azúcar al día, lo que para muchas personas con trastornos alimenticios es una táctica para no ingerir comida de verdad: mantener la quijada ocupada y el estómago vacío.

Creí que a Mary le emocionaría saber que por fin teníamos un diagnóstico sólido y que se trataba de algo que podíamos atender con un cambio de dieta, además de quitar algunos medicamentos. En lugar de eso, rompió en llanto. "¡Me estás quitando toda mi comida!", sollozaba. Llevaba tanto tiempo comiendo de esta manera que la idea de arriesgarse y comer cosas que no estuvieran en su lista de alimentos aprobada la aterraba.

Le recordé que además de los lácteos, la cafeína y los edulcorantes artificiales había muchos otros alimentos buenos para su salud. "Pero yo no como eso —me dijo—. Yo como queso *cottage* y yogur y café y refresco. No puedo comer esas otras cosas."

Para alguien como Mary, quien llevaba toda la vida batallando contra un trastorno alimenticio, debe ser muy intimidante y abrumador hacer tantos cambios alimenticios de golpe. La poca variedad de cosas que comía a diario era su red de seguridad, que yo le estaba quitando sin reparo alguno. Pero su cuerpo le estaba pidiendo a gritos que lo ayudara, y ya no podía ignorarlo más. Su sistema inmune reaccionaba a algo, y su pobre colon inflamado debía soportar las consecuencias. Finalmente sabíamos qué estaba pasando, y ahora debíamos descifrar qué hacer al respecto.

Pedí la ayuda de Elise Museles, una nutrióloga integral cuyo enfoque práctico hacia la comida puede poner en forma cualquier alacena. Elise se enfoca en ayudar a la gente a organizarse en la cocina, a planear sus menús y a cocinar en mayores cantidades, y también aborda la psicología de la alimentación.

Le expliqué las circunstancias de Mary y le dije qué intentábamos eliminar, al menos por un periodo de prueba de cuatro a seis semanas, para valorar su reacción. También parecía que era buen momento para tener una conversación amable con Mary sobre cómo incorporar alimentos más nutritivos a su dieta.

Cambiar los hábitos alimenticios es amenazante para cualquiera, no sólo para alguien que tiene un trastorno alimenticio. La mayoría de las personas comemos unos treinta alimentos en rotación, y nuestros carritos del súper y platos se ven casi igual de semana a semana. Quizá comemos algo de melón en junio y calabaza en septiembre, pero lo básico suele ser constante. Por lo regular creemos que nuestra dieta es más extensa de lo que en realidad es, pero cuando separamos los ingredientes tiende a ser la misma procesión de trigo, maíz y lácteos en distintas presentaciones, los cuales no son precisamente fuentes muy nutritivas. La variedad es un aspecto fundamental de la nutrición, pues distintos alimentos tienen diferentes nutrientes, y mientras más de éstos comamos, más sanos estaremos.

SOLUCIONES DE *LA BUENA DIGESTIÓN*: LOS CUATRO PASOS PARA UNA RENOVACIÓN INSTANTÁNEA DE LA DIETA

¿Quieres una renovación instantánea de tu dieta? En lugar de memorizar tantos macronutrientes (proteínas, grasas, carbohidratos) y micronutrientes complicados de los alimentos, ten en mente estos cuatro consejos sencillos y estarás repleto nutricionalmente sin tener que llevar la cuenta:

1. Come frutas y verduras de temporada.
2. Come una gran variedad de frutas y verduras.
3. Asegúrate de que tu plato parezca un arcoíris de colores.
4. Come alimentos que no tengan una lista de ingredientes.

Mary no ponía en práctica muy bien que digamos estos cuatro pasos, lo cual puede haber sido en parte la razón por la cual desarrolló la inflamación. Si crees que la colitis microscópica no es un trastorno autoinmune grave, sino una mera cuestión de qué le gusta y qué no le gusta al TD, y luego miras algunas de las cosas a las que el sistema inmune reacciona, empezarás a notar el patrón:

- Más de la mitad de la población mundial no digiere los lácteos de forma adecuada.
- La cafeína incrementa la producción de ácido, irrita el recubrimiento del TD y puede provocar diarrea.
- Los edulcorantes artificiales son sustancias *artificiales* (difícilmente podría llamarlas comida) que no se descomponen apropiadamente ni se absorben en los intestinos.
- Los antiinflamatorios no esteroideos y la aspirina dañan la mucosa protectora y las capas de bicarbonato del TD.
- Los inhibidores de la bomba de protones cambian el pH del TD, dificultando la absorción de nutrientes y haciéndolo más hospitalario para las bacterias invasoras.

Tiene sentido que estas sustancias contribuyan a la inflamación, como también lo tiene evitarlas si tu TD está inflamado. Estudios recientes muestran una fuerte correlación entre colitis microscópica y gluten: hasta 15% de las personas que han sido diagnosticadas con colitis microscópica también padecen celiaquía, así que es importante buscarla en un examen de sangre o con biopsias del intestino delgado. Muchos de mis pacientes logran controlar los síntomas de la colitis con una dieta libre de gluten aunque no se les haya diagnosticado celiaquía formalmente, lo cual nos hace sospechar que el trigo moderno también es algo que al intestino no le agrada del todo.

SENTIMIENTO INTESTINAL: FUERTE, PERO SENSIBLE

El intestino es un órgano tan complejo y sensible que no sabemos a ciencia cierta todos los detalles de qué causa la inflamación. Lo que sí sabemos es que la mayoría del tejido linfoide del cuerpo se ubica en el TD, un área que extendida cubriría una cancha de futbol americano por completo. Es una superficie muy amplia a través de la cual las toxinas invasoras, las bacterias y los virus pueden acceder al resto del cuerpo. El intestino tiene un tejido especial (tejido linfoide asociado al intestino) que protege el cuerpo de la invasión al actuar como barrera que detiene a las toxinas potenciales y a otras sustancias dañinas, y evita que entren al torrente sanguíneo. Los glóbulos blancos son los soldados del sistema inmune, pues atacan a los invasores y defienden al cuerpo.

Otros factores que ayudan al sistema inmune del intestino a mantenernos sanos incluyen un pH bajo, que mata las bacterias indeseables; mucosa, que neutraliza los organismos; potentes enzimas desintoxicantes en la saliva y la bilis, y hordas de bacterias buenas. Cuando el aparato funciona bien, nos protege de sustancias sumamente venenosas. Si no, un leve insulto se convierte en un problema grave. ¿Por qué no apoyar a este increíble campo interior protegiéndolo como él nos protege a nosotros? Además, es muy afortunado que los alimentos que consumimos puedan tener un efecto sanador directo.

Dos meses después del diagnóstico, me dio gusto ver a Mary y escuchar cómo le estaba yendo. Había visitado a Elise y a su nueva psicoterapeuta unas cuantas veces, y había reunido el valor suficiente para hacer cambios sustanciales. Había eliminado casi toda la goma de mascar, el refresco de dieta, los lácteos y la cafeína. Su dieta seguía estando muy limitada, pero en las mañanas hacía avena con nueces y moras para desayunar, y almorzaba ensaladas casi a diario. La cena solía ser cereal con leche de almendras o pollo con arroz. En lugar de la evacuación blanda ocasional una vez por semana, sus intestinos habían vuelto a la normalidad y la distensión había desaparecido casi por completo.

Tuve la fortuna de diagnosticar a Mary y de presenciar una mejoría sustancial en sus síntomas. Muchos de mis pacientes en la actualidad tienen síntomas vagos, no específicos y poco definidos que son difíciles de señalar y todavía más difíciles de tratar. No siempre puedo hacer un diagnóstico específico, pero con frecuencia tengo la convicción de que muchos de ellos se están envenenando lentamente. Cuando miro de cerca sus TD y veo la prevalencia de inflamación, mis sospechas se confirman al instante.

Hoy en día lo que comemos suele incluir muchas sustancias químicas, por lo que cada vez es más difícil impedir que entren en el TD. Si tienes un trastorno inflamatorio, es esencial que examines tu dieta y busques detonadores potenciales. Como deja ver la historia de Mary, a veces la comida en la que confiamos nos predispone al dolor y a la enfermedad. Mirar con atención lo que comemos y tomar la determinación de eliminar los malos hábitos alimenticios puede ser desafiante y aterrador, pero quizá sea el paso más importante que tomes para sanar la inflamación y lograr una buena digestión.

13

¿No será síndrome de intestino irritable?

Conocemos muy poco sobre las causas del síndrome de intestino irritable y de cómo tratarlo, pero sabemos que entre 15 y 20% de los estadounidenses lo padecen y que puede tener un efecto muy negativo en su calidad de vida. El tratamiento para intestino irritable representa miles de millones en costos tanto directos —como recetas y medicamentos de venta libre— cuanto indirectos —como ausentismo laboral y disminución de la productividad—. Quizá su costo más significativo es el gasto intangible de una calidad de vida deteriorada. Es el diagnóstico más común entre los gastroenterólogos, pero es sobre el que sabemos menos.

El intestino irritable incluye dolor e incomodidad abdominales, y por lo regular se asocia con estreñimiento, diarrea o ambos, y casi todo mundo se queja de distensión. Ése es el *qué*. En este capítulo exploraremos el *porqué*, así como mis recomendaciones para enfrentar este diagnóstico confuso, poco definido y en ocasiones debilitante.

Descubrimiento mente/cuerpo

En 1975, Herbert Benson, cardiólogo de Harvard, escribió un libro llamado *La respuesta de relajación*. Hizo la sencilla observación de que la presión sanguínea era mayor en el consultorio que cuando los pacientes se la medían en casa, lo que le hizo especular que quizá había una conexión entre el estrés y la hipertensión. Sus colegas se burlaron de él, pero él llevó su teoría al laboratorio.

Les enseñó a monos a controlar su presión sanguínea con un sistema de recompensas que usaba luces de color, y con el tiempo les enseñó a disminuir su presión sanguínea sólo con sus pensamientos cuando ciertas luces se encendían. Luego utilizó meditación trascendental, con lo cual demostró en última instancia que este tipo de meditación por sí solo puede lograr cambios sustanciales en el ritmo cardiaco, el metabolismo y la respiración, y que, en conjunto, la gente que la practica tiene la tensión arterial mucho más baja. Evidentemente los practicantes de medicina oriental conocen estas técnicas y las usan desde hace cientos de años, pero los resultados del doctor Benson fueron todo un descubrimiento para la medicina occidental al introducir el concepto de que cuerpo y mente no son dos sistemas separados que funcionan de forma independiente.

Para la mayoría de nosotros es evidente que el cerebro está conectado con el resto del cuerpo. Cuando decides salir a correr o levantar el teléfono, el cerebro manda el mensaje a los músculos indicados para que realicen la actividad pertinente. Es fácil entenderlo así cuando se trata de cosas prácticas, como mover manos y pies. Pero ¿qué hay de la forma en la que el cuerpo reacciona a las emociones?

He aquí el ejemplo que suelo usar cuando intento explicar que lo que está en tu cabeza también está en tu cuerpo: imagina que caminas por el bosque y de pronto se te aparece un oso.

¿Cómo reaccionas? Las glándulas suprarrenales envían hormonas por todo el cuerpo, incluyendo adrenalina y cortisol, las cuales son mediadoras de la reacción de lucha o huida que nos proporciona dosis inmediatas de energía para enfrentar al depredador o correr por nuestra vida. Estas hormonas causan una cascada de cambios que ocurren casi de inmediato: aumenta el ritmo cardiaco, empiezas a respirar más rápido, sudas, los vellos del cuerpo están de punta, aumenta la presión arterial y las pupilas se dilatan. Como sospechaba el doctor Benson, las emociones como el miedo y el estrés provocan cambios reales y medibles. Es decir que esos sentimientos no están sólo en tu cabeza, sino también en todo tu cuerpo, sobre todo en el intestino.

Atorados en máxima velocidad

El sistema suprarrenal ha evolucionado de forma sorprendente para proteger nuestra supervivencia. En momentos de estrés o de amenaza, atrae recursos de otros sistemas, como el aparato digestivo, de modo que toda la energía y la atención se pongan en el causante del estrés. Luego, una vez que pasa el peligro, entra la respuesta de relajación, la cual permite que todo vuelva al estado armónico habitual. Sin embargo, la vida moderna tiende a mantenernos en estado de alerta constante. El cuerpo experimenta esto como una situación estresante tras otra. Estar en un estado crónico de lucha o huida y de estrés tiene efectos devastadores en el cuerpo, pues nos impide pensar con claridad, disminuye la función tiroidea, la inmunidad y la densidad ósea, y aumenta la presión sanguínea, el azúcar en la sangre y la inflamación. Además acelera el envejecimiento, de modo que no sólo nos sentimos agotados, sino que nos vemos agotados. El estrés afecta incluso la distribución del peso y aumenta la acumulación de la temible grasa abdominal asociada al síndrome metabólico y a una mayor probabilidad de morir a edad temprana.

Estrés e intestino irritable: ¿estarán conectados?

De todas las cosas que conspiran para causarnos problemas intestinales, he observado que el estrés es tanto la más común como la más peligrosa.

Como muchos de mis pacientes, es posible que experimentes mucho estrés en tu vida diaria. También es probable que te hayan diagnosticado síndrome de intestino irritable. Pero ¿será que el primero causa el segundo? La respuesta es: no lo sabemos. Sin duda parece haber gran cantidad de gente cuyos síntomas se deben completamente al estrés, pero por lo regular éste es más bien un factor agravante que intensifica los síntomas. De hecho, el estrés no sólo contribuye al intestino irritable, sino que es prácticamente un aspecto fundamental de cualquier enfermedad crónica, como cáncer, artritis, gota, cardiopatías, diabetes y muchas más.

Lo más probable es que hayas sentido mariposas en el estómago, náuseas y ganas de defecar justo antes de un suceso importante. El estrés hace estragos en el aparato digestivo: aumenta la producción de ácido, que provoca reflujo y náusea; mantiene la sangre ocupada en otras cosas y no en la digestión, por lo que interfiere también con la absorción de los nutrientes; disminuye la secreción de enzimas; frena el vaciamiento estomacal, y acelera las contracciones colónicas, todo lo cual se suma para causar una fuerte distensión.

El estrés también induce respuestas en el intestino que afectan el sistema inmune, incluyendo mayor permeabilidad intestinal asociada con alergias alimenticias, mayor susceptibilidad a la inflamación y a infecciones, y alteraciones en el equilibrio bacteriano.

La hipnosis intestinal para aliviar el estrés ha resultado ser una terapia efectiva según varios estudios, además de aportar más ventajas que cualquier tratamiento farmacológico. Gracias a la hipnoterapia, la calidad de vida mejora y hay un efecto positivo a largo plazo, aun en casos difíciles de tratar.

SIGNOS Y SÍNTOMAS DE ESTRÉS

Si crees que el estrés agrava tus síntomas, intestinales pero no estás seguro, he aquí algunas señales de que estás estresado:

Síntomas físicos
- Músculos tensos, sobre todo en el cuello y los hombros
- Dolores de cabeza
- Temblores musculares
- Pérdida del apetito sexual
- Aumento o pérdida de peso
- Inquietud

Síntomas conductuales
- Falta de concentración
- Rechinar los dientes
- Dificultad para terminar los pendientes

- Cambios en el consumo de alimentos o de alcohol
- Dormir demasiado o muy poco

Síntomas emocionales
- Llanto
- Sensación abrumadora de presión o tensión
- Dificultad para relajarse
- Nerviosismo
- Volubilidad
- Depresión
- Dificultad para recordar las cosas
- Pérdida del sentido del humor

Estrés y sesgo médico

El estrés no sólo afecta cómo te sientes, sino que también influye en cómo te diagnostican y tratan. Cuando los pacientes parecen ansiosos y estresados durante las consultas médicas, el doctor puede distraerse y considerar que el estrés y la ansiedad son los principales problemas. Este error es todavía más frecuente con las mujeres, pues aun en la actualidad la antigua creencia de que sus síntomas se deben a la "histeria" (que viene de la palabra griega para útero) es un gran problema. He visto mujeres que sufren sin necesidad y que dudan de su propia intuición sobre sus cuerpos porque los médicos atribuyen sus quejas a estrés. Se les da una palmada condescendiente y se les dice que le bajen al estrés, en lugar de hacer un diagnóstico más completo y un buen plan de tratamiento, el cual, ciertamente, incluirá mecanismos para disminuir el estrés.

Una nueva forma de mirar el síndrome de intestino irritable

Disminuir el estrés es fundamental para controlar los síntomas del intestino irritable, pero quizá no es lo único que necesites hacer.

Si no es la única causa, entonces ¿qué otros factores estarán influyendo?

Uno de los experimentos clásicos para investigar la causa del intestino irritable consiste en inflar un globo en el recto del paciente. Las personas con síndrome de intestino irritable sienten incomodidad con un volumen de distensión del globo mucho menor en comparación con individuos sin intestino irritable. Esta observación es la base para la teoría de la hipersensibilidad intestinal, según la cual la gente con intestino irritable tiene un umbral de la incomodidad mucho menor de lo normal cuando se estiran o distienden los órganos huecos, como los intestinos. Otras propuestas teóricas incluyen inflamación de baja intensidad que no se observa a simple vista con el endoscopio y alteraciones en la comunicación entre intestino y cerebro a través de los millones de neuronas que se encuentran en el TD y que algunas personas denominan "el segundo cerebro".

El problema con esas teorías es que nos dicen *qué* está pasando, pero no *por qué*. ¿*Por qué* algunas personas se sienten incómodas con cantidades pequeñas de excremento y gas? ¿*Por qué* las biopsias de colon a veces muestran inflamación crónica bajo el microscopio, a pesar de que la colonoscopía se vea normal? ¿*Por qué* el cerebro y el intestino no se están comunicando bien? ¿*Por qué* tu intestino es irritable?

El síndrome de intestino irritable suele considerarse diagnóstico por exclusión: dado que el médico no encuentra nada mal, debe ser intestino irritable. Sin embargo, si dividimos el pastel de este trastorno y lo miramos de cerca, encontraremos que hay un sinfín de explicaciones potenciales para los síntomas (véase la siguiente sección, "Causas potenciales de los síntomas del intestino irritable"): intolerancia al gluten, parasitosis, sobrepoblación bacteriana, intestino permeable y colitis microscópica. Por cada trastorno que conocemos, hay probablemente cien más que ignoramos: virus, alergias y problemas autoinmunes que no han sido descubiertos aún. Además, puede haber muchas cosas en juego, como una infección crónica que causa alergias alimenticias, aunada a los efectos secundarios de antidepresivos o de una mala alimentación.

Por todas estas razones, considero que el intestino irritable es más bien un conjunto de síntomas cuyas causas pueden variar muchísimo de persona a persona, en lugar de ser una enfermedad o diagnóstico definitivo. Es como la fatiga, que no es una enfermedad en sí misma, sino un síntoma con cientos de causas posibles, y que no se puede detectar con una prueba ni tiene un solo tratamiento. Si fuera a ver a un médico porque me siento cansada, y me dijera que mi diagnóstico es fatiga y que tome pastillas por el resto de mi vida para mantenerme despierta, cuestionaría su diagnóstico y su tratamiento. Lo que querría saber es por qué me siento agotada, qué lo está causando y qué puedo hacer para resolverlo o mejorarlo, además de tomar medicamentos.

El síndrome de intestino irritable causa síntomas reales y sufrimiento real, y es absolutamente esencial descifrar por qué, en lugar de sólo aceptarlo como diagnóstico y resignarte a una vida de intervención farmacológica. Recuerda que el intestino irritable es una descripción de los síntomas *(tu intestino es irritable),* mas no la causa *(¿por qué es irritable?).*

CAUSAS POTENCIALES DE LOS SÍNTOMAS DEL INTESTINO IRRITABLE

- Aerofagia (tragar aire)
- Alergias alimenticias
- Celiaquía
- Colitis microscópica
- Colitis ulcerativa
- Crecimiento excesivo de bacterias (disbiosis)
- Dieta
- Disfunción biliar
- Diverticulosis
- Efectos secundarios de algunos medicamentos
- Enfermedad de Crohn
- Enfermedad hepática
- Estreñimiento
- Estrés
- Gastritis biliar

- Gastroparesis
- Grastroenteritis eosinofílica
- *Helicobacter pylori*
- Infecciones
- Intolerancia a la lactosa
- Intolerancia al gluten
- Mala absorción biliar
- Mala absorción de la fructosa
- Mala absorción de los carbohidratos
- Parasitosis (en particular por giardia y *Blastocystis hominis*)
- Piedras en la vesícula
- Síndrome de intestino permeable
- Sobrepoblación bacteriana en el intestino delgado
- Trastornos alimenticios
- Trastornos de la motilidad
- Trastornos tiroideos
- Uso de antibióticos

Desconocimiento y finanzas

Parte de por qué la gente no obtiene las respuestas que requiere es porque no necesariamente nosotros las tenemos. Si buscas en libros de medicina información sobre el síndrome de intestino irritable, encontrarás datos sobre los subtipos, los criterios de diagnóstico, las vías neuronales, el procesamiento anormal y la estimulación. También verás que la mayor proporción de la hormona de la felicidad, la serotonina, se hospeda en el intestino, donde actúa como neurotransmisor. ¿Qué significa todo esto? Nadie lo sabe a ciencia cierta, pero lo que sí sabemos es que hay mucho dinero de por medio.

La mayoría de la investigación sobre este trastorno está patrocinada por la industria farmacéutica. Eso no necesariamente implica que sea mala investigación, sino que es mucho más difícil determinar si en realidad es buena. *The Washington Post* reportó hace poco que "conforme incrementa la influencia de la industria farmacéutica, también aumenta la posibilidad de un sesgo", y un estudio reciente realizado en la Universidad de Pensilvania descubrió que las probabilidades de que una investigación sobre un fármaco sean favorables son 3.6 veces mayores si dicha investigación se hace con recursos de la empresa que produce el fármaco.

La serotonina intestinal ha sido objeto de muchos estudios por parte de la industria farmacéutica. Las empresas han gastado millones de dólares en investigaciones y muchos millones más para promover los medicamentos para el síndrome de intestino irritable que reducen la motilidad intestinal al bloquear la serotonina, o que incrementan la motilidad al aumentar la serotonina. Algunos de estos medicamentos sirven, aunque en mi experiencia no alivian del todo los síntomas del intestino irritable y no siempre se toleran bien, debido a sus efectos secundarios. Aunque son de ayuda, siguen sin explicar por qué sufres de dolor abdominal, diarrea, estreñimiento o problemas de motilidad.

No puedo recomendarte medicamento alguno para este trastorno, pero te aconsejo que, sea lo que sea que tomes —ya sea un tratamiento de venta libre o recetado por tu médico, un suplemento o un remedio herbolario—, lo sometas a un simple control de calidad razonable: debe hacerte sentir mejor y no dañarte.

La verdad es que ningún paciente experimenta el síndrome de intestino irritable igual que otro. Lo que les funciona a tus amigos quizá a ti no te sirva. La información proveniente de revistas y de internet puede ser confusa, sobre todo si está diseñada para venderte algo. Algunas páginas web recomiendan aumentar el consumo de fibra soluble; otras dicen que la fibra soluble te hará sentir peor, y memorizar listas y listas de las cantidades de fibra soluble o insoluble que contienen las frutas y las verduras no es nada fácil. Algunos pacientes dicen que han probado con vinagre de sidra de manzana diluido, semillas de papaya trituradas con miel, sanación energética, hierbas chinas, aceite de hígado de bacalao, suplementos de vitamina D, dietas FODMAP, antiespasmódicos, probióticos, jugos de aloe vera, licuados de semillas de linaza, *pysillium* en polvo, jugos desintoxicantes y muchas otras cosas que les ayudaron a aliviar sus síntomas.

Lo importante es que lo que sirve para tratar el síndrome de intestino irritable es lo que a ti te funcione. Creo en el principio hipocrático de *primum non nocere:* por sobre todas las cosas, no hacer daño. Por ello, por lo regular tomo en cuenta la mayoría de los remedios, siempre y cuando los beneficios superen por mucho los riesgos, y las mejorías sean notables.

Y ya que estamos aquí, permíteme contarte sobre algunos pacientes a quienes se les diagnosticó síndrome de intestino irritable y qué fue lo que les ayudó.

Mindy: cuando el estrés no lo explica todo

Mindy tenía un historial de estreñimiento que se remontaba a su infancia, mucho del cual se debía a la ansiedad de usar el baño en la escuela o cerca de extraños. Tomaba tres antidepresivos distintos y dos ansiolíticos. Con el paso de los años, el estreñimiento fue empeorando, a pesar de que su dieta era saludable. Solía ejercitarse bastante, pero los medicamentos psiquiátricos la habían hecho aumentar mucho de peso y se había vuelto muy sedentaria. Se sentía fatigada y sin energía, igual que su TD.

Mindy tomaba cantidades brutales de laxante para lograr evacuar apenas una vez por semana, y estaba distendida e incómoda todo el tiempo. Su colon se había vuelto dependiente de los laxantes, por lo que sin ellos no lograba defecar —un problema común provocado por el uso de laxantes estimulantes, razón por la cual sugiero usarlos con mucha precaución—, y cada vez necesitaba dosis mayores. El proceso de expulsar las heces era una experiencia terrible. Estaban duras e impactadas, por lo que con frecuencia experimentaba sangrado y dolor intenso al defecar. Al hacerle un examen rectal, notamos que tenía una fisura profunda, que es un desgarre en el delicado recubrimiento que ocurre como consecuencia de un estreñimiento crónico. Se le dificultaba mucho relajar los músculos del esfínter, y sentía cómo me apretaban el dedo con fuerza durante el examen rectal.

Lo primero que le recomendé fue dejar algunos de los medicamentos psiquiátricos, que incluían un antidepresivo tricíclico y un inhibidor selectivo de la recaptación de serotonina, los cuales se sabe que provocan estreñimiento. Su psiquiatra estuvo de acuerdo en suspender el antidepresivo y cambiar de marca de inhibidor, pero no hubo gran diferencia. Terminamos disminuyendo las dosis de todos los medicamentos, y en unas semanas empezó a ser más regular. Agregué mis consejos de abuelita, como la almohadilla caliente, la música relajante y el automasaje abdominal con una mancuerna de un kilo en dirección de las manecillas del reloj para promover el movimiento intestinal. Esto también la ayudó.

Parte de su problema era algo llamado anismo: los músculos pélvicos se contraían en lugar de relajarse durante la evacuación, lo que dificultaba mucho la expulsión del excremento. Mientras más se quedaba adentro, más duro se volvía, así que cuando volvía a hacer su aparición era casi como dar a luz. Por temor al dolor de la fisura anal, Mindy retrasaba lo más posible la evacuación si sentía necesidad en el trabajo o mientras estaba fuera de casa.

Éste es un problema común en los bebés y los niños: se deshidratan y se estriñen, y luego las heces son tan duras que son difíciles de expulsar y provocan una fisura. Las siguientes evacuaciones son dolorosas por culpa de la fisura, así que empiezan a aguantarse, lo cual provoca un círculo vicioso de heces más duras y más dolorosas.

Hacer que el excremento sea lo suficientemente blando para que sea fácil de expulsar es parte del remedio, y eso fue justo lo que hice con Mindy. Empezó tomando una cucharadita de *psyllium* en polvo diluido en un vaso grande de agua tres veces al día durante la primera semana, y luego aumentó la dosis a una cucharada copeteada con cada comida. La convencí de tomar mucha más agua, lo cual es una forma muy sencilla y efectiva de ablandar las heces. Pasó de tomar dos vasos al día a tomar tres vasos con cada dosis de *psyllium*.

El suplemento de *psyllium* generó una mayor urgencia por defecar, pero aún se sentía muy distendida, y sus heces a veces eran pastosas y difíciles de expulsar. Agregamos dos tapitas de un catártico osmótico antes de dormir, y le pedí que, conforme las heces se fueran ablandando, redujera la dosis a la mitad o la eliminara por completo. Lo que hacen los catárticos es llevar agua al excremento para ablandarlo, pero entre sus efectos secundarios están la diarrea y el gas. No me gusta que los catárticos más populares en el mercado estén hechos con polietilenglicol, el cual tiene tantos usos industriales que asusta. Mi meta es que mis pacientes dejen de usarlo tan pronto como sea posible, o que limiten su consumo a situaciones de emergencia en que las cosas anden muy atoradas. Sin embargo, la realidad es que para mucha gente la combinación de fibra y catártico funciona de maravilla. La fibra por sí sola hacía que Mindy se siguiera sintiendo distendida, pues tenía atorado un tapón todavía más grande y consistente. Cuando agregamos el catártico, todo empezó a fluir a la perfección.

El siguiente paso fue quitarle la adicción al laxante. Con el paso del tiempo, su colon se había vuelto tolerante a estos medicamentos, por lo que cada vez necesitaba dosis más y más grandes para que el intestino hiciera su trabajo. Nos tardamos más o menos cuatro meses en reducirle la dosis hasta que por fin logramos eliminarlo por completo. La gente que usa muchos laxantes suele desarrollar este tipo de inercia colónica, en la que las cosas simplemente dejan de moverse por sí solas, así que reentrenar el colon puede llevar meses y a veces hasta años.

Por si la situación no era lo suficientemente complicada, Mindy había empezado a someterse a colónicos de alta presión una vez por semana, así que ahora su intestino se había condicionado a esperar a que la manguera hiciera su trabajo. Fue difícil convencerla de dejar los colónicos, pues se sentía demasiado llena de excremento y sabía que este procedimiento le brindaría alivio instantáneo. Pero también sabía que a la larga se volverían parte del problema, pues las formas alternativas de vaciar el colon generan dependencia. Por lo tanto, también empezó a recurrir menos a ellos, aumentando el intervalo de una a dos semanas, luego a un mes, y luego los dejó por completo.

Finalmente, Mindy empezó a acercarse a la normalidad: una buena evacuación cada tercer día sin dolor ni sangrado. Pero aún estaba tensa y nerviosa, sobre todo porque seguía prefiriendo usar el inodoro de su casa y todavía tardaba hora y media en lograr evacuar. Era hora de sacar mi mejor arma: la extraordinaria especialista en biorretroalimentación Emily Perlman. Después de varias sesiones con Emily, Mindy empezó no sólo a adoptar las técnicas de respiración profunda y visualización guiada, sino que su esfínter comenzó a relajarse, al igual que otros músculos de su cuerpo, con lo cual se redujo también su presión arterial.

Mindy seguía tomando muchos medicamentos, no se ejercitaba con regularidad y seguía muy contraída, pero estaba mucho mejor que antes. No era el paraíso, pero al menos no tenía dolor ni incomodidad todo el tiempo.

Leslie: a la conquista del síndrome del picoteo

Leslie tenía pésimos hábitos alimenticios. De niña había sido muy quisquillosa con la comida, así que sus papás le habían permitido comer lo que quería y evitar lo que no le gustaba. Ahora que tenía veinte años, su paladar sabía lo que quería. Su diario de comidas era más o menos así: *bagel* con queso crema o bísquet con mermelada para desayunar, *nuggets* de pollo y papas fritas para almorzar, y pasta con mantequilla para cenar, además de bebidas hidratantes para deportistas o refresco. Nada más. Jamás comía frutas ni verduras, pues no le gustaban ni el sabor ni la textura. Estaba en el sexto año de la carrera, después de haber pasado unos cuantos semestres tirada en el sillón de casa de sus papás. Se quejaba de dolor debilitante y frecuente, de distensión constante y de vómito ocasional.

Leslie tenía lo que llamo síndrome del picoteo, el cual puede representar un desafío mucho mayor que otras causas de síndrome de intestino irritable. También tenía cierto interés por estar enferma, lo cual es mucho más difícil de manejar que el intestino irritable y el síndrome del picoteo juntos. Para ese entonces, sus problemas se habían vuelto su bote salvavidas: eran la razón por la cual no lograba despertar temprano para llegar a clase, por la cual no terminaba la carrera, por la cual no conseguía un trabajo temporal, por la cual no cocinaba ni limpiaba su cuarto. Así que se aferraba a ella con uñas y dientes.

No intento psicoanalizar a Leslie ni a nadie que esté en esa situación. Sé que es una posición paralizante, y no es muy difícil entender cómo llegó hasta ahí. Cuando a mi hija de ocho años le duele la garganta y tiene fiebre, se queda en casa, descansa, anda todo el día en piyama, come paletas heladas y ve películas con su papá y conmigo. Constantemente la abrazamos, le acariciamos la cabeza y le decimos que lamentamos que se sienta enfermita. Por lo regular le gusta ir a la escuela, pero no hay nada que pueda competir con este nivel de atención y cariños. Si de pronto parece que está tardando en recuperarse, a veces es necesario cambiar la estrategia. En lugar de paletas le doy jugos de verduras verdes, y los libros de texto remplazan las películas. Incluso en ocasiones hacemos una limpieza terapéutica de su habitación, lo cual es muy relajante. Que su recuperación sea lenta no es cuestión de malicia, sino que así es la naturaleza humana. Además, abrazar y cuidar a los niños cuando están enfermos no es ser mal padre o mala madre. Sin embargo, sí hace que los niños anhelen esa sensación de estar protegidos y de no tener responsabilidad alguna, la cual puede perseguirlos hasta la edad adulta. También contribuye a formar a una persona que se enfoque más en la enfermedad que en la salud, y que el diagnóstico se convierta en una muleta para evitar los desafíos y las responsabilidades de la vida diaria.

En ocasiones los pacientes sienten que necesitan exagerar o maquillar sus síntomas porque si no el médico no los toma en serio, sobre todo si se trata de trastornos como el intestino irritable, puesto que, como ya dije, la tendencia entre los doctores es asumir que todo está en la cabeza. Quizá Leslie sí tenía algún trastorno poco común y no diagnosticado que explicaba sus síntomas y que no tenía que ver con sus hábitos alimenticios. La medicina está llena de historias de personas con trastornos poco comunes que fueron consideradas hipocondriacas durante décadas hasta que algún experto las diagnosticó y las reivindicó. Sin embargo, para los propósitos de este apartado, supongamos que lo que Leslie tenía era dolor de estómago provocado por una dieta baja en nutrientes e hiperprocesada.

Leslie había visitado a varios médicos. Al conversar conmigo, ellos me expresaron el mismo escepticismo con respecto a sus síntomas, aunque jamás se lo dijeron ni a Leslie ni a su familia. Sus pésimos hábitos alimenticios eran el elefante en la sala del cual nadie quería hablar pero que siempre estaba ahí. Le habían realizado estudios costosos en dos clínicas excelentes, incluyendo endoscopía superior, colonoscopía, videocápsula endoscópica, estudios de vaciamiento gástrico, exámenes de intestino delgado con bario, ultrasonido, tomografía abdominal y pélvica, análisis de la vesícula biliar, prueba de la mesa inclinada, resonancias magnéticas cerebrales, exámenes de los conductos biliares y múltiples análisis de sangre para detectar cualquier cosa, desde enfermedad de Lyme hasta cáncer. Había intentado con más de una docena de medicamentos de prescripción médica sin mejoría alguna. Cuando llegó a mi consultorio, no quedaba sino conversar con toda franqueza.

Lo primero que le dije a Leslie era que creía que de verdad no se sentía bien y que estaba sufriendo, lo cual era cierto. También le dije que ya no era necesario que se hiciera más análisis, sino que nos enfocaríamos en qué debíamos hacer para mejorar las cosas y en lo mucho que mejoraría su vida cuando se sintiera bien.

En lugar de seguir buscándole nombre o fundamentos científicos a su diagnóstico, decidí referirme a sus molestias como "síntomas". Buscamos también un terapeuta que le agradara y con quien pudiera hablar de cualquier cosa. Después de un año sintió la confianza de revelar la historia de un trastorno alimenticio restrictivo que tuvo como adolescente y que jamás habían reconocido sus padres a pesar de la tremenda pérdida de peso y de su falta de socialización. La terapia cognitivo conductual fue de mucha más ayuda que cualquier medicamento para el intestino irritable que hubiera probado antes, aunque el progreso era lento.

Le aseguré que también iríamos poco a poco con la dieta, enfocándonos primero en lo que faltaba más que en lo que había que eliminar. Hizo el pacto de incorporar una fruta, una verdura y un vaso de agua al día, y aceptó tomar un probiótico para incrementar el número de bacterias saludables en el colon. No había otras reglas ni restricciones.

Empezó por comer zanahoria, luego chícharos, y como seis meses después ya estaba experimentando con ejotes y espárragos. No le importaba comer fruta licuada, así que empezamos a alternar su *bagel* habitual con licuados de moras, plátano y leche de coco. Los *nuggets* de pollo y las papas fritas seguían siendo frecuentes, pero también incorporaba pollo rostizado y camote horneado, o agregaba brócoli a la pasta. Me sorprendió al ofrecerse a dejar de golpe las bebidas energéticas y el refresco a cambio de tomar agua gasificada con algo de jugo de fruta.

Las cosas empezaron a mejorar, lento pero seguro. Ya no se sentía distendida, dejó de quejarse de dolores y de vómito, y su acné también empezó a desaparecer. No sé si terminó la universidad o si consiguió un trabajo, pues un tiempo después dejó de ir a verme. Sin embargo, sentí que logramos algo, un guiño de que las cosas pueden cambiar, de que podía estar poco enferma en lugar de muy enferma, y de que su enfermedad no la definía por completo.

Carol: no dejes de buscar hasta que encuentres el camino

Cuando llegó a verme, Carol ya tenía un avance considerable en términos de alimentación y ejercicio. Era una vegetariana delgada y en forma que sabía mucho de nutrición y lo ponía en práctica. Pero no se sentía bien, pues a diario tenía distensión y dolor casi después de cada comida, así que había reducido su alimentación casi a nada más que té, pan tostado y yogur, con la intención de descubrir si sus síntomas se relacionaban con la comida. Pero, a pesar del régimen restrictivo, seguía sintiéndose fatal. Una noche, la intensidad del dolor la llevó directo a la sala de emergencias, donde el ultrasonido abdominal y los análisis de sangre salieron normales. La mandaron a casa con una receta de supresores de ácido, los cuales no les hicieron ni cosquillas a sus síntomas.

Carol comía muchas frutas y verduras, y nada de carne, pescado, pollo ni huevo, pero aun así llevaba una dieta alta en grasas. La única proteína animal que consumía provenía de los lácteos, de los cuales abusaba: yogur griego con moras en el desayuno, queso *cottage* con fruta para el almuerzo y queso feta sobre ensalada o pasta para la cena. Sus tentempiés favoritos eran queso con galletas, papas fritas y palomitas con mantequilla. Casi a diario se tomaba una o dos copas de vino por la noche, aunque no recientemente, dado lo mal que se sentía.

Le habían hecho exámenes para ver si era celiaquía, pero los resultados habían sido negativos. Intentó reducir los lácteos unos cuantos días, pero no había notado diferencia alguna. Aunque el ultrasonido no mostraba piedras en la vesícula, yo seguía creyendo que el episodio reciente podía estar relacionado con eso, debido al papel que desempeña este órgano en la digestión de la grasa y a la gran cantidad de grasa que Carol consumía a diario. Por lo tanto, ordené un estudio para medir el funcionamiento de la vesícula. Sin duda, el índice de liberación de bilis a los intestinos, también conocido como fracción de eyección vesicular, era sumamente bajo, lo que era consistente con un mal funcionamiento. A pesar de que dos cirujanos le habían recomendado extirpar la vesícula, ella no quería someterse a una cirugía, con lo cual yo estaba de acuerdo. A ambas nos interesaba cómo podía mejorar su función biliar, en lugar de eliminarla por completo.

Discutimos largo y tendido sobre su dieta, y se dio cuenta de que comía mucho más que el año anterior, desde que su hija se había ido a la universidad y su negocio había empezado a prosperar. Antes cocinaba arroz con frijoles o quinoa con verduras para cenar casi todas las noches, pero ahora le bastaba con comer queso con galletas y yogur, junto con un par de bolsas de papas y un par de copas de vino.

Le recomendé un giro drástico: eliminar por completo los lácteos durante tres meses para ver si eso contribuía a aliviar su dolor y distensión. Dado que era una excelente cocinera con un gran repertorio de platillos vegetarianos, no necesitaba ayuda para planear sus menús, sino un gentil recordatorio de que no importaba qué tan bien anduviera el negocio si se sentía fatal, y que en verdad podía salir del trabajo temprano para llegar a casa a cocinar casi todas las noches.

Mis regaños eran molestos, pero efectivos. Después de tres meses había mejorado, aunque aún no se sentía del todo bien. Había seguido las instrucciones al pie de la letra y no había comido nada de lácteos. Pensé entonces en otras posibles causas: no tenía estreñimiento, su tiroides funcionaba bien y no parecía menopáusica ni premenopáusica, lo cual fomenta la distensión. La endoscopía y la colonoscopía habían salido normales, incluyendo las biopsias para detectar celiaquía y las biopsias al azar de todo el TD para buscar inflamación microscópica.

Carol preguntó si le serviría llevar una dieta libre de gluten. A una amiga suya le habían diagnosticado celiaquía recientemente y después de años de sufrimiento por fin se sentía bien con una dieta de ese tipo. Le di mi aprobación, pues no era algo malo y quizá le serviría. Las primeras cuatro semanas no notó diferencia alguna, excepto que es muy difícil llevar una dieta vegetariana y libre de gluten, sobre todo cuando se trata de comer tentempiés o salir a cenar. Le dije que posiblemente tardaría meses en notar la diferencia, y con el apoyo de su amiga decidió extender el experimento. En la semana seis, la distensión desapareció casi por completo. Según los resultados del laboratorio y las biopsias normales del intestino delgado, no padecía celiaquía, pero su reacción a la dieta libre de gluten confirmó el diagnóstico de intolerancia al gluten.

Poco a poco Carol logró reintroducir algunos lácteos en su dieta, aunque se mantuvo en un régimen libre de gluten. De vez en cuando me llama en navidad para contarme cómo va su vesícula, y le recuerdo que no abuse de los lácteos ni de las sopas cremosas. Seguía sintiéndose ansiosa por temor a que le tuvieran que quitar la vesícula, así que después de un tiempo repetimos los análisis. Descubrimos que su vesícula funcionaba bien y la fracción de eyección vesicular era normal.

Estas historias muestran algunos de los distintos detonantes y remedios para el montón de síntomas que denominamos síndrome de intestino irritable. En el caso de Mindy había una intersección poderosa de psicología y fisiología, siendo el estrés el principal contribuidor, aunque no el único. La situación de Leslie resalta la importancia de mirar con honestidad y conocimiento lo que comes, y aprender que pequeñas adiciones, como frutas, verduras y agua, marcan una gran diferencia. También planteó el problema de la ganancia secundaria a través de la enfermedad, la cual puede ser inconsciente y plantear dificultades tanto para los pacientes como para los médicos. En el caso de Carol hay menos interacción entre mente y cuerpo, pero la importancia de la determinación en la búsqueda del diagnóstico y la experimentación con las dietas son notables.

Si tuviera que concluir con una nota final, recomendaría ser persistente, paciente y mantener la mente abierta cuando se trata de investigar los factores responsables de los síntomas del intestino irritable. Mi plan de diez días está diseñado tomando en cuenta este síndrome y ofrece un rango de soluciones que incorporan estrategias alimenticias, cambios en el estilo de vida y técnicas que conjuntan mente y cuerpo. Es el lugar ideal para empezar si buscas soluciones innovadoras en el camino hacia el bienestar intestinal.

14

¿Tendrás intestino permeable?

Todos estamos en busca de una salud óptima, pero puede haber diferencias en el camino que tomamos y en el destino al que llegamos, dependiendo de con quién viajemos. Sigue habiendo muchas discrepancias ideológicas entre lo que los médicos alópatas consideran diagnósticos reales y lo que tienden a favorecer sus colegas alternativos, pero en ambos lados suelen sobrediagnosticarse ciertos padecimientos.

El cáncer de colon, los pólipos, las piedras en la vesícula, la hepatitis y las úlceras han sido diagnósticos comunes durante largo rato. Causan cambios en el TD que se detectan con endoscopía, ultrasonido y análisis de sangre; se ven y se sienten. Sin embargo, un diagnóstico como el de intestino permeable es mucho más complejo; no hay una prueba específica para diagnosticarlo y las evidencias que lo relacionan con cosas que se ven y se sienten no es del todo confiable. Como resultado, hay mucho escepticismo entre la comunidad médica dominante sobre la legitimidad del intestino permeable como diagnóstico, aunque, conforme hay más evidencia de que es un trastorno real y reconocible, las opiniones van cambiando con mucha lentitud. En este capítulo te contaré qué es el intestino permeable y cómo puede estar íntimamente vinculado con tu distensión, así como qué puedes hacer para intentar remediarlo.

Resultados netos: de dónde viene
la permeabilidad intestinal

Como ya he descrito en capítulos anteriores, el recubrimiento intestinal es como una red para pescar hecha de una malla delgada con agujeros muy pequeños. El intestino permeable es un trastorno en el que los agujeros se hacen más grandes y permiten el paso de partículas que por lo regular no podrían entrar al torrente sanguíneo. Aunque una de las funciones del intestino es nutrirnos y enviar nutrientes a las células del cuerpo, otra función igual de importante es protegernos de sustancias potencialmente dañinas que no deben andar libres por el cuerpo.

Cuando los agujeros se amplían, la función de barrera se ve comprometida y pueden atravesarla virus, bacterias, partículas de comida no digerida y desechos tóxicos, los cuales llegan al torrente sanguíneo, en donde estimulan el sistema inmune. Cuando no hay intestino permeable, estas sustancias no tienen acceso al resto del cuerpo.

El sistema inmune es una compleja red de células y órganos que protegen al cuerpo de gérmenes y de otras sustancias dañinas. Una función crucial de esta red es distinguir entre lo que es normal en el cuerpo y lo que es un invasor externo. Las enfermedades autoinmunes se desarrollan cuando el cuerpo empieza a reaccionar a su propio tejido como si fuera ajeno. Entre los factores de riesgo para desarrollar enfermedades autoinmunes se encuentran la predisposición genética, los factores alimenticios, la exposición a virus, las infecciones bacterianas y las toxinas ambientales, así como la pérdida de la función de barrera del intestino delgado. Cuando las sustancias invasoras se filtran por la membrana intestinal y llegan al torrente sanguíneo, el sistema inmune las reconoce como foráneas. Entonces se desata una cascada de eventos que provocan inflamación en varias partes del cuerpo, la cual, a su vez, conlleva una amplia gama de síntomas, entre ellos distensión, cólicos, fatiga, intolerancias alimenticias, rosácea, dolor articular, dolores de cabeza y salpullidos.

Además de estimular la respuesta inmune, también se puede ver afectada la recepción de nutrientes. Cuando hay intestino permeable, el daño de las vellosidades —las proyecciones en forma de dedo que están presentes en el intestino delgado y son responsables de absorber los nutrientes— suele derivar en una mala absorción, lo que provoca deficiencias y desnutrición, aun si llevas una dieta relativamente saludable. Múltiples intolerancias alimenticias son también características del intestino permeable, puesto que el sistema inmune reacciona a las partículas de proteína y grasa que no se han terminado de digerir y que se filtran por la pared intestinal y llegan al torrente sanguíneo. Tener alergias a más de una docena de alimentos debe levantar la sospecha de que quizá se trate de intestino permeable.

Una mayor permeabilidad intestinal también se considera una reacción normal a ciertos estresantes fisiológicos, incluyendo el ejercicio intenso, y aún estamos descubriendo qué otros factores contribuyen al desarrollo de estados de enfermedad en personas con intestino permeable. Asimismo, una mayor permeabilidad intestinal tiene el potencial de provocar o empeorar muchos otros trastornos, como la celiaquía, las enfermedades inflamatorias del intestino (incluyendo la enfermedad de Crohn y la colitis ulcerativa), el síndrome de intestino irritable, la artritis reumatoide, la psoriasis, el salpullido, el asma y hasta el autismo. Ahora bien, también la distensión es común cuando hay intestino permeable.

¿QUÉ CAUSA EL INTESTINO PERMEABLE?

El intestino permeable o la permeabilidad intestinal aumentada es un trastorno que sigue en pañales en cuestión de cuánto sabemos acerca de él, pero hay cuatro factores que parecen desempeñar un papel fundamental: la dieta, el estrés crónico, la inflamación y el desequilibrio bacteriano. Veámoslos más de cerca:

- Llevar una dieta alta en azúcares refinados, alimentos procesados, conservadores y otras sustancias químicas se asocia con el intestino permeable, al igual que el consumo de gluten, una proteína presente en la cebada, el centeno y el trigo.
- El consumo excesivo de alcohol provoca daños al recubrimiento intestinal.

- El estrés crónico debilita el sistema inmune y afecta tu capacidad de enfrentarte a los patógenos invasores, además de empeorar los síntomas del intestino permeable.
- Ciertos medicamentos, como la aspirina y los antiinflamatorios no esteroideos que dañan el recubrimiento intestinal, los antiácidos que cambian el pH y los esteroides que alteran el equilibrio intestinal, así como los antibióticos que arrasan con las bacterias buenas esenciales, se asocian con una mayor permeabilidad intestinal.
- La disbiosis, el desequilibrio entre especies bacterianas dañinas y benéficas que también incluye un crecimiento excesivo de levaduras como la cándida e infecciones parasitarias, es una de las principales teorías para explicar la permeabilidad intestinal (véase el capítulo 6, "¿Problemas en el microbioma?").
- La radiación y la quimioterapia también dañan el recubrimiento intestinal y son factores de riesgo para el intestino permeable.

SOLUCIONES DE *LA BUENA DIGESTIÓN* PARA EL INTESTINO PERMEABLE

No hay cura milagrosa para tratar el intestino permeable, pero hay algunas cosas que puedes hacer si crees que lo padeces y que te ayudarán a aliviar la inflamación y restablecer la integridad del recubrimiento intestinal. Estas soluciones se enfocan en *eliminar* los agentes dañinos, *remplazar* las bacterias buenas y *reparar* el daño al recubrimiento intestinal.

Eliminar:
- Mi plan de diez días para la buena digestión incluye una dieta antiinflamatoria que elimina los azúcares refinados, los lácteos, el gluten, el alcohol y los edulcorantes artificiales, los cuales son algunos de los principales agresores causantes de inflamación.
- Evitar medicamentos como los antiinflamatorios no esteroideos, los antibióticos, los esteroides y otros agentes que puedan dañar el recubrimiento intestinal es fundamental.

Remplazar:
- Es crucial que te llenes de verduras de hoja verde y de otros alimentos altos en fibra que ayuden a promover el crecimien-

to de las bacterias buenas. Los productos fermentados como el *sauerkraut* y el kéfir también promueven el equilibrio bacte-riano.

- Un régimen de probióticos fuertes que contengan grandes canti-dades de bifidobacterias y lactobacilos saludables puede ser útil para restablecer la flora intestinal.

Reparar:
- Consumir muchos ácidos grasos esenciales omega 3, contenidos en alimentos como el pescado, la linaza, el cáñamo, el germen de trigo y las nueces, es parte indispensable de una dieta antiin-flamatoria, pues son sustancias que el cuerpo no produce. Reco-miendo obtener la mayoría de los nutrientes de los alimentos en lugar de tomar suplementos, pero, si te preocupan las alergias o el mercurio que pueda contener el pescado, toma entre 600 y 1 000 miligramos de un suplemento de aceite de pescado que contenga ácido docosahexaenoico (ADH). Si prefieres no consu-mir productos de origen animal, sustitúyelo por aceite de semilla de linaza, semillas de chía y verdolaga, los cuales contienen ácido alfa-linolénico (AAL) de origen vegetal, o toma entre 600 y 1 000 de un suplemento de ALA.
- La glutamina también es un aminoácido que las células usan para hacer proteínas y como fuente de energía. Las células del recubri-miento intestinal son ávidas consumidoras de este aminoácido, lo cual se ha demostrado en estudios que buscan ayudar a sanar lesiones intestinales después de la quimioterapia o la radiación, por lo que puede ser benéfico para el cuidado del intestino per-meable. Las dosis seguras en estudios con humanos están entre los 5 y los 15 gramos diarios.

Dado que seguimos aprendiendo sobre el intestino permeable, estas recomendaciones en su mayoría provienen de observaciones anecdóticas y no se basan en estudios científicos rigurosos. No obs-tante, son recomendaciones sensatas con poco riesgo de efectos se-cundarios; pueden aportarte una mejor salud en general si padeces permeabilidad intestinal incrementada.

Síndrome del intestino permeable

El síndrome del intestino permeable es la presencia de una permeabilidad mayor que la normal, acompañada de síntomas causados por el daño al recubrimiento. Parece ser más común cuando hay disbiosis y una mayor respuesta del sistema inmune. Muchos de los pacientes que atiendo entran dentro de esta categoría. Además de distensión e incomodidad intestinal, con frecuencia tienen otros síntomas, como alergias alimenticias, infecciones respiratorias crónicas y gripes, dolor articular, fatiga y salpullidos inexplicables. Suelen haber visitado a varios especialistas para intentar encontrarles sentido a sus síntomas, pero los estudios y las pruebas convencionales no son concluyentes. Muchos se sienten desesperados y desanimados, porque los síntomas parecen ser muy distintos entre sí y no estar vinculados. También me sorprende con cuánta frecuencia la gente que presenta estos síntomas siente que se está envenenando lentamente.

Ten en cuenta que cuando la comida está en el TD en realidad está fuera de tu cuerpo. El TD es un tubo hueco, y las sustancias deben ser absorbidas a través del recubrimiento para poder llegar al torrente sanguíneo, a los órganos y a las células. Muchas cosas que jamás debieron estar en contacto con tu cuerpo logran llegar hasta tus intestinos, pero en circunstancias normales serán eliminadas junto con el excremento cuando defeques. En el caso del intestino permeable, estas sustancias logran entrar a tu cuerpo a través del torrente sanguíneo, con lo cual puede desatarse el caos.

El intestino permeable es uno de los diagnósticos que sirven como puente entre la medicina convencional y la alternativa, pues aún está en ese terreno sin cartografiar entre lo que podemos ver y tocar, y lo que sentimos en nuestro interior. Tengo la corazonada de que, conforme tengamos más conocimiento, las teorías que sustentan el intestino permeable explicarán muchas otras enfermedades prevalentes en nuestra sociedad, además de la distensión y las molestias intestinales.

15

¿Demasiado dulce para tu salud?

A los diez minutos de la primera consulta de Maureen supe qué era exactamente lo que andaba mal. No es porque sea más inteligente que otros gastroenterólogos, sino porque me enfrenté al mismo problema. Maureen es una excelente maestra de piano que también dirige una ONG. Es una persona muy disciplinada y trabajadora que tiene tres hijos y dos empleos, además de ayudar a su esposo con su negocio. Su hijo de en medio tenía problemas médicos graves, así que ella decidió buscar un enfoque más natural y holístico a su enfermedad después de que el pediatra le recomendara un tratamiento de larga duración con esteroides. Ella, al igual que yo, cree que la comida es nuestra principal medicina, por lo que casi no se come chatarra en su hogar. Compra frutas y verduras orgánicas y todas las noches cocina una cena balanceada, como pollo rostizado con arroz integral y vegetales al vapor. Hace años que en su casa no se bebe refresco y hay tazones con fruta por doquier, pero ni una sola bolsa de papas fritas.

El semblante se le pone triste cuando me describe su historial familiar. Casi todos sus parientes eran obesos y diabéticos, y murieron de cáncer, incluyendo a sus padres, sus tíos y su hermana mayor, quien luchó contra el sobrepeso toda su vida. Su hermana pesaba ciento cuarenta kilos a los cuarenta años. En ese momento se dio por vencida y empezó a comer lo que se le antojaba. Murió dos años después, a la edad que Maureen tiene ahora.

Aunque ella no es obesa, sí tiene unos doce o quince kilos de más y le aterra su futuro, dado su historial familiar. También se siente distendida y exhausta todo el tiempo. Por fortuna, coincidimos en que el factor principal que determina nuestro destino es nuestra crianza y no la naturaleza. Maureen no vino a hablar de su mala suerte genética, sino a discutir cómo cambiarla.

Dice que ha estado subiendo de peso de forma regular durante los últimos años a un ritmo de entre tres y seis kilos por año, y no tiene idea de cómo revertirlo. "Me siento como una máquina de grasa", dice. Ha visto a muchos médicos que le dicen siempre lo mismo: está demasiado estresada y ocupada, está deprimida, necesita ser más disciplinada, tomar mejores decisiones, hacer más ejercicio, controlar sus porciones. En una clínica de control de peso logró bajar tres kilos, pero eso fue todo. Luego visitó a un médico naturópata que le recomendó todo tipo de suplementos, incluyendo uno para la tiroides que la hizo sentirse "rara", pero ninguna de las hierbas ni de las vitaminas le ayudó a bajar de peso. Sus análisis de sangre son normales, excepto por niveles ligeramente altos de colesterol y de glucosa en ayunas.

No hay duda de que tenía un régimen alimenticio y de ejercicio saludable. Sin embargo, Maureen tenía un secreto: era sumamente adicta al azúcar. Se pregunta cómo es posible que alguien tan disciplinado en todos los aspectos de su vida no tenga control alguno en este caso en particular. Come cosas saludables a lo largo del día, pero luego se levanta de la cama para devorar un tazón grande de helado, o después de la cena disfruta unos caramelos o unas galletas.

El problema no es el antojo, pues la cantidad de azúcar que come en una sentada no suele ser excesiva, sino la compulsión absoluta que siente a diario. Puede contenerse por un día entero antes de que se abran las puertas del infierno y *literalmente* necesite comer algo dulce. En los últimos años ha sido incapaz de pasar más de cuarenta y ocho horas sin postre, y estas calorías sin valor nutricional son la principal causa de su aumento de peso, como explicaré a continuación, además de ser responsables de su distensión.

Tras los pasos del deseo azucarado

Los antojos de Maureen son muy intensos. El ciclo es más o menos así: se levanta por la mañana sin pensar en azúcar, se siente bien cuando come un desayuno alto en proteínas, como huevos y salmón ahumado, y por lo regular come un sándwich en el almuerzo. En la cena consume carne, pescado o pollo, y un almidón, una verdura, una ensalada y fruta. Sin importar cuánto coma ni qué tan llena se sienta, siempre quiere postre en las noches. Y siempre se lo permite. Por lo regular es capaz de aguantar hasta las diez, pero entonces invariablemente sucumbe. Como muchas personas que enfrentan este mismo tipo de problema, prefiere darse gusto muy noche y en soledad, por lo regular mientras mira televisión con el pretexto de que no puede dormir.

Maureen se siente entusiasmada y como drogada antes de empezar a comer azúcar. El simple hecho de abrir el empaque del chocolate o de pensar en el helado que se comerá la hace salivar. Una vez frente al postre, se lo come con rapidez y experimenta un gran placer mientras disfruta cada bocado. A la hora empiezan las respuestas emotivas inevitables: remordimiento, culpa y vergüenza, seguidos de resolución firme, de convencimiento de que es la última vez que se permite una indulgencia de esta naturaleza. Veinticuatro horas después, el ciclo vuelve a comenzar.

Con frecuencia Maureen se ha puesto fechas límites para dejar el azúcar, por lo regular algo motivante, como su cumpleaños o año nuevo, pero jamás ha sido capaz de cumplirlo. Ha notado cómo se va haciendo cada vez más ancha y cómo se va acercando a la diabetes y a otros problemas que vio a sus padres y a su hermana combatir. Siente como si fuera a toda marcha en dirección a un destino infernal sin ser capaz de cambiar el rumbo ni de frenar.

Sabía exactamente cómo se sentía Maureen. He corrido seis maratones, sobreviví a la facultad de medicina y a la especialidad, aguanté un parto de dieciséis horas con una epidural que casi no sirvió para nada. Todo eso es fácil comparado con no comer azúcar. Mucha azúcar. Hubo una época en la que las galletas, el helado y el chocolate eran mi perdición, a pesar de que mi estilo de vida era por demás saludable. Comía lentejas, arroz integral y espinacas, seguidos de un cuarto de litro de helado de chocolate. Al igual que Maureen, me preguntaba cómo era posible que no tuviera fuerza de voluntad cuando se trataba de los postres, como si mi cuerpo no fuera mío y yo no lo controlara. Lo importante es entender que, cuando se trata de azúcar, no es una cuestión de control, sino de adicción.

Maureen estaba atrapada en su compulsión por comer azúcar, a pesar de que su parte racional le decía que resistiera. Se sentía mal y con resaca después de ingerirla, e intuía que era la culpable no sólo del aumento de peso, sino también de la distensión y la fatiga.

Quien no crea que esta adicción es real, le recomiendo el libro de Neal Barnard, *Breaking the Food Seduction: The Hidden Reasons Behind Food Cravings – and 7 Steps to End Them Naturally* [Aniquilar la seducción de los alimentos: las razones ocultas tras los antojos y siete pasos para eliminarlos de forma natural]. El azúcar libera opiáceos naturales en el cerebro, los cuales se adhieren a receptores que activan el centro de placer del cerebro. El mecanismo es casi idéntico al de drogas como la morfina o la heroína, por lo que no me sorprendía que el comportamiento de Maureen fuera casi idéntico al de un drogadicto. Estaba enganchada. La pregunta era: ¿cómo la desengancharíamos?

UNA HISTORIA NADA DULCE

La mayoría de los estadounidenses consumen su peso en azúcar cada año. El azúcar consiste en carbohidratos hechos de una (monosacáridos), dos (polisacáridos) o varias (oligosacáridos) moléculas unidas. La glucosa y la fructosa, presentes principalmente en la fruta, la verdura y en los alimentos procesados industrialmente, así como su prima menos dulce, la galactosa, la cual se encuentra sobre todo en productos lácteos y en el betabel, son monosacáridos simples. La sacarosa, conocida como azúcar de mesa, es un disacárido compuesto por glucosa y fructosa. La lactosa es un disacárido de glucosa y galactosa que se presenta de forma natural en la leche.

El azúcar ha sido relacionada con la obesidad, la diabetes, las cardiopatías, la demencia, problemas dentales y hasta con algunas formas de cáncer. El postre puede estarte provocando distensión mediante diversos mecanismos, como las deficiencias de micronutrientes, la inflamación, el desequilibrio bacteriano y la sobrepoblación de levaduras.

Romper con el hábito

Lo primero que le dije a Maureen es que no creía que moderarse fuera la respuesta a su adicción al azúcar. Así como no le dirías a un alcohólico que está bien tomarse "sólo una copa", o a un cocainómano que está bien darse "una rayita" los fines de semana, no tenía por qué decirle a Maureen que estaba bien comer "un poco" de azúcar, porque para ella comer un poco era el comienzo de un dulce atracón.

Tenía razón al creer que el azúcar era responsable de muchos de sus síntomas. La conexión con el sobrepeso era evidente, pero los fluctuantes niveles de azúcar en la sangre constituían también la principal causa de su fatiga. Los niveles altos de insulina confirmados por análisis de sangre eran consistentes con el estado prediabético de resistencia a la insulina, lo cual me preocupaba por sus antecedentes familiares de diabetes y síndrome metabólico.

Como las comidas dulces suelen remplazar otras más saludables y el azúcar carece de los nutrientes necesarios para el buen funcionamiento del cuerpo, consumirlas en exceso provoca deficiencias de micronutrientes que tienen mayores repercusiones en la salud. Las dietas altas en azúcar y otros carbohidratos procesados fomentan la inflamación en todo el cuerpo y pueden suprimir el sistema inmune.

El consumo de azúcar de Maureen también contribuía en gran medida a su distensión, pues el azúcar es la comida favorita de los billones de bacterias que habitan en el TD. Cuando comes demasiado entran en un frenesí, lo que provoca un crecimiento excesivo de muchas especies indeseables cuyos desechos incluyen gas, que a su vez causa distensión. Como ya leíste en capítulos anteriores, el consumo excesivo de azúcar también deriva en una sobrepoblación de especies de levaduras como la cándida, la cual se asocia con fatiga, síndrome de intestino permeable y muchos otros problemas de salud.

Irónicamente, la disbiosis, el desequilibrio de bacterias intestinales que sufrí por mi adicción al azúcar, desencadena mayores antojos de azúcar (véase el capítulo 6, "¿Problemas en el microbioma?"). Los estudios también demuestran que los cambios en la composición bacteriana del intestino asociados a la disbiosis dificultan en gran medida la pérdida de peso, además de que se han visto implicados en casos de depresión.

Maureen tenía problemas en todos estos ámbitos, o al menos podía tenerlos. Era claro que, sin importar en qué plan nos embarcáramos, tendría que ser uno que excluyera el azúcar, al menos a corto plazo.

Ella ya estaba habituada a comer muchas verduras y a cocinar a diario, lo cual facilitaría mucho lo que estábamos por hacer. No era un plan complicado que requiriera contar las calorías, los carbohidratos ni los gramos de eso. De hecho, no habría números, sólo ciertos alimentos que debía evitar, ninguno de los cuales le aportaría nutrientes.

Una vez que entendió la conexión entre los alimentos altos en azúcar, sus antojos y su adicción, estaba feliz de iniciar el programa. Los fracasos anteriores no tenían nada que ver con su capacidad de autocontrol, pero sí con la falta de información: había intentado controlar las porciones de una sustancia que, para ella, no era controlable. Tenía muchas esperanzas en el enfoque que implementaríamos.

Los primeros cuatro días fueron brutales, pues básicamente se estuvo desintoxicando del azúcar. Experimentó síntomas de abstinencia brutales, que incluían antojos intensos, sensación de hambre, niebla mental, agotamiento e irritabilidad. Llegado el día cinco, estos síntomas comenzaron a disminuir, y durante la segunda semana se sintió mucho mejor. Dudaba cuando le dije en un inicio que los antojos de azúcar desaparecerían, pero tres semanas después, cuando asistió a su consulta de seguimiento, ya era creyente.

Maureen perdió quince kilos en cuatro meses y experimentó muchas otras mejorías de salud. Sus niveles de azúcar en la sangre y de colesterol se normalizaron, la distensión desapareció y sus niveles de energía mejoraron considerablemente. Sin embargo, la diferencia más notable era que por fin sentía que tenía control sobre lo que comía. Empezó a disfrutar distintas formas de terminar la comida, con peras hervidas, nueces o un poco de queso añejo.

Después de seis meses, Maureen de pronto decidió arriesgarse a probar una rebanada de pastel. El disparo de azúcar en la sangre a la media hora de comerla la sorprendió. Era una sensación que había vivido a diario, de la cual había sido esclava durante años. Pero ahora resultaba incómoda y desconcertante, y le confirmó que, en su caso, evitar el azúcar era lo correcto.

Con la historia de Maureen no pretendo convencerte de que eliminar el azúcar es la clave de una buena salud, una cintura delgada y un abdomen plano. Lo que quiero es hacerte ver cómo el hecho de identificar y eliminar una sustancia difícil de controlar que a ella la había hecho sentir mal durante tanto tiempo trajo consigo muchos cambios positivos, tanto a nivel físico como emocional. Mucha gente saludable come postre con frecuencia y se toma una o dos copas de vino cada noche sin que eso tenga mayor repercusión. Por lo que he visto, la dependencia y la adicción no dependen de cuánto consumas de una sustancia, sino de cuánto te consuma la sustancia a ti.

Yo también luché para superar mi adicción al azúcar, la cual me provocó una disbiosis terrible y antojos incontrolables. En mi caso, el peso extra de las calorías vacías del azúcar fue apenas de tres kilos, no quince, y tampoco tenía un historial médico familiar preocupante, colesterol alto ni prediabetes, como Maureen.

No obstante, sin temor a equivocarme puedo afirmar que desde que eliminé el azúcar me siento mejor que nunca. Se me quitaron las imperfecciones del rostro y se me aclaró la mente; la picazón por levaduras desapareció; estoy menos distendida, con más energía y de mejor humor, y no tengo resaca de azúcar en las mañanas.

El cambio más emocionante de todos es liberarte del deprimente ciclo de antojos, indulgencia, remordimiento, vergüenza y culpa.

Parte de lograr una buena digestión consiste en examinar aquellos factores en tu propia vida —sean o no alimenticios— que puedan estar teniendo un efecto negativo en cómo te sientes. Identifícalos y elimínalos en la medida en que lo consideres necesario. Quizá para ti también sea más fácil "nada" que "algo". En ese caso, eliminarlos por completo como hizo Maureen puede ser lo adecuado para ti.

Le diseñé a Maureen un plan similar al que me había funcionado a mí
y a muchos otros de mis pacientes:

- Elimina los carbohidratos procesados que causan una alta liberación de insulina: alimentos azucarados como pastel, galletas,
  helado y dulces.
- Elimina los almidones, como el pan, la pasta, la papa blanca y
  el arroz blanco, los cuales no son más que moléculas de glucosa
  con una distribución distinta.
- Consume carbohidratos saludables altos en fibra, como frijoles,
  camote, arroz integral y quinoa.
- Comer fruta después de la cena es buena idea, siempre y cuando no sean uvas, plátanos ni mandarinas, sino opciones menos
  dulces, como manzanas y peras, los cuales no causan picos tan
  grandes de insulina. Podríamos reintroducir otras frutas con el tiempo, pero por ahora lo importante era sacar de su sistema tanta
  azúcar como fuera posible.

Mucha gente recurre a un estilo de vida bajo en carbohidratos
para perder peso y superar los antojos. Pero es fácil abusar del tocino,
los huevos y la carne de hamburguesa, ruta que sugiero evitar si te
preocupan las cardiopatías, el cáncer y tu salud en general. No recomiendo eliminar los carbohidratos saludables. En vez de eso:

- Incorpora muchas verduras y "carbohidratos lentos", como legumbres, camotes y nueces.

16

Baches en la supercarretera del tracto digestivo: cómo enfrentar la diverticulosis

La diverticulosis es uno de los trastornos digestivos más comunes entre personas de más de cincuenta años, pero también se está volviendo cada vez más recurrente entre los jóvenes. Si tienes diverticulosis:

- Es probable que padezcas distensión y evacuaciones irregulares.
- Al ir al baño quizá sientas que no terminaste de evacuar.
- Tal vez alternes entre demasiadas evacuaciones y muy pocas, o tus heces sean insatisfactorias y te dejen con sensación de estreñimiento, a pesar de haber ido muchas veces al baño.
- Tu gastroenterólogo quizá ha visto indicios de diverticulosis durante la colonoscopía, pero te ha dicho que todo estaba "normal".
- Tal vez te diagnosticaron síndrome de intestino irritable, a pesar de la presencia de diverticulosis, lo cual te dejó en la incertidumbre absoluta.

En este capítulo aclararemos confusiones sobre lo que implica la diverticulosis y revisaremos las señales, los síntomas y las posibles complicaciones. También te explicaré qué ocasiona la diverticulosis, por qué algunas culturas no creen en su existencia y cómo puede prevenirse. Lo más importante es que, si sufres de diverticulosis, te diré lo que necesitas saber para desencadenarte del inodoro, deshacerte de la distensión y volver a los maravillosos días de las evacuaciones amables y generosas.

Intestinos deslucidos

Mi paciente Barbara, una juez de cincuenta y siete años, ha sido muy cuidadosa con lo que come durante los últimos años: nada de grasas trans, nada procesado, nada de carnes rojas, puras frutas y verduras orgánicas de producción local, y al menos 20 gramos de fibra al día. Dados sus buenos hábitos alimenticios, no entendía por qué pasaba tanto tiempo del día en el baño y por qué defecar se había vuelto trabajo de tiempo completo. En la mañana todo andaba bien: un pequeño tronco justo después del té. Pero las cosas se iban deteriorando a partir de entonces, pues defecaba varias pequeñas heces en forma de bolita que parecían más bien desechos de conejo.

Cada evacuación iba acompañada de una molesta sensación de defecación incompleta. Sentía que todavía tenía excremento, pero no lograba expulsarlo. Invariablemente, media hora después volvía al baño para otra sesión poco satisfactoria.

Barbara estaba experimentando tenesmo, el término médico para evacuación incompleta que ocurre cuando el colon no logra deshacerse de los desechos. Barbara se sentía así, tóxica, como desecho. No quería ir al cine, salir a cenar ni ir al gimnasio. Mucho menos tener un momento romántico con su marido. Lo único que quería era sacar el excremento en el inodoro. Todo el tiempo se sentía distendida, aun después de defecar, y las casi veinte visitas diarias al baño se estaban volviendo difíciles de soportar. Sus hábitos defecatorios erráticos empezaban a interferir con sus responsabilidades en el juzgado, y con frecuencia debía disculparse y solicitar un receso para ir al baño.

Para empeorar las cosas, le costaba trabajo mantener su ropa interior limpia, pues tenía problemas de goteo incontrolable, así como gases "húmedos". Debía usar toallas sanitarias para contener las manchas fecales y las heces perdidas, y gastaba infinidad de papel de baño por todas las veces que necesitaba limpiarse. Tenía cincuenta y siete años, estaba en forma, era una mujer muy elegante por fuera, pero por dentro se sentía vieja y deslucida, y esa disparidad empezaba a pasarle la factura.

Todo había estado bien en el baño hasta hacía dos años, y desde entonces las cosas habían empeorado. Creía que los síntomas tenían que ver con la menopausia, e incluso le preocupaba que pudiera ser cáncer de colon con base en lo pequeñas que eran sus heces. Se realizó su primera colonoscopía hace cinco años, cuando aún no presentaba síntomas, y el gastroenterólogo le había dicho que todo se veía normal. El internista concluyó que había desarrollado síndrome de intestino irritable y le recomendó que renunciara a su trabajo de juez federal para dedicarse a algo menos estresante. Pero a Barbara no le estresaba su trabajo, sino sus evacuaciones, así que se negó a aceptar la sugerencia del médico.

Le pedí que me trajera todos sus estudios anteriores, incluyendo aquella colonoscopía que le habían practicado hacía cinco años. En ella se describía un sigmoides angosto debido al engrosamiento de la pared intestinal, así como algunos cuantos orificios diverticulares (como cavernas) esparcidos por ahí en la parte baja del colon. Eran evidencias clásicas de principios de diverticulosis.

Diverticulosis: trastorno común, pero muy ignorado

Más de una tercera parte de la población estadounidense de más de cincuenta años padece diverticulosis. Dado que a esa edad es recomendable empezar a hacerse colonoscopías para detectar cáncer de colon, no es sorprendente que la diverticulosis sea una de las cosas más comunes que encontremos, aunque sea de forma incidental en un paciente asintomático.

La buena noticia es que la diverticulosis no es factor de riesgo para desarrollar cáncer de colon y no requiere intervención médica como los pólipos, la colitis ulcerativa y la enfermedad de Crohn. La noticia no tan buena es que, por esta misma razón, suele ser ignorada por no considerarse de importancia, e incluso no se le menciona a un paciente asintomático, como le ocurrió a Barbara tras su primera colonoscopía.

Quizá a ti también te han hecho alguna colonoscopía en la que se hayan visto indicios de diverticulosis, pero te dijeron que los resultados eran normales y que tus síntomas se deben a que padeces síndrome de intestino irritable. Creo que en parte el problema es de comunicación, pues las colonoscopías suelen hacerse para detectar cáncer de colon o pólipos, de modo que, si no hay cáncer de colon ni pólipos, los resultados se consideran normales. O quizá sí tuviste síntomas pero no te atreviste a mencionarlos el día de la colonoscopía, por lo que el gastroenterólogo no hizo la conexión.

Asimismo, algunos médicos consideran que la diverticulosis es parte normal del envejecimiento del colon, igual que las canas y las arrugas, y que no requiere mayor discusión. Otros no conocen bien el tipo de síntomas que causa este padecimiento, sino que se enfocan en complicaciones más graves, como la diverticulitis, que es una infección o inflamación excesiva de los divertículos. Por eso siempre me interesa examinar los resultados de colonoscopías previas, pues "normal" no siempre es sinónimo de que todo está bien.

Decidí hacerle otra colonoscopía a Barbara, pues ya habían pasado cinco años desde la anterior y los síntomas eran bastante graves. Cuando observé su colon, la diverticulosis seguía ahí (pues no se va, aunque se puede prevenir su progresión y las posibles complicaciones que de ella se generan), pero estaba mucho más extendida que en el examen anterior. En lugar de los pequeños agujeros, ahora había hoyos que parecían cráteres, por lo que su colon inferior semejaba un queso *gruyére*.

Resultó que su madre, su tía y su abuelo paterno habían tenido diverticulosis. Aunque no es un trastorno genético, es muy común en los países desarrollados por la dieta que consumimos, y, puesto que la gente de la misma familia tiende a comer igual, por lo regular tienen los mismos factores de riesgo para desarrollarlo.

EL DEBATE ALIMENTICIO

La medicina occidental suele demeritar el papel de la dieta, mientras que enfatiza el de la intervención farmacéutica. Algunos estudios han intentado descartar la noción de que el cáncer de colon y la diverticulosis se asocian con una dieta baja en fibra y alta en grasa animal, a pesar de que los estudios de base poblacional confirman que es factor de riesgo. Muchos de los estudios utilizan voluntarios que afirman llevar una dieta alta en fibra y que aun así padecen diverticulosis, prueba de que la conexión con la fibra no es válida. Sin embargo, así como tendemos a exagerar cuánto nos ejercitamos cuando nos preguntan, también lo hacemos con la cantidad de frutas, verduras y otros alimentos saludables que comemos, y mentimos un poco sobre la cantidad de carne, grasas y postres, sobre todo si estamos contestando un cuestionario médico. Por lo tanto, no es sorprendente que algunos de estos estudios sugieran que la diverticulosis es común aunque se lleve una dieta alta en fibra.

Causas

La diverticulosis es resultado de una dieta muy baja en fibra y muy alta en productos de origen animal. En la pared del colon se desarrolla una presión alta cuando se contrae con mayor fuerza para expulsar heces pequeñas y duras, características de una dieta baja en fibra. Esto provoca pequeños agujeros, los cuales a la larga se vuelven orificios de diverticulosis, también conocidos como cavernas o bolsillos. El engrosamiento del muro muscular del colon, sobre todo del sigmoides, también es consecuencia de las contracciones vigorosas para intentar expulsar las heces pequeñas y duras.

En el África subsahariana y en otras partes del mundo en donde la gente no tiene recursos para comer productos animales, por lo que lleva una dieta alta en fibra no procesada con muchas legumbres y raíces, los habitantes tienen buenas evacuaciones dos o tres veces al día, así como tasas muy bajas de diverticulosis y cáncer de colon. Estos excrementos impecables caen sin esfuerzo del recto, sin requerir contracciones vigorosas ni dejar residuos que requieran montones de papel de baño para limpiarse, fenómeno que yo denomino *evacuación impecable*. En Estados Unidos se recomienda comer entre 25 y 35 gramos de fibra al día; pero, si tu dieta es como la del estadounidense común, lo más probable es que no comas más de 10 gramos al día y que sufras de heces pastosas que dejan todo embarrado. También tienes más riesgo de desarrollar problemas digestivos como diverticulosis y cáncer de colon.

También entra en juego lo que las personas comieron en su infancia, lo cual, en el caso de Barbara, era muy distinto de lo que comía en la actualidad. Creció en el campo con una dieta de carne y papas, donde la verdura era para adornar el estofado. Las bases para la diverticulosis se sientan mucho antes de que los síntomas aparezcan. De hecho, cada vez veo más pacientes de entre veinte y treinta y cinco años con diverticulosis, enfermedad que, se supone, debe aparecer en la mediana edad. Me parece una señal preocupante de que lo que estamos comiendo no sólo no nos nutre, sino que nos está enfermando.

DIVERTICULITIS: COMPLICACIÓN DE LA DIVERTICULOSIS

La diverticulitis es una infección o inflamación de los agujeros diverticulares. Cuanto más tiempo estén las heces almacenadas ahí, mayor será el riesgo de infección, por lo que es fundamental evitar el estreñimiento, así como los antiinflamatorios no esteroideos, los cuales incrementan el riesgo tanto de sangrado como de infección. Estas complicaciones se tratan de distintas formas: con reposo intestinal, dieta líquida, antibióticos (si hay dolor grave, fiebre o un conteo alto de glóbulos blancos) y analgésicos. En el peor de los casos se somete al paciente a una cirugía para eliminar el área afectada.

Cómo ocurre el daño

Ya sabemos qué causa la diverticulosis, pero ¿de qué forma influye en la distensión y en los problemas intestinales? La diverticulosis puede presentarse en cualquier segmento del colon, pero es más común en el sigmoides, que es la parte que se esfuerza más por empujar las heces hacia el recto. Tanto esfuerzo hace que se engrose el sigmoides y se llene de agujeros. Es ahí donde se atoran las heces, a veces durante días o semanas. La combinación de agujeros llenos de excremento y de un colon angosto y engrosado provoca la sensación de estar lleno, distendido e incómodo. El sigmoides se ubica en la parte inferior izquierda del abdomen y a veces se extiende hasta el centro, o justo debajo del hueso pélvico, y es ahí donde la mayoría de la gente percibe la incomodidad. Al realizar una palpación puedo percibir si el sigmoides está grueso y lleno de excremento.

Por lo tanto, el sigmoides engrosado presiona el recto y genera la sensación de que se necesita defecar. Pero en realidad no hay suficiente excremento en el recto para activar las contracciones de los músculos que se requieren para que ocurra la evacuación. Por eso entras y sales del baño, porque tienes mucha presión del sigmoides pero no hay suficiente excremento en el recto. Las ganas de defecar están ahí, pero en realidad saldrá muy poco del recto casi vacío. Finalmente, los agujeros comienzan a vaciarse, de ahí que empieces a ver algo de acción, pero requiere varias visitas al baño porque no se vacían todos al mismo tiempo. Si tienes suerte expulsarás una que otra bolita o tiras delgadas como pasta de dientes, pero la mayor parte del tiempo las evacuaciones serán poco satisfactorias.

Tener múltiples evacuaciones y seguir sintiéndose estreñido es el síntoma más molesto, pero también más característico de la diverticulosis. Evacuar después de comer y en las tardes también resulta muy incómodo. Comer estimula la contracción, por lo que, conforme avanza el día, los productos de la digestión se mueven por el colon y llenan un sigmoides que de por sí ya está lleno, y estimulan la contracción. ¡Qué horror!

La gente suele sentirse muy desconcertada ante esta situación y se pregunta si tendrá un parásito o algún otro tipo de bloqueo, puesto que siente las heces, aunque parezca que no quieren salir. Cuanto más tiempo pasen las heces en los agujeros, más las fermentan las bacterias, lo que produce grandes cantidades de hidrógeno y metano que hacen que un colon de por sí lleno y engrosado se sienta aún más distendido e infeliz. Cuando finalmente logra salir el excremento, la primera parte puede estar más dura debido al agua que ha sido absorbida de nuevo mientras esperaba a salir, pero las siguientes suelen estar blandas por la fermentación y caen al inodoro sin mayor esfuerzo.

Puesto que el sigmoides puede ser muy largo y sinuoso, recae en la parte más baja de la pelvis e incluso puede cruzarse al otro lado, por lo cual una diverticulosis sintomática a veces se confunde con un problema ovárico o de vejiga. De hecho, el sigmoides engrosado puede presionar la vejiga, irritarla y provocar la necesidad frecuente de orinar y la sensación de presión. A Barbara le habían dicho que tenía cistitis intersticial y se le trató varias veces con antibióticos para una infección de vías urinarias inexistente. Entre las complicaciones también se incluye el sangrado por la ruptura de vasos sanguíneos superficiales dentro de los agujeros.

Tratar la diverticulosis

Por fortuna, si estás en una de las primeras etapas de la diverticulosis, mejorar la dieta —esa dieta baja en fibra y en nutrientes que puede haber provocado el problema en un inicio— llega a tener resultados increíbles. Barbara se había salvado hasta entonces de las complicaciones infecciosas e inflamatorias de la diverticulosis, pero seguía teniendo muchos síntomas por la pura presencia de los agujeros. Por lo tanto, cuando nos sentamos a formular un plan para liberarla del yugo del inodoro, una de las cosas que le pedí fue que intentara comer más de 30 gramos de fibra al día, sin contar la contenida en cereales, pasta, productos horneados o panes.

Cuando se trata del efecto laxante, no toda la fibra es igual. Los alimentos naturales sin procesar, como las frutas, las verduras, la calabaza, el camote, las nueces, las semillas y los frijoles nos proporcionan el tipo de fibra que nos da más por menos, en comparación con la que obtenemos de fuentes procesadas, como cereales para el desayuno, pan integral, barras de fibra, botanas y productos horneados, sin importar lo que diga la etiqueta de valor nutrimental.

Aunque Barbara consumía una cantidad decente de frutas y verduras, muchas de las frutas eran tropicales, como piña y plátano, y comía mucha lechuga romana. Estos alimentos tienen valor nutrimental, pero no mucha fibra. Le recomendé que incorporara manzanas, peras y moras, y que en su ensalada mezclara espinacas, garbanzos y verduras crudas. Pero aún necesitaba alcanzar los 30 gramos. No soy partidaria de las formas procesadas de fibra presentes en el cereal o en productos horneados, ni confío en la práctica de algunas empresas de agregarla al yogur o a los caramelos, donde no estaría presente en su forma natural y cuyos beneficios son cuestionables. Sin embargo, sí soy entusiasta de los suplementos de fibra. Una cucharada o dos al día de *psyllium* en polvo diluido en un vaso grande de agua hace maravillas por la digestión. Lo más increíble es que, conforme más la consumes, más grandes y consistentes son tus heces y se expulsan con mayor facilidad, pero también disminuye el riesgo de desarrollar otras enfermedades graves, como cardiopatías, cáncer, embolias y diabetes.

Barbara empezó con una cucharada de *psyllium* por la mañana, y a la semana añadió una segunda dosis por las noches. Le advertí que las cosas empeorarían antes de mejorar, y así fue. Las primeras dos semanas, mientras su cuerpo se acostumbraba a la fibra añadida, se sintió más distendida y estreñida que nunca, y estuvo a punto de mandarme al diablo. Sin embargo, después ocurrió algo notable. Empezó a defecar heces más grandes. Mucho más grandes. Tan grandes que llenaban el inodoro. Tan grandes que incluso en una ocasión taparon el inodoro. Y también empezaron a ser menos frecuentes. Los veinte viajes se volvieron diez. Luego esos diez se volvieron cinco. Y de cinco, pasaron a ser tres: tres excelentes evacuaciones al día.

Aunque Barbara se seguía sintiendo llena por culpa del sigmoides engrosado, estaba mucho menos distendida, no pasaba todo el día en el baño, y defecaba tres veces, en lugar de veinte, lo cual la tenía muy contenta.

El nirvana de las heces es distinto para cada quien. Sin embargo, si prestas atención a las señales y síntomas iniciales, y te hacemos el hábito de comer de forma saludable como lo vemos en este libro, tendrás las de ganar para prevenir la diverticulosis, detectarla tempranamente o detenerla antes de que avance más.

Si tus síntomas te hacen pensar que puede ser diverticulosis:

Primero, averigua si en verdad lo es. Si te han realizado una colonoscopia o una TAC (tomografía axial computarizada), pregunta si muestra signos de diverticulosis o engrosamiento del sigmoides, los cuales son algunas de las primeras señales de la enfermedad. Si no te han realizado ningún tipo de estudio, pregunta a tu médico si considera pertinente realizarte una colonoscopía para investigar la fuente de tus síntomas.

Por fortuna, las posibles complicaciones de la diverticulosis, como la diverticulitis y el sangrado, son más bien la excepción y no la regla, así que la mayor parte de la gente rara vez requiere hospitalización, antibióticos o cirugía para tratar este padecimiento. Las tácticas más útiles para controlar los síntomas son las mismas básicas que ya se han mencionado:

Una dieta alta en fibra que contenga 30 gramos de fibra de fuentes naturales, como frutas, verduras, legumbres, frutos secos, semillas y granos enteros no procesados. Consulta mi "Plan de diez días para la buena digestión" (capítulo 23), en donde encontrarás acciones específicas para lograrlo.

Pon a prueba mi "receta" para agregar *psyllium* a tu dieta:

- Una cucharadita de *psyllium* finamente molido una vez al día en la mañana, mezclado con al menos 250 ml de líquido, seguido de otro vaso de 250 ml de agua.

Quizá te sientas lleno o hasta constipado los primeros días, pero después de una semana tu cuerpo se acostumbrará a la mayor presencia de fibra. Posteriormente:

- Una semana después, agrega una segunda cucharadita a medio día.
- Dos semanas después, agrega una tercera cucharadita en la noche.
- Asegúrate de complementar cada dosis con un vaso adicional de agua.
- Toma suficiente agua para que las heces sean suaves (al menos un litro al día).
- Ejercita para fomentar los movimientos peristálticos en el colon.
- Eliminar el gluten y los lácteos también pueden ser estrategias útiles que a muchos de mis pacientes les han ayudado a mejorar sus hábitos de evacuación.

17

¡Ay, mi bilis! Tu vesícula biliar y la distensión

Rose estaba muy consternada cuando vino a verme. Una posible cirugía de vesícula acechaba en el horizonte, y ella necesitaba respuestas pronto. Mientras leía su diario de comidas, el cual les pido a todos los nuevos pacientes que llenen, intenté no mostrar expresión alguna.

Había estado desayunando un pan danés con queso y un *latte;* almorzando un sándwich de pavo y queso *provolone,* y cenando carne, pollo o pasta con queso y helado. De vez en vez comía una manzana o algún tentempié, pero éste siempre era un chocolate, una galleta o helado de yogur. Para justificarse, me dijo que a su esposo no le gustaban las verduras y que su hija era muy quisquillosa, por lo que siempre terminaban comiendo cosas altas en grasa que les gustaran a todos.

He visto muchos diarios de comidas (y el mío no siempre es impecable), pero el de Rose ejemplificaba precisamente lo que no se debe comer si padeces distensión y problemas en la vesícula. Cuando yo pienso en salud, los cirujanos piensan en enfermedad, pues ellos buscan una excusa para extirpar la vesícula, mientras lo que yo quiero es mejorarla. Rose estaba hinchada, frustrada y adolorida, y le habían dicho que le tenían que quitar la vesícula lo más pronto posible.

Muchos libros de medicina y páginas de internet se refieren a la vesícula como un órgano no esencial. Nada más alejado de la verdad. ¿Puedes vivir sin vesícula? Por supuesto que sí, pero es muy probable que tu digestión nunca vuelva a ser la misma y que tengas mucha más distensión que antes. No hay duda de que la vesícula puede ser problemática, y causar desde problemas molestos pero manejables como gas y distensión, hasta situaciones que ponen en riesgo tu vida, como la colecistitis gangrenosa. Sé que a veces es difícil decidir si es mejor que la conserves o que te la quiten. En este capítulo repasaré las cosas que hacen que la vesícula se enferme y cómo cuidarla (es más sencillo de lo que crees), así como los pros y los contras de aferrarse a ella cuando está dando demasiados problemas.

El debate de "déjala o quítala"

El año de 1997 fue de grandes cambios en el mundo de la cirugía. Durante décadas, las vesículas habían sido extraídas por medio de una gran incisión en diagonal en el abdomen, la cual requería de tres a seis días de hospitalización y seis semanas de recuperación en casa. Todo eso cambió con la llegada de la colecistectomía laparoscópica. Con unas cuantas diminutas perforaciones, se introducen los instrumentos quirúrgicos y una cámara al abdomen, y se extrae la vesícula por un pequeño agujero. La hospitalización se redujo a veinticuatro horas, con sólo una semana de recuperación adicional. La cirugía misma tomaba menos tiempo, tenía menores índices de infección, una recuperación más rápida y había menos formación de cicatrices.

Pero estos avances también conllevaron cambios que no necesariamente fueron benéficos para los pacientes. Desde que se introdujo la técnica laparoscópica, en Estados Unidos el número de colecistectomías realizadas ha aumentado en 50%. Es demasiada coincidencia que en cuanto la cirugía se volvió más sencilla tanta gente empezó a tener problemas de vesícula, ¿o acaso hay más razones para que tanta gente esté perdiendo la vesícula en estos tiempos?

Como ideología, algunos cirujanos creen que un gramo de prevención vale un kilo de cura y, por lo tanto, no dudan ni un poco en retirar la vesícula. También está el desagradable tema de las ganancias. Como consumidores del sistema de salud es reconfortante pensar que las personas que nos proporcionan el servicio siempre tienen en mente nuestro beneficio y bienestar, y creo que la mayoría del tiempo así es, pero, por desgracia, ése no siempre es el caso. Los avances tecnológicos en la medicina son siempre emocionantes y los doctores no

Supereliminador de grasa

A todo esto, ¿qué es lo que hace la vesícula? Y, si se la quitan a más de un millón de estadunidenses al año, ¿qué tan vital puede ser?

Cada pedazo de tejido en tu cuerpo está ahí por una razón. En el caso del TD, cada órgano desempeña un papel único en el complejo proceso de la digestión. Se sabe ahora que incluso el apéndice, al que muchos consideran un órgano vestigial que ya no nos resulta útil, es un sitio importante para el almacenamiento de bacterias intestinales beneficiales y es una fuente de tejido inmune. La vesícula se localiza debajo de la caja torácica en el lado derecho del abdomen, justo debajo del hígado. Es un pequeño receptáculo del tamaño y forma de una pera, y su principal función es almacenar y secretar bilis, la cual se produce en el hígado.

Cuando comes, la comida se deshace en el estómago en pequeñas partículas llamadas bolo, las cuales viajan hacia el duodeno, la primera parte del intestino delgado. Como respuesta al bolo, los receptores en el duodeno secretan una hormona llamada colecistoquinina, la cual estimula a la vesícula a contraerse y soltar bilis. La bilis ayuda a absorber la grasa en el bolo al emulsionarlo; en términos sencillos, mezcla la grasa con las secreciones acuosas de los intestinos, así como el jabón líquido para lavar los trastes disuelve la grasa en los platos.

Como la mayoría de nuestros órganos, la función de la vesícula está basada en ciclos de retroalimentación. Una comida alta en grasa hace que se secrete más bilis, mientras que una comida baja en grasas requiere que se secrete menos. Es bastante sencillo y funciona muy bien cuando llevas una dieta razonable y evitas comer demasiadas grasas saturadas y otros alimentos con alto contenido de colesterol. ¿Qué es demasiado? La dieta de Rose: un pan danés con queso y un *latte* para desayunar, pavo y queso

217

provolone en la comida, y un filete, pollo o pasta con queso para cenar… además de un helado.

El colesterol existe sólo en productos animales y, si lo consumimos en exceso, se cristaliza en la bilis y causa cálculos biliares. La mayoría de nosotros no necesita seguir complejos instructivos sobre cuántos gramos de grasas saturadas y cuántos de grasas no saturadas debemos comer; nuestros cuerpos nos proveen toda la retroalimentación que necesitamos. Cuando las cosas comienzan a salir mal, por lo regular es señal inequívoca de que debemos hacer algunos cambios.

Colesterol simplificado

La industria alimenticia ha hecho demasiados esfuerzos por establecer complejas jerarquías de "bueno, mejor y mucho mejor" en cuanto al colesterol, en las que el pescado suele estar en la cima de la pirámide y la carne roja en el fondo. Sin embargo, la realidad es que no hay mucha diferencia entre la res, el pollo y el pescado con respecto al colesterol.

Una pequeña porción (cerca de 120 g) de

- Carne molida magra de res: 78 mg de colesterol
- Sirloin de res: 89 mg de colesterol
- Pechuga de pollo sin piel: 85 mg de colesterol
- Chuletas de cerdo: 85 mg de colesterol
- Salmón: 63 mg de colesterol

Claro que si comes pescados salvajes existen beneficios adicionales, como ácidos grasos omega 3, que tienen propiedades antiinflamatorias. Sin embargo, la idea de que un tipo de carne sea mucho mejor que otro es un concepto que nos hace preferir la pechuga de pollo a la hamburguesa, cuando lo que deberíamos estar pensando es en plantas contra animales. Para muchos de nosotros, el simple hecho de agregar más plantas a nuestra dieta, en particular verduras de hojas verdes, y reducir la cantidad de productos animales que consumimos, resolverá cualquier problema en la vesícula que podamos tener, nos traerá niveles de colesterol envidiables y nos ayudará a prevenir una gran cantidad de otros problemas, como cardiopatías o cáncer.

La Academia de Nutrición y Dietética (antes conocida como la Asociación Dietética Americana) recomienda que consumamos menos de 300 miligramos de colesterol al día. La diferencia entre los 85 miligramos de una pechuga de pollo y los 89 miligramos de un pedazo de carne languidece ante el hecho de que frutas, verduras, nueces, semillas, frijoles, camotes, papas, arroz y granos tienen *cero* colesterol. Eso hace que las cuentas se vuelvan mucho más sencillas.

Lo que puede salir mal con la vesícula

Los problemas de la vesícula se pueden dividir en tres categorías:

1. Enfermedades agudas de la vesícula o inflamación (colecistitis aguda)
2. Disfunción crónica de la vesícula (colecistopatía)
3. Cálculos biliares

Para complicar las cosas un poco más, los cálculos pueden o no presentarse en las primeras dos circunstancias, al igual que algo llamado lodo biliar, que es más espeso que la bilis, pero no tanto como un cálculo. Asimismo, los cálculos biliares no sólo son producidos por el colesterol; la bilirrubina y el calcio también forman piedras que son comunes en enfermedades como la anemia falciforme.

Cuando los cálculos biliares entran en los ductos de la bilis ocasionan bloqueos e interrumpen el flujo de la bilis. Dependiendo de dónde terminen, pueden también bloquear los conductos que drenan el hígado y el páncreas, provocando ictericia y pancreatitis. Si el flujo de bilis de la vesícula es obstruido, ésta se puede inflamar y provocar dolor, como un barro lleno de pus. A esta situación se le conoce como colecistitis.

Si un cálculo está bloqueando el conducto biliar pero no estás tan enfermo, es posible que pase solo, o quizá necesites que se practique un procedimiento llamado colangiopancreatografía retrógrada endoscópica (ERCP, por sus siglas en inglés), en el que la vesícula no se mueve, pero los conductos biliares se limpian con unos alambres similares a los usados para limpiar pipas. Para los pacientes con cálculos recurrentes, la remoción de la vesícula se vuelve recomendable después de un tiempo.

Cálculos silenciosos y cálculos peligrosos

Esto es lo que debes saber sobre los cálculos: si pusiera a cien personas contra un pared y les hiciera un ultrasonido —la forma más sencilla y menos invasiva de detectar cálculos—, entre diez y quince de ellos tendrían resultados positivos. De ese 10 o 15% de la población con cálculos biliares, la gran mayoría no tendrá síntomas relacionados con ellos. Pueden tener síntomas digestivos no específicos, así como muchos de nosotros cada cierto tiempo, como distensión, náusea o incomodidad abdominal leve, pero 75 u 80% de las personas con cálculos biliares no experimentarán síntoma alguno como resultado directo de los cálculos.

Si eres una de esas personas con cálculos silenciosos, el riesgo de que sufras un ataque agudo es cercano a 1%. Con más frecuencia de la debida, muchos de esos síntomas no específicos se atribuyen de manera errónea a la vesícula, la cual sólo está haciendo su trabajo, sin ser una amenaza para nadie. Cuando se extirpa la vesícula en un contexto así, los síntomas que no eran causados en primer lugar por la vesícula misma seguirán ahí, como es obvio, después de la cirugía.

Pero ¿qué hay de los síntomas que sí son causados por la vesícula y aparecen después de cada comida? En ausencia de un trastorno que indique una necesidad clara de cirugía, como una colecistitis aguda, los cálculos que obstruyan con frecuencia el conducto, o síntomas muy severos de una vesícula disfuncional, yo diría que al menos intentes mantener tu vesícula. He aquí el porqué: síntomas como la distensión, la incomodidad abdominal y la náusea pueden no resolverse sólo con la remoción de la vesícula, porque, incluso si no está funcionando bien y es la causa de esos síntomas, extraerla no resuelve la razón de fondo por la que no está funcionando.

Recuerda, la vesícula no produce bilis, sólo la almacena. Si el problema es una producción anormal de bilis, entonces los factores que contribuyen a esa situación deben ser evaluados. Además del consumo excesivo de grasas o de grasas de baja calidad, otras causas incluyen consumo excesivo de carbohidratos que puede conducir a un metabolismo desbalanceado de lípidos y carbohidratos, pérdida súbita de peso, diabetes, alcohol, píldoras anticonceptivas o terapia de remplazo hormonal (véase "Factores de riesgo de los cálculos biliares"). Estos factores pueden afectar a tu vesícula, pero en realidad son problemas que afectan a todo el cuerpo. Extraer la vesícula sin resolverlos no soluciona el problema, hecho que se demuestra cuando hasta 20% de la gente tiene síntomas recurrentes después de que se le extrae la vesícula.

FACTORES DE RIESGO PARA DESARROLLAR CÁLCULOS BILIARES

- Alcohol
- Anemia falciforme
- Cirrosis
- Colangitis (piedras con pigmentación café)
- Contracción de los ductos biliares
- Deficiencia de vitamina B12, ácido fólico (piedras con pigmentación negra)
- Diabetes
- Dieta: alta en grasas, baja en fibra, alta en carbohidratos
- Edad
- Embarazo
- Enfermedad de Crohn
- Etnicidad (pertenecer a la tribu pima)
- Género femenino
- Genética (mutaciones genéticas)
- Historial de cirugía abdominal
- Inactividad física
- Infecciones (*Helicobacter*, malaria)
- Lesiones espinales

- Medicamentos (inhibidores de la calcineurina, medicamentos para controlar el colesterol, octreitida, ceftriaxona)
- Nutrición parenteral total (terapia nutricional intravenosa)
- Obesidad
- Pérdida rápida de peso / Cirugía por obesidad
- Resección iliaca (piedras con pigmentación café)
- Síndrome metabólico
- Terapia de remplazo hormonal
- Trasplante de órganos

Cuando tu vesícula ni la debe ni la teme

Por desgracia, después de la cirugía mucha gente descubre que la vesícula no era la causa de su distensión. Condiciones como un crecimiento bacteriano excesivo, reflujo, infección por *H. pylori,* úlceras estomacales, intolerancia al gluten, intolerancia a la lactosa, vaciado estomacal retrasado y parasitosis pueden provocar síntomas similares a los de una vesícula disfuncional, como náusea, distensión y dolor abdominal. El problema principal que detecto, por mucho, es la persistencia de los síntomas originales después de la cirugía, lo que se reporta en más de la mitad de los pacientes a quienes les han extraído la vesícula. Lo peor es que, además de los síntomas originales, los cuales pueden haberse atribuido erróneamente a la vesícula, pueden desarrollarse nuevos síntomas cuando el principal órgano encargado de la secreción de la bilis y de la absorción de la grasa ya no está. Sin la vesícula que almacene y secrete la cantidad adecuada de bilis después de la comida, habrá mucha o muy poca bilis en circulación. La distención intensa y la diarrea después de comer es de lo que más se quejan mis pacientes, aunque también hay quienes sufren estreñimiento o náuseas. Si creías que tenías problemas con las comidas grasosas antes de que te quitaran la vesícula, quizá tendrás más complicaciones después. Sé que tal vez los pacientes a los que atiendo no son una población representativa, pues hay mucha gente a la que le quitan la vesícula por las razones adecuadas, se alivia y se siente bien, por lo que no tendría razón alguna para venir a verme. Yo más bien atiendo a sus contrapartes, a la gente que no se alivió y que quizá incluso se siente peor.

¿Qué hay de la cirugía biliar por elección?

El aumento de las colecistectomías más comunes se registra entre personas con lo que llamamos "indicaciones leves", es decir, individuos con una vesícula que no tiene un funcionamiento óptimo o con piedras en la vesícula que no causan síntomas, en lugar de con una vesícula con infección aguda o disfunción grave. Un estudio realizado tras 54 000 colecistectomías en Pensilvania reportó que la cantidad de procedimientos efectuados en pacientes con pocos síntomas o asintomáticos había aumentado más de la mitad desde el advenimiento de la cirugía laparoscópica. Sin embargo, ¿es buena idea prevenir los episodios graves antes de que ocurran? Es probable que algunos médicos bienintencionados te muestren el ultrasonido de las piedras en tu vesícula y luego te cuenten la historia de uno o dos pacientes que murieron de infección masiva porque una piedra se salió por el conducto biliar y causó un bloqueo. No obstante, las fascinantes estadísticas publicadas en *The New England Journal of Medicine* indican que es más seguro esperar y someterse a una cirugía de emergencia en caso de bloqueo del conducto biliar que someterse a una cirugía por elección para prevenir el bloqueo en el futuro. Esto pone de cabeza algunas de nuestras creencias, pues muchos asumimos que la cirugía por elección es más segura que un procedimiento de emergencia, y por lo tanto elegimos la primera por encima del segundo.

El estudio también apela al mejor consejo médico que cualquiera podría darte: si no está roto, quizá no hay por qué arreglarlo. La observación documentada —es decir, cuando tanto tú como tu médico prestan atención a cualquier cambio en los síntomas— a veces es la mejor idea, como ilustra el artículo recién citado, pues someterse a una cirugía el día de hoy por algo que podría salir mal en el futuro no es precisamente la mejor decisión. Como médico, la idea de eliminar partes del cuerpo cuando no hay indicadores de que es necesario hacerlo, como en el caso del cáncer u otros padecimientos duros de roer, me parece muy drástica. A lo largo de la historia hemos visto ejemplos de extracciones preventivas de amígdalas, úteros y tiroides que se hicieron con buenas intenciones. El resultado es casi siempre el mismo: un deterioro de la salud que ningún antibiótico, suplemento de estrógeno ni medicamento tiroideo pueden mejorar. Debemos enfocarnos sólo en descifrar qué anda mal y por qué, así como en arreglar las causas subyacentes, en lugar de sólo extraer el órgano y esperar que eso resuelva las cosas. Necesitamos nuestros órganos. Procura aferrarte a ellos tanto como sea posible y luego, si fuera el caso, herédaselos a alguien más en caso de que fallezcas y ya no los necesites. La cirugía por elección en el caso de cálculos biliares silentes no suele ser necesaria, y en general nunca es buena idea.

La magia del cambio

Cuando Rose empezó a implementar estos cambios, la charla en las consultas comenzó a girar en torno a comida, estrés y equilibrio. Se cayó de la carreta varias veces, pero, cuando los síntomas volvían, en lugar de apesadumbrarse o recriminarse por el fracaso, le recordaban cuán lejos había llegado para sentirse mucho mejor. Además, los ataques biliares se volvieron cada vez menos frecuentes e intensos.

Aun así, le seguía resultando un tanto increíble la asociación entre lo que comía y cómo se sentía. Era como un truco de magia. Unos seis meses después de implementar los cambios, volvió a someterse al examen de vesícula, el cual mostró que su fracción de eyección vesicular estaba en el rango normal. ¡La magia estaba funcionando!

Su hogar se mantuvo dividido en términos de su dieta a base de plantas contra la de su esposo, alta en grasas animales. Con el tiempo aceptaron que no llegarían a un acuerdo y que debían hacer las paces con el hecho de que tenían creencias distintas respecto a la comida. Pero la prueba irrefutable de que la comida es medicina sigue estando ahí: Rose y su vesícula siguen funcionando bien.

Si crees que algo anda mal en la vesícula, te recomiendo que vayas al médico y te hagan un ultrasonido, un estudio de imagen o algún otro estudio o análisis de sangre que él o ella te recomienden.

Si tienes problemas más imperativos, como fiebre, dolor agudo, sensibilidad y resultados de laboratorio anormales, y te dicen que deben extirparte la vesícula, lo más probable es que sea lo más prudente. Sin embargo, si eres de los millones de personas con síntomas como distensión, sentirse lleno después de comer, tener una ligera náusea e incomodidad abdominal, considera la posibilidad de que ni tu vesícula ni tus cálculos biliares sean los culpables, y que el problema puede ser otro. Incluso aunque parezca que la vesícula *es* el problema, asegúrate de que no sea el chivo expiatorio que se haya visto involucrado en una red de factores, como un consumo excesivo de grasas y falta de actividad física. Cambiar tus hábitos alimenticios y de vida es difícil, pero puedes seguir el ejemplo de Rose y hacer una cosa a la vez. Vale la pena, sobre todo si te permite conservar tus preciados órganos.

SOLUCIONES DE *LA BUENA DIGESTIÓN* PARA LOS PROBLEMAS VESICULARES

Al hacer estudios, resultó que Rose no tenía piedras en la vesícula, sino que su vesícula no funcionaba bien y tenía bajos índices de fracción de eyección vesicular, lo que significaba que no estaba liberando bilis de forma eficiente. He visto a muchas personas en situaciones similares que al modificar sus dietas no sólo alivian los síntomas, sino que también mejoran considerablemente su fracción de eyección vesicular.

Mordida a mordida: una fruta y una verdura al día

Por lo tanto, hicimos lo que siempre hacemos con gente que intenta implementar cambios sustanciales y aterradores en su dieta y, en última instancia, en su vida. Nos fuimos mordida a mordida. Empezamos con el concepto de una fruta/una verdura al día que les ha funcionado muy bien a muchos de mis pacientes. No sólo son alimentos libres de colesterol, sino que algunos de ellos incluso ayudan a reducir sus niveles. Los esteroles vegetales bloquean la absorción de colesterol en el cuerpo, y hay estudios que demuestran que los vegetarianos y quienes llevan una dieta basada en plantas tienen niveles mucho más bajos de colesterol. Si tienes alto el colesterol, no te recomiendo que dejes de tomarte tus medicamentos sin consultarlo con el médico, pero sí que observes una dieta a base de plantas: no sólo te ayudará a disminuir el colesterol, sino que también reducirá las probabilidades de desarrollar trastornos biliares.

Adiós a las grasas

También acordamos que Rose eliminaría aquello que tantos problemas le causaba: sus amados lácteos, de los que abusaba. Los lácteos son prácticos, convenientes y deliciosos. Es fácil comer algo de queso con galletas, o disfrutar un yogur griego, o beber un *latte* o un capuchino, o espolvorear queso parmesano o feta en la ensalada… Sin embargo, la cantidad de lácteos que consumes puede estarse acumulando, y quizá a tu TD le esté costando trabajo digerirlos. Los lácteos son la principal fuente de grasas en la dieta estadounidense, razón por la cual ni siquiera los vegetarianos están a salvo de padecer problemas de la vesícula.

Rose no estaba segura de si sería capaz de seguir el plan al pie de la letra, pero aceptó intentarlo. En unas cuantas semanas, el habitual pan danés del desayuno se había convertido en un plato de avena. Preparaba una olla entera el lunes por la mañana y le duraba hasta el viernes. Recalentaba las porciones en la estufa con un poco de leche de almendra, y a veces agregaba moras, otros días nueces y semillas, o plátano. El sándwich de pavo y queso se convirtió en una sopa de lentejas o calabacita que también preparaba en grandes cantidades y congelaba en porciones individuales que podía descongelar y comer en casa o en el trabajo. Seguía cenando carne, pescado o pollo, pero ahora siempre lo acompañaba de verduras verdes cocidas y camote o calabaza.

En marcha

En lugar de conducir, Rose empezó a irse al trabajo en metro, lo cual suponía caminar mucho más. Un estudio europeo publicado en 2010 reveló que las personas con cálculos biliares y con mayor actividad física tienen menos síntomas que sus contrapartes sedentarias. Asimismo, el riesgo de desarrollar problemas biliares disminuyó hasta en 70% en el grupo más activo. Los efectos benéficos parecían ser más sinérgicos al combinarlos con modificaciones nutricionales, como una dieta baja en grasas y alta en fibra. Los estudios también demuestran que el ejercicio puede prevenir la formación de cálculos y reducir los síntomas, si es que ya los tienes.

18

Hinchado de gravedad

¿Cómo sabes que tu distensión no es sólo una molestia sino una señal de algo más preocupante? En este capítulo, el término *hinchado de gravedad* no se refiere a la seriedad de los síntomas, sino a la causa subyacente: tu distensión es de gravedad cuando los síntomas son provocados por una afección que requiere atención médica inmediata. Los síntomas que acompañan a la distensión de gravedad no son necesariamente preocupantes por sí solos, pero algunas combinaciones de síntomas, en el contexto adecuado, en particular si hay un historial médico familiar llamativo u otros factores de riesgo, apuntan hacia un diagnóstico más serio que necesita analizarse a fondo. En este capítulo abordaré las señales de alarma y los síntomas que pueden ser indicio de algo ominoso, así como los diez diagnósticos que debes conocer si sospechas estar hinchado de gravedad.

No hay duda de que estamos hablando de cosas serias. Por fortuna, hasta los cánceres agresivos y otras enfermedades graves, si se detectan a tiempo, pueden ser tratados y, con frecuencia, curados. Si tienes cualquier sospecha de que tu distensión es algo más que sólo un síntoma molesto, no dudes en buscar atención médica.

Señales de alarma

PÉRDIDA DE PESO

La pérdida de peso es una de las principales señales de alarma de una distensión grave. Si te das cuenta de que has perdido más que un par de kilos sin haber cambiado de dieta o haber empezado un nuevo régimen de ejercicio, debes considerarlo causa de preocupación, en especial si has perdido 10% o más de tu peso corporal. La pérdida de peso puede ser consecuencia de un tumor o de tejido fibroso que esté oprimiendo los intestinos, lo que provoca que te sientas satisfecho después de haber comido poco, o puede ser causada por sustancias secretadas por un cáncer en otra parte del cuerpo y que suprimen el apetito.

AUMENTO DE PESO

Un tumor grande en el abdomen o en la pelvis puede generar un aumento de peso significativo y ser señal de una distensión grave. Otros tipos de tumores, como los de la glándula pituitaria, provocan aumento de peso debido a una mala regulación hormonal. La inflamación crónica en el cuerpo en ocasiones deriva en aumento de peso a causa de los niveles elevados de cortisol, la hormona del estrés.

ASCITIS

La ascitis es una acumulación anormal de fluido en el abdomen o la pelvis, y puede provocar aumento de peso y ensanchamiento acelerado de la cintura. La ascitis suele ser causada por enfermedades hepáticas, pero en cerca de 10% de los casos el culpable es el cáncer, y la ascitis es maligna. Una fuerte ascitis puede hacer que te sientas y te veas como si tuvieras varios meses de embarazo. ¿Cómo saber si tu distensión es ascitis o es aire? Si te recuestas boca arriba, el fluido ascítico caerá hacia los lados y se acumulará en los costados, mientras que el aire se irá hacia la parte superior del abdomen. Si crees que tienes ascitis debes buscar ayuda médica de inmediato, pues, si bien no todas las causas de la ascitis son cancerosas, todos los casos son serios. La combinación de distensión e ictericia, que hace que los ojos y la piel se tornen amarillos, debe hacernos sospechar de un cáncer que se ha expandido al hígado, aunque esto también puede suceder con formas benignas de enfermedades hepáticas.

DOLOR

El dolor es, sin duda, una sensación subjetiva, pero tú conoces tu cuerpo mejor que nadie, así que no hay nadie mejor calificado que tú para decidir si tu dolor es significativo. Puedes no saber cuál es el diagnóstico, pero debes confiar en tus instintos si la distensión viene acompañada de dolor abdominal o pélvico distinto a la incomodidad ocasional provocada por haber comido demasiado o por la menstruación. Si el primer doctor no te toma en serio, busca a un segundo, a un tercero y a un cuarto. No te detengas hasta que recibas una evaluación adecuada y la confirmación de que todo está bien.

OBSTRUCCIÓN INTESTINAL

El dolor abdominal y la distensión severas que aparecen de pronto, en especial si están acompañados de náusea y vómito, pueden deberse a una obstrucción intestinal provocada por tejido fibroso o por un tumor que esté oprimiendo el intestino. Las obstrucciones requieren atención médica inmediata para evitar complicaciones, como una perforación intestinal, que puede ser fatal. Una obstrucción a la altura del colon puede causar dolor, pero una obstrucción más arriba, al nivel del estómago o del intestino delgado, también provoca vómito, ya que el intestino intenta vaciarse. Las obstrucciones son dolorosas porque el intestino que queda arriba de la obstrucción se estira mientras se llena de comida y jugos gástricos. El dolor suele ser intenso y se presenta en oleadas, pues secciones enteras del intestino que están completamente distendidas intentan empujar el contenido a través del área obstruida. A veces las obstrucciones se desarrollan más despacio y no bloquean por completo el paso de las heces o del aire, en cuyo caso el dolor quizá no sea tan fuerte y vaya aumentando con el tiempo, aunque se le seguirá asociando con distensión significativa, incomodidad y, en muchos casos, con la sensación de estar lleno.

SANGRADO

La sangre en la materia fecal, el sangrado vaginal entre ciclos menstruales o el sangrado vaginal posterior a la menopausia se asocian con una distensión grave. Las causas más comunes de estos síntomas (hemorroides, un ciclo menstrual irregular o condiciones benignas como la endometriosis) no son siempre las más serias, pero la sangre debe examinarse siempre, ya que puede ser señal de cáncer, en particular de colon o uterino.

FIEBRE

La fiebre que acompaña a la distensión puede ser consecuencia de una infección, cáncer o inflamación. Si también existe un conteo elevado de células blancas, se debe descartar una infección de inmediato, en particular una infección pélvica, urinaria o gastrointestinal.

Diez diagnósticos relacionados con la hinchazón de gravedad

Las tres categorías principales de enfermedades que provocan distensión grave son cáncer, inflamación e infección. El cáncer es la categoría que más preocupa a la mayoría y suele ser el diagnóstico que quieres confirmar o descartar de inmediato si crees tener una distensión grave.

CÁNCER DE OVARIO

Ésta no es la causa más probable de una distensión grave, pero es una de las más letales, así que es buena idea familiarizarse con los síntomas y factores de riesgo. Aunque el cáncer de ovario es sólo el quinto más frecuente entre las mujeres, provoca más muertes que cualquier otro cáncer reproductivo, sobre todo en mujeres mayores de cincuenta años. Los factores de riesgo incluyen no haber tenido hijos o haberlos tenido a una edad avanzada; obesidad; historial familiar de cáncer de ovario, mama o colon; historial personal de cáncer de mama; algunas anormalidades genéticas, y tratamiento de remplazo hormonal de largo plazo. Los síntomas típicos son distensión, sensación de estar llena más pronto y dolor pélvico.

Una distensión persistente resulta preocupante cuando de cáncer de ovario se trata: un estudio británico realizado en 2008 mostró que 86% de las mujeres con cáncer de ovario tenían hinchazón o distensión persistentes, mientras que sólo 4.5% tenía distensión fluctuante. Un examen de pelvis meticuloso o un ultrasonido transvaginal, en el que se inserta una sonda en la vagina, son las mejores maneras de detectar el cáncer de ovario. El examen de sangre CA-125 no es un análisis confiable, pero puede ser de ayuda para seguir el tratamiento tras el diagnóstico. El cáncer de ovario ha sido llamado el asesino silencioso. Resulta que no es silencioso, sólo hay que saber escuchar.

CÁNCER CERVICOUTERINO

El sangrado vaginal anormal asociado con la distensión puede ser señal de cáncer cervicouterino que se desarrolla a partir de las células en el endometrio. Otros síntomas incluyen flujo vaginal líquido o con sangre, dolor pélvico o dolor durante el sexo o al orinar. Algunos factores de riesgo importantes son tomar suplementos de estrógeno en ausencia de la progesterona, el tamoxifeno, la radioterapia, un historial familiar de cáncer cervicouterino o historial familiar de alguna forma de cáncer de colon heredado llamado síndrome de Lynch.

CÁNCER DE COLON

El cáncer de colon puede crecer hasta obstruir el interior del colon y provocar una distensión progresiva. Si el cáncer se localiza al final del colon, en el recto o en el sigmoides, suele haber sangrado y estreñimiento que se agrava; pero un cáncer más arriba en el colon puede en un principio sólo causar distensión. No se debe ignorar jamás la sangre en las heces o en el papel higiénico. Incluso si tienes hemorroides no puedes saber si la sangre viene de una masa en el interior del colon, así que debe investigarse.

De entre los tipos de cáncer de los no fumadores en Estados Unidos, el de colon es la segunda causa de muerte; se puede prevenir principalmente con cambios en el estilo de vida y colonoscopías frecuentes. Algunos estudios han demostrado que cambiar a una dieta rica en nutrientes basada en frutas y verduras reduce a la mitad el riesgo de contraer cáncer de colon. La obesidad y la grasa abdominal también son factores de riesgo.

CÁNCER DE PÁNCREAS

Éste es uno de los tipos de cáncer más temidos porque tiende a ser muy agresivo y suele diagnosticarse en etapas avanzadas, así que la prognosis no es nada favorable. Los síntomas no son específicos e incluyen distensión, dolor abdominal y pérdida de peso. Un alto porcentaje de la gente con cáncer de páncreas desarrollará diabetes unos meses antes de que se le diagnostique el cáncer, y también pueden aparecer coágulos en la sangre. La distensión asociada con ictericia indolora, pérdida de peso, pérdida del apetito y dolor en la parte superior del abdomen que se dispara hacia atrás puede ser señal de cáncer de páncreas y es un conjunto de síntomas muy preocupante.

CÁNCER ESTOMACAL

El cáncer estomacal suele ser asintomático al inicio o provocar síntomas vagos como distensión en la parte superior del abdomen o sensación de estar lleno. La distensión acompañada de indigestión y acidez puede ser señal de alarma temprana. Al igual que el cáncer de páncreas, puede estar ya en una etapa avanzada antes de ser diagnosticado, en cuyo caso habrá síntomas adicionales, como pérdida de peso, náusea y dolor abdominal. Se cree que el factor de riesgo más importante para el desarrollo del cáncer estomacal es una infección por *Helicobacter pylori*, así que es buena idea hacerse pruebas si crees estar en riesgo. La bacteria afecta a más de la mitad de la población mundial, pero, por fortuna, provoca síntomas y cáncer sólo en un pequeño porcentaje de los infectados. Los nitratos y nitritos de los embutidos y las carnes procesadas son también factores de riesgo, y en una pequeña proporción de personas el cáncer estomacal es genético.

CARCINOMATOSIS PERITONEAL

La carcinomatosis peritoneal implica una amplia diseminación de un cáncer desde un sitio primario hasta el recubrimiento de la cavidad abdominal, y suele derivar en la producción de ascitis y en un vientre distendido e hinchado. El cáncer de ovario suele desembocar en carcinomatosis peritoneal; la prognosis normalmente no es favorable.

ENFERMEDADES HEPÁTICAS

La mayoría de las formas de enfermedades hepáticas son benignas, pero el hígado es también un sitio habitual para el cáncer que se extiende desde órganos distantes, pues cuando las células cancerígenas entran en el torrente sanguíneo, terminan por filtrarse al hígado. La distensión acompañada de ascitis e ictericia puede ser señal de que el cáncer se ha extendido al hígado o de que hay un cáncer hepático primario, el cual suelen desarrollar personas con historial de hepatitis o de abuso del alcohol.

DIVERTICULITIS

La diverticulitis puede provocar una combinación de distensión, fiebre y dolor abdominal; por lo general suele estar acompañada de diarrea o estreñimiento (véase el capítulo 16). El abdomen está adolorido, en especial en el sector izquierdo inferior. El descanso intestinal y una dieta líquida son los tratamientos habituales, además de antibióticos en caso de que haya fiebre, mucho dolor o un conteo de glóbulos blancos elevado. Si sientes dolor intenso, es posible que tu médico ordene una tomografía para ver si tienes un absceso, lo que podría requerir intervención quirúrgica o drenaje. Una vez superado el agudo episodio de diverticulitis, una dieta alta en fibra te ayudará a mantenerte regularizado y a evitar complicaciones.

ENFERMEDAD PÉLVICA INFLAMATORIA

La enfermedad pélvica inflamatoria (EPI) es causada por una infección en el endometrio, en las trompas de Falopio o en los ovarios, generalmente provocadas por enfermedades de transmisión sexual como la clamidia y la gonorrea. La EPI también se puede presentar durante el parto, un aborto, un aborto espontáneo o con la inserción de un dispositivo intrauterino. La distensión acompañada de fiebre, dolor y sensibilidad en el área pélvica, más flujo vaginal, sugiere una EPI. Realizar un examen pélvico y recetar un tratamiento con antibióticos es esencial, sobre todo porque la EPI sin tratar puede producir infertilidad y embarazos ectópicos (cigotos que se implantan y crecen en las trompas de Falopio en lugar del útero y que, si no se atienden, en ocasiones causan ruptura de las trompas, lo que puede ser fatal). Por lo tanto, si tienes distensión, sangrado o flujo vaginal y dolor en la espalda baja o en la pelvis, y crees que puedes estar embarazada, busca atención médica de inmediato.

ENFERMEDAD DE CROHN

La distensión acompañada de fiebre no siempre significa que hay infección. Condiciones inflamatorias como la enfermedad de Crohn también pueden manifestarse de esta forma, pues la enfermedad de Crohn es un desorden digestivo autoinmune que afecta el intestino delgado o el colon. La separación entre los primeros síntomas y el diagnóstico a veces toma años, y la distensión suele ser uno de esos síntomas iniciales. La enfermedad de Crohn puede provocar estrechamiento de los intestinos que terminará por conducir a una obstrucción intestinal, la cual tendrá como consecuencia una distensión severa y pérdida de peso, así como náusea y vómito después de ingerir alimentos. Puede causar también distensión asociada con diarrea y sangre en las heces. Además, llegan a presentarse otros síntomas fuera del TD, como aftas, dolor articular, lesiones en la piel e inflamación ocular.

Sé que éste no ha sido un capítulo fácil de leer, pero la buena noticia es que, si tienes distensión, lo más probable es que no tengas cáncer, infecciones ni inflamación, y que tal vez mi plan de diez días para una buena digestión (consulta el capítulo 23) sea todo lo que necesites para deshacerte de la distensión. Sin embargo, es útil conocer algunas de las señales de alarma y los síntomas asociados que podrían indicar una condición subyacente más preocupante, para así poder cuidarte lo mejor posible. Si no tienes la certeza de que tu distensión sea grave, siempre es mejor prevenir que lamentar, así que lo mejor es buscar atención médica en lugar de ignorar el problema y desear que se vaya.

19

La ruta de la buena alimentación

Hace alrededor de dos mil años, Hipócrates, el padre de la medicina moderna, aconsejaba lo siguiente: "Deja que la comida sea tu medicina y que la medicina sea tu comida". Hoy en día, este consejo es más relevante que nunca. Michael Pollan, mi cronista nutricional preferido, escribe sobre dónde estamos en términos alimenticios y cómo llegamos a este triste lugar; lo resume en apenas siete palabras: "Come alimentos, no muchos, sobre todo verduras". Pero con lo que en realidad necesitamos más ayuda es con la definición de la palabra "alimentos".

Una definición sencilla de "alimento"

Mucho de lo que encuentro en el supermercado no concuerda con mis simples criterios sobre qué son los alimentos de verdad. Se supone que un alimento debe tener un principio, una parte media y un fin. Es algo que estuvo vivo en cierto momento, por lo que tarde o temprano deberá morir por causas naturales.

Un alimento es algo que fue recogido de un árbol, arrancado de un arbusto, desenterrado del suelo, capturado en un río, lago u océano, o que fue sacrificado para que podamos comerlo. Sin detenernos en especificaciones tales como que el alimento haya sido cultivado por una máquina o por el ser humano, quien a su vez recibe un salario mínimo; que haya sido asesinado de algún modo sigiloso o grotesco; que esté lleno de hormonas o haya sido rociado con químicos que puedan hacernos daño; que haya sido cultivado en nuestro jardín trasero o en otro continente; o que haya sido cultivado en una granja o creado en un laboratorio, mi definición básica de "alimento" sigue siendo la misma: "algo que nos alimenta".

Puede ser que la distensión intestinal y muchos otros de los trastornos digestivos que veo a diario en mi consultorio sean resultado directo de nuestra separación colectiva de los alimentos tal como los he definido, y del incremento en la actualidad de la venta de alimentos procesados en los supermercados, restaurantes y tiendas de conveniencia. Saturamos nuestros alimentos de rellenos, conservadores y vitaminas sintéticas, y hemos alterado la identidad genética de los alimentos mismos. Como verás en este capítulo, es muy posible que estas modificaciones estén creando caos en nuestros sistemas digestivos y en nuestra salud en general.

Mucho que comer, pero que no es comida

Los alimentos que consumimos dicen algo sobre quiénes somos y pueden definir nuestra devoción, como si fueran una práctica religiosa o política. Hay personas que practican dietas libres de gluten, veganas, locavoristas (a base de comida local), pescetarianas, ovolactovegetarianas, bajas en carbohidratos o paleolíticas. La gente puede tener opiniones muy marcadas sobre qué y cómo come, pero el problema más grande que yo veo no está en elegir entre los diferentes tipos de dietas, sino en escoger alimentos de verdad. En Estados Unidos tenemos una gran variedad de cosas para comer, pero, si me lo preguntas, sólo una parte muy pequeña merece ser llamada comida.

Esta paradoja es todavía más brutal en las paradas de cualquier carretera o en las estaciones de gasolina, en las tiendas de conveniencia o en el aeropuerto: una cantidad ridícula de hileras de sustancias comestibles parecidas a alimentos, con fechas de caducidad que se extienden por años e ingredientes de los que jamás hemos oído hablar. ¿Es posible que algo nutritivo tenga tantos químicos y sobreviva tanto tiempo en las estanterías? *Hay mucho que comer, pero no es comida.*

En una gaveta de mi consultorio guardo algunas de estas sustancias comestibles parecidas a alimentos. Cuando estoy con mis pacientes, suelo sacar una de las cajas y leerles la lista de ingredientes. He aquí lo que viene en el empaque de cierta marca de galletas de animalitos:

> HARINA ENRIQUECIDA (HARINA DE TRIGO, NIACINA, HIERRO REDUCIDO, MONONITRATO DE TIAMINA [VITAMINA B1], RIBOFLAVINA [VITAMINA B2], ÁCIDO FÓLICO), JARABE DE MAÍZ ALTO EN FRUCTOSA, AZÚCAR, ACEITE DE SOYA, HARINA DE MAÍZ AMARILLO, ACEITE DE SEMILLA DE ALGODÓN PARCIALMENTE HIDROGENADO, CARBONATO DE CALCIO (FUENTE DE CALCIO), BICARBONATO, SAL, LECITINA DE SOYA (EMULSIONANTE), SABORIZANTE ARTIFICIAL.

La palabra "enriquecido" suele indicar que el ingrediente por sí mismo no tiene ningún valor nutricional, por lo que se le tienen que añadir varias cosas. Pero añadirle a la comida cosas como el hierro o los complejos de vitamina B tiene un valor muy cuestionable: obviamente, no es lo mismo que comer las fuentes naturales de estos nutrientes. De hecho, tampoco hay mucha información convincente que demuestre que tomar vitaminas sea beneficioso para nuestra salud. Hay estudios que comprueban que las personas que toman vitaminas son más saludables, pero en realidad no es gracias a los suplementos que consumen; estas personas tienden a llevar estilos de vida más saludables en términos de hábitos, incluyendo los relativos a los alimentos que eligen.

También deberías ser consciente de que la mayoría de los jarabes y aceites de azúcar, soya, maíz y semilla de algodón incluidos en productos como las galletas de animalitos han sido modificados genéticamente, y que aún estamos tratando de descifrar si eso es buena idea o no. El carbonato de calcio enlistado en los ingredientes no fue añadido para ayudarte a tener huesos fuertes; es un agente antiaglomerante que evita que los alimentos se compacten, y la lecitina de soya desempeña un papel similar. Los emulsionantes son importantes en las pinturas, pero ¿en mi comida? Después tenemos la caja negra del saborizante artificial, la cual se deja a la imaginación, pues no nos dicen qué hay adentro. La producción de estos saborizantes es más barata, además de que tienen una mayor expectativa de vida en las estanterías que los alimentos reales, aunque suelen derivarse de productos petroquímicos o de la industria del papel. No suena muy nutritivo, ¿o sí?

Las restricciones de tiempo de la sociedad moderna nos han vuelto cada vez más reticentes a tener que molestarnos por conseguir y preparar comida de verdad. Pero, cuando se trata de nutrición, lo que pones adentro se refleja directamente en lo que sacas. El atajo alimenticio de nuestros tiempos, el cual está lleno de ingredientes y sustancias químicas muy procesados, contribuye sin lugar a dudas al debilitamiento de nuestra salud y agrava nuestros problemas digestivos. Si llevara a los padres de familia a un laboratorio de química y les dijera que les abrieran la boca a sus hijos para que yo vertiera en ellas matraces repletos de colorantes alimenticios, metilciclopropeno, glutamato monosódico (GMS), benzoato de sodio, nitrito de sodio y otras sustancias similares que se utilizan con frecuencia, se horrorizarían y probablemente llamarían a la policía. ¿Te lo imaginas?

Adicción a lo falso, hambre de verdad

La razón por la cual este tipo de comida resulta tan atractiva no es ningún secreto: es barata, accesible, portátil, no se descompone y después de un rato comienza a saber bastante bien. De hecho, después de un rato empezamos a ansiarla como ansiaríamos las drogas y el alcohol, lo cual no es coincidencia. El doctor Neal Barnard, fundador del Comité de Médicos para una Medicina Responsable, revela algunos alarmantes datos sobre este tipo de alimentos en su libro *La seducción de la comida*. Ciertos alimentos, en particular el azúcar, estimulan la producción de un neurotransmisor conocido como dopamina. La dopamina realiza un gran número de acciones en el cerebro; la principal: permitirnos sentir placer intenso. Comer una gran cantidad de alimentos ricos en azúcar puede crear el mismo efecto que experimenta un drogadicto después de haber consumido cocaína o heroína, puesto que estimula los mismos receptores de dopamina en el cerebro.

Los alimentos, antes y ahora

Nuestros padres y abuelos consumían muchos de los alimentos que nosotros comemos: galletas, pasteles, sándwiches, guisados y quizá hasta hamburguesas. Probablemente no comían tantos de éstos como nosotros, pero ¿es ésa la única razón por la cual nuestra generación está mucho más enferma e inflamada? ¿O es que los alimentos de hoy en día tienen elementos adicionales que hacen que nos enfermemos?

Es posible, si no es que muy probable. La mayor parte de lo que comemos en estos tiempos contiene el mismo grupo de personajes en lo que a ingredientes se refiere, al menos en teoría. Pero, además de utilizar cantidades más altas de azúcar, grasa y sal para que encanten a nuestras papilas, los ingredientes que se utilizan en muchos alimentos en la actualidad no tienen ningún parecido con aquéllos con los que nuestros padres solían hornear y cocinar hace una generación. La mayoría de nuestros aceites de maíz, soya, canola y semilla de algodón (lo mismo que algunos productos como los jitomates, las papas, la papaya o las calabacitas) han sido alterados a través de un proceso de modificación genética. La modificación genética toma el material genético de un organismo y lo inserta en el código genético permanente de otro, creando sustancias nuevas, tales como las papas con genes de bacterias, cerdos con genes humanos y pescados con genes de ganado. Se estima que más de 70% de los alimentos procesados disponibles hoy en día en las estanterías de los supermercados contienen ingredientes genéticamente alterados.

VOLANDO CON EL ESTÓMAGO VACÍO

Es probable que cualquiera que viaje haya pasado mucho más tiempo del deseado dando vueltas en un aeropuerto. Por consiguiente, es ahí donde más levanto las cejas como detective de alimentos. La mayoría de las comidas de los aeropuertos son un ejemplo excelente de algo que no es más que moléculas de azúcar reacomodadas de otra manera. A eso se suma una gran cantidad de gustos culposos y no muy nutritivos que consumimos mientras intentamos ignorar la tristeza por el retraso de nuestro vuelo.

Además del azúcar, hay otros ingredientes en las comidas de los aeropuertos que pueden ser igual de adictivos:

- El GMS es famoso por ocasionar dolores de cabeza, pero también hace que nos sintamos hambrientos poco después de haber comido.
- La sal insensibiliza nuestras papilas gustativas, por lo que comenzamos a añadir más y más a nuestros alimentos.
- El queso contiene caseína y casomorfinas, ambas con efectos somníferos.
- Comer harina engendra más ganas de comer harina.
- La grasa es llenadora, y por lo tanto satisface nuestra tendencia evolutiva a comer alimentos ricos en calorías, aun si carecen de nutrientes.

La gente cuya dieta consiste principalmente en el tipo de comida que sirven en los aeropuertos tiende a tener sobrepeso pero con desnutrición. Pese a que ingieren más que suficientes calorías, les siguen faltando los nutrientes y vitaminas esenciales, por lo que continúan comiendo. Es un círculo vicioso de hambre insaciable y de inanición por falta de comida de verdad. Estos alimentos causan un típico comportamiento adictivo, probablemente relacionado con los efectos de la dopamina: indulgencia y placer, acompañados por tolerancia, seguida por un alejamiento, lo que detona en la repetición del ciclo una y otra vez. ¿Quién habría pensado que la comida podría ser tan dañina?

La modificación genética tiene ventajas y desventajas. Los beneficios potenciales incluyen una mejora en el contenido de los nutrientes y en el sabor, una resistencia a los agentes patógenos y a las enfermedades, un mejor rendimiento de la cosecha, mayor tiempo de caducidad y menores costos de producción. El aspecto negativo es que la naturaleza es un sistema increíblemente complejo de especies interconectadas, y muchos científicos se preocupan por los riesgos a largo plazo, así como por las consecuencias irreversibles y accidentales de alterar ese proceso. Las preocupaciones respecto a la modificación genética se dividen en tres categorías: riesgos de salud para los seres humanos, daños al medio ambiente y consecuencias económicas para las compañías que controlan el suministro de alimentos por medio del acceso a las semillas.

El Centro para la Seguridad de los Alimentos es una organización de interés público, sin fines de lucro y en defensa del medio ambiente que fue fundada en 1997 para desafiar las que considera tecnologías dañinas para la producción de alimentos y promover alternativas sustentables. Sostiene que los alimentos genéticamente alterados representan un grave riesgo potencial para la salud de los seres humanos, con altas probabilidades de toxicidad y alergenicidad.

Monsanto, una compañía transnacional de biotecnología agrícola fundada en 1901, es la principal productora de semillas genéticamente alteradas; considera que mientras sean seguras las proteínas introducidas de manera genética, los alimentos provenientes de cosechas genéticamente modificadas (GM) no representan ningún tipo de riesgo para la salud. Las pruebas de seguridad a largo plazo para los alimentos GM en humanos son muy inexactas y no tienen una disponibilidad inmediata, pues se necesita ingerir grandes cantidades de un producto GM específico durante un largo periodo de tiempo. Sin embargo, hay una gran cantidad de pruebas científicas documentadas y auspiciadas por el Centro de Prueba de Riesgos para el Ambiente (CERA) que muestran que las cosechas GM autorizadas en la actualidad son seguras.

El CERA forma parte del Instituto Internacional de las Ciencias de la Vida (ILSI por sus siglas en inglés), una organización sin fines de lucro fundada en 1978 y cuyos miembros son fundamentalmente compañías alimentarias, agrícolas, químicas y farmacéuticas. El financiamiento que recibe el ILSI proviene sobre todo de estos miembros.

A pesar de la documentación que tienen los estudios del CERA respecto del valor nutricional de las cosechas GM y la seguridad de las modificaciones empleadas, es inevitable que exista un conflicto de intereses inherente cuando las compañías con miles de millones de dólares en juego son las responsables de informar sobre la seguridad de sus propios productos. Ya hemos visto lo mal que esto puede salir en la industria farmacéutica, que tiene considerablemente más regulaciones: las probabilidades de que una investigación se incline a favor de un medicamento son 3.6 veces mayores cuando está financiada por la compañía que lo fabrica.

Aunque desde un punto de vista científico reconozco los beneficios potenciales de la modificación genética, no puedo evitar sentir desconfianza hacia los alimentos GM, sobre todo porque, como gastroenteróloga, desde su introducción masiva a finales de los años noventa he sido testigo de la repentina aparición de muchísimas dolencias digestivas nuevas y crónicas, principalmente en cuestión de alergias y tolerancia a los alimentos, y en la inflamación microscópica del intestino. Si bien esto no ilustra una relación de causa-efecto, vale la pena considerar cuáles podrían ser los efectos a largo plazo del consumo de estos alimentos.

Por desgracia no es ciencia ficción

He aquí un ejemplo de cómo estos productos pueden estar contribuyendo a tu inflamación.

El *Bacillus thuringiensis*, también conocido como Bt, es una bacteria astuta y resistente que vive en el aceite y que crea su propio insecticida (la toxina Bt), el cual mata a los insectos haciendo estallar sus estómagos. El insecticida trabaja haciendo agujeros en las membranas de las células intestinales de los insectos. Algunas compañías de biotecnología insertaron el gen de la toxina Bt en el maíz para que pudiera producir su propio insecticida, pues la idea era que la toxina matara a los insectos, pero que al mismo tiempo fuera destruida por completo en nuestro sistema digestivo para que no representara una amenaza a la salud humana. Durante el proceso sucedió algo bastante inesperado: un estudio canadiense realizado en 2011 descubrió que la toxina Bt, que debía haber sido destruida en nuestros intestinos, estaba presente en 93% de las mujeres embarazadas que se sometieron a la prueba, en 80% de la sangre umbilical de sus bebés y en 67% de las mujeres no embarazadas.

El maíz Bt se encuentra en casi todos los alimentos y bebidas procesados debido al uso generalizado de jarabe de maíz alto en fructosa. También se encuentra en la carne, puesto que en su mayoría proviene de ganado que se alimenta con maíz Bt en las granjas industriales u OCAA (Operaciones Concentradas de Alimentación Animal), cuyo nombre no suena muy agradable y da a entender que la vida de una vaca promedio en una OCAA no es muy divertida. Otros estudios han demostrado que los genes insertados en los alimentos modificados genéticamente pueden transferirse a las bacterias de nuestro intestino, por lo que, en lugar de ser destruida, la toxina Bt puede llegar a almacenarse y ser producida continuamente por los organismos que habitan en nuestro TD.

El síndrome del intestino permeable es algo relativamente nuevo que aún no se comprende del todo (véase el capítulo 14, "¿Tendrás intestino permeable?"). Algunos miembros de la comunidad médica creen que el intestino permeable es el mecanismo oculto detrás de muchas alergias y problemas inflamatorios del TD que van en aumento. ¿Recuerdas aquellos agujeros en las membranas de las células en los intestinos de los insectos? Bueno, pues en las personas que sufren de intestino permeable las uniones entre las células de la pared intestinal literalmente comienzan a gotear, permitiendo la entrada al torrente sanguíneo de sustancias que por lo general no pueden traspasar la membrana. A este fenómeno le llamamos aumento de la permeabilidad intestinal.

Por lo regular, la pared intestinal actúa como un filtro de agujeros pequeños y muy selectivos que permite la entrada de ciertos nutrientes, así como de partículas de comida bien digerida y de cierto tamaño, además de evitar la entrada de bacterias, toxinas y virus más grandes. Cuando el intestino se inflama y gotea, permite el paso al torrente sanguíneo de moléculas más grandes, incluyendo partículas de comida que no han sido bien desintegradas, a través de la pared dañada. Cuando esto sucede, el sistema inmunológico tiende a enloquecer porque no está acostumbrado a ver partículas de este tamaño, lo cual detona una reacción alérgica.

En mi trabajo examino pacientes con alergias a casi todo tipo de alimentos, y no sólo a los más comunes, como las nueces o los lácteos. Mis pacientes suelen tener síntomas inusuales, como enrojecimiento, distensión e inflamación, justo después de comer y con muchos alimentos distintos. Que una persona común y corriente con una membrana digestiva intacta sea alérgica a tantos alimentos es algo realmente inusual. Sin embargo, cuando se trata de alguien que sufre permeabilidad intestinal, tiene mucho sentido.

Este síndrome no sólo incrementa la permeabilidad intestinal y las reacciones alérgicas, sino que también disminuye la absorción de los nutrientes por parte del vello intestinal, que son esos millones de diminutas extensiones con forma de dedo que se localizan en el intestino delgado. Así que, incluso si llevas una dieta sana y balanceada, este síndrome disminuye la absorción de las vitaminas y minerales que tanto necesitas, al tiempo que aumenta la absorción de partículas de comida mal digerida y de otros parásitos malignos. El síndrome del intestino permeable también se asocia con el crecimiento excesivo de especies indeseables de bacterias y hongos, cuyos desechos incluyen grandes cantidades de gas metano que causan inflamación.

Un grupo de científicos italianos descubrió una amplia gama de respuestas inmunes en ratones alimentados con maíz Bt, incluyendo un incremento de anticuerpos, citosinas y células T pertenecientes al tipo que por lo regular se asocia con reacciones alérgicas y autoinmunes. Esto ocasionó que los investigadores se preguntaran si el incremento sustancial de alergias y padecimientos inflamatorios que observamos en la actualidad podría estar relacionado con algunas de estas sustancias manipuladas que es probable que no estén diseñadas para el consumo humano.

Yo me pregunto lo mismo con muchos de mis pacientes que padecen síndrome de intestino irritable, condiciones inflamatorias, alergias a los alimentos e inflamación inexplicable. Con frecuencia, sus síntomas parecen estar relacionados con algo que comieron, pero no logramos averiguar qué es. Como resalté en el capítulo 14, algunos de ellos describen que se sienten "envenenados". Siempre se sienten mejor cuando evitan completamente los alimentos, pero, por supuesto, ésa no es una solución a largo plazo. Podemos limpiar nuestros cuerpos de los insecticidas en aerosol, pero las toxinas insertadas por manipulación, como la Bt, aunadas a la modificación que han sufrido con respecto a su estado natural, forman parte de los alimentos que consumimos: no podemos separarlas ni evitarlas.

En 2010, la Academia Estadounidense de Medicina Ambiental aconsejaba a los médicos que ordenaran a sus pacientes excluir los alimentos genéticamente modificados de sus dietas. Como muchas otras organizaciones, también exigió más estudios de seguridad independientes y a largo plazo, así como la etiquetación de alimentos que contuvieran ingredientes modificados genéticamente. Todavía estamos en proceso de averiguar cuáles son los efectos a largo plazo de la modificación genética de nuestros alimentos. Mi postura respecto a los pacientes con distensión, inflamación, alergias e intolerancia a los alimentos, así como con enfermedades autoinmunes, es recomendarles excluir estos alimentos de su dieta, no porque haya una conexión clara, sino porque podría haberla.

Una de mis pacientes, Sheila, estaba bien hasta hace dos años, cuando de repente desarrolló enrojecimiento, comezón e hinchazón en la cara y las manos, síntomas que desaparecieron después de unas horas. Fue a ver a un reumatólogo, quien pensó que se trataba de una reacción alérgica, pero sus exámenes de laboratorio resultaron positivos a lupus, una enfermedad autoinmune capaz de afectar muchos otros sistemas de órganos, entre ellos las articulaciones, la piel, los riñones, las células de la sangre, los pulmones y el corazón. En ese momento ella no mostraba ningún signo de lupus como tal, pues no tenía erupciones crónicas en la piel, inflamación o dolor en las articulaciones, problemas de riñones, fiebre, fatiga ni anemia. Debido a que no se quejaba de ningún dolor físico, decidieron mantenerla bajo observación y volver a realizarle exámenes de laboratorio en unos cuantos meses.

Durante ese tiempo, Sheila comenzó a desarrollar una incesante distensión y diarrea después de cada comida. En su siguiente consulta con el reumatólogo, la prueba de lupus resultó aún más anormal, por lo que le prescribió hidroxicloroquina y me la envió para que valorara la diarrea.

Antes de ir a verme, Sheila investigó un poco sobre el lupus por su cuenta y decidió someterse a un régimen antiinflamatorio. Eliminó el gluten, los lácteos, el azúcar, la soya y la carne, y se cambió a una dieta basada en verduras junto con algo de pollo orgánico y pescado. En el transcurso de dos semanas, su diarrea mejoró y dejó de tener accidentes y de hacerse encima. Su prueba de sangre de lupus también mejoró mucho, aunque seguía siendo anormal. Sin embargo, continuaba sintiéndose hinchada después de casi todas las comidas y sus heces seguían sin tener una consistencia sólida.

Como había dejado de consumir trigo y casi todas las proteínas de origen animal, Sheila se alimentaba ahora de muchos productos derivados del maíz: tortillas, palomitas y pastelitos horneados con harina de maíz. Eliminamos el maíz, y su abdomen y sus heces volvieron a la normalidad en el transcurso aproximado de un mes. Lo más interesante fue que, en su siguiente consulta con el reumatólogo, la prueba de sangre de lupus también salió normal.

Con el paso del tiempo, Sheila dejó de tomar hidroxicloroquina, pero continuó con la misma dieta y ha seguido alimentándose bien. Aún no está claro si de verdad contrajo lupus, pero sin duda algo andaba mal con su sistema inmunológico y con su intestino, y los cambios en la dieta resultaron ser de gran ayuda para que las cosas regresaran a la normalidad. He tenido muchos pacientes que responden de modo favorable a las dietas antiinflamatorias que eliminan los cereales procesados, los azúcares refinados y otros alimentos modificados genéticamente, y cuyos síntomas de inflamación intestinal y exámenes de sangre se aliviaron en gran medida. Mi plan de diez días para lograr una buena digestión (ver capítulo 23) no es tan drástico como lo que Sheila tuvo que hacer, pero sí te pondrá en la línea de salida de la carrera para curar la inflamación y la distensión.

Hoy en día es muy fácil desconectarse de los alimentos cuando muy pocos de nosotros nos involucramos en el cultivo y la cosecha, o incluso cuando ni siquiera cocinamos lo que consumimos. Pero es imposible separar lo que comemos de cómo nos sentimos, ya que es cierto que somos lo que comemos (¡y también somos lo que nuestros alimentos comen!). No estoy sugiriendo que cambiar la dieta sea la solución para todos, pero vale la pena que consideres seriamente si los alimentos que consumes pueden estar contribuyendo a tus problemas digestivos (noción que a mí, como gastroenteróloga, me parece intuitiva, pero que sigue sin ser aceptada por muchos miembros de la comunidad médica). Aún estamos aprendiendo sobre padecimientos como el síndrome del intestino permeable, las alergias alimenticias y las enfermedades autoinmunes, pero tengo la corazonada de que en los próximos años encontraremos aún más evidencias de que la mayoría de las enfermedades se originan en nuestro aparato digestivo y de que la comida es nuestra mejor medicina, así como también nuestro peor veneno.

20

La ruta de las bebidas adecuadas

No siempre ponemos la misma atención a lo que bebemos que a lo que comemos. Quizá piensas que mientras bebas algo te mantendrás hidratado, sin importar de qué bebida se trate. Los líquidos son esenciales para que los productos de la digestión se muevan con facilidad a lo largo de los intestinos, pero, si estás bebiendo los equivocados, podrías estar causándote deshidratación e inflamación. Algunos líquidos también son muy densos en calorías, lo que puede hacerte subir de peso. En este capítulo aprenderás cuáles son algunos de los peores agresores en términos de lo que yo llamo los "hinchatables potables". Asimismo, te recomendaré alternativas para reducir la inflamación, hidratarte y mantener el contenido de tu intestino húmedo y en movimiento.

Los hinchatables potables

LÁCTEOS

Los lácteos son una de las principales fuentes de grasa de nuestra dieta y en su mayoría vienen en forma de leche. Hay tres razones principales por las cuales no recomiendo consumir lácteos si sufres de distensión o problemas gastrointestinales, sin importar que sean de cremas enteras, descremadas o bajas en grasa.

1. Intolerancia a la lactosa.
2. Pasteurización.
3. Hormonas.

Intolerancia a la lactosa

Más de la mitad de la población del mundo tiene algún grado de intolerancia a la lactosa. Esto significa que el intestino delgado no produce una cantidad suficiente de enzima lactasa, la cual es necesaria para digerir la lactosa, el azúcar presente en la leche. La intolerancia a la lactosa puede desarrollarse en cualquier momento, desde la infancia hasta la adultez. Diagnosticarla llega a ser algo complicado, pues los síntomas se sobreponen a los de otros padecimientos, como el síndrome de intestino irritable y la celiaquía, la cual también en ocasiones provoca distensión, diarrea, gases y calambres en el abdomen.

Cuando sospecho que un paciente padece intolerancia a la lactosa, el primer paso que doy es aconsejar una prueba de abstinencia: evitar todo lácteo por un periodo mínimo de una semana para ver si hay mejoría en los síntomas. (Una prueba de hidrógeno en el aliento es una de las maneras más adecuadas de diagnosticar la intolerancia a la lactosa, pero es un poco más complicada que valorar los síntomas de un paciente después de una semana de abstinencia.) En una persona intolerante a la lactosa, ésta pasa del intestino delgado al colon sin haber sido digerida; una vez ahí, las bacterias la fermentan y la transforman en hidrógeno y otros gases. La detección de un aumento en el nivel de estos gases en una prueba de aliento se considera evidencia de una deficiencia de lactasa.

Una vez que se ha hecho el diagnóstico, algunas personas eligen eliminar por completo los lácteos de su dieta para controlar los síntomas. Aquellos con síntomas más leves o que consideran que los cambios en la dieta son una dificultad, pueden salirse con la suya mediante pequeñas cantidades de yogur y quesos curados, los cuales contienen menos lactosa que otros productos como el helado y los quesos suaves. La mayoría de la gente con niveles bajos de lactosa puede tolerar pequeñas cantidades de lácteos, pero tendrá síntomas si consume mayores dosis. Por lo general no recomiendo utilizar suplementos de lactasa o productos con lactasa añadida de forma regular, porque si tu cuerpo no puede digerir algo, la abstinencia me parece la forma más sensata de abordar el problema.

La intolerancia a la lactosa es común, pero puede ser también señal de otros problemas en el aparato digestivo. La celiaquía y la enfermedad de Crohn llegan a ocasionar intolerancia a la lactosa porque lastiman las paredes del intestino delgado donde se secreta la enzima lactasa. Las infecciones por rotavirus y giardia pueden generar una intolerancia a la lactosa tanto temporal como permanente. A los pacientes con náusea, vómito o diarrea que creen tener un "bicho estomacal" suelo recomendarles que eviten los lácteos, para después reintroducírselos cautelosamente una vez que disminuye la gravedad de la enfermedad.

Si crees que podrías ser intolerante a la lactosa, no hay nada de malo en intentar una prueba de abstinencia, pero si tus síntomas no desaparecen por completo después de haber eliminado los lácteos, entonces acude al médico lo más pronto posible para asegurarte de que no tienes otra enfermedad gastrointestinal como síndrome de intestino irritable, celiaquía, enfermedad de Crohn o alguna infección.

Pasteurización

Llevamos más de cien años pasteurizando la leche para disminuir los desechos de bacterias y extender su fecha de caducidad. Este procedimiento consiste en calentar la leche a muy altas temperaturas, para después enfriarla rápidamente. El problema con la pasteurización es que también destruye muchas de las vitaminas y bacterias beneficiosas de origen natural que tiene la leche. Algunos practicantes de la medicina alternativa aconsejan consumir lácteos crudos no pasteurizados como fuente de bacterias benéficas, pero aun así seguirán causándote problemas si eres intolerante a la lactosa.

Hormonas

Las hormonas que utilizan las marcas comerciales de lácteos para aumentar la producción de leche de sus vacas pueden tener un efecto parecido al del estrógeno, lo que llega a provocar un padecimiento llamado dominancia del estrógeno. Este padecimiento, el cual abordo en el capítulo 8, "¿Qué les está pasando a tus hormonas?", es lo que sucede cuando el estrógeno está desproporcionalmente elevado respecto a la progesterona. La dominancia de estrógeno es la principal causa de distensión, además de que es capaz de empeorar otros padecimientos que contribuyen a la hinchazón, como los fibromas o la endometriosis.

REFRESCOS

Nadie afirmaría que los refrescos son un alimento saludable o que forman parte de una dieta nutritiva, pero quizá pocos se den cuenta de que son una de las principales causas de distensión. Los endulcorantes de los refrescos suelen tener azúcar, jarabe de maíz alto en fructosa o carbohidratos que el cuerpo es incapaz de absorber bien, como la maltodextrina o los endulcorantes artificiales. Su alto contenido de azúcar (¡el cual llega a ser de diez cucharaditas en algunas marcas!) puede provocar una distensión ocasionada por la sobrepoblación de especies no deseadas de bacterias y hongos, en particular la cándida, que se alimenta del azúcar. Eso sin mencionar el aumento de peso que nos puede causar un refresco al día: hasta 54 700 calorías al año, lo que equivale a casi siete kilogramos.

Algunos estudios han demostrado que los endulcorantes artificiales en ocasiones incrementan la insulina (una hormona asociada al almacenamiento de grasa, la diabetes y la inflamación) y, pese a que son bajos en calorías, pueden hacernos subir tanto de peso como un refresco normal.

Y, finalmente, el intestino delgado no desintegra ni digiere los endulcorantes artificiales ni los carbohidratos mal absorbidos que no son nutritivos, por lo que las bacterias del colon los someten a una fuerte fermentación, que produce gases y distensión. Esta última puede ser también resultado de una intolerancia a la fructosa no diagnosticada, y los refrescos endulzados con fructosa pueden contribuir enormemente a esos síntomas.

BEBIDAS DEPORTIVAS

A diferencia de los refrescos, estas bebidas suelen estar etiquetadas como saludables y llenas de electrolitos importantes, pero, salvo que entrenes para el triatlón "Ironman", lo más probable es que no necesites el sodio extra ni las otras sales que contienen (salvo que estés tratando de aumentar tu distensión). El azúcar y otros endulzantes contenidos en estos productos tienen el mismo efecto que los refrescos y contribuyen al crecimiento excesivo de bacterias y al aumento de peso. La mayoría de la gente no pone atención a la cantidad de calorías que consume al beber estos productos deportivos porque se deja llevar por su supuesta cualidad saludable. En muchos casos, las calorías consumidas exceden por mucho a las calorías quemadas en el gimnasio. La mejor manera de hidratarte después de una sesión de entrenamiento es con agua. Si te preocupan los electrolitos, cómete un plátano.

JUGOS DE FRUTAS

Los jugos de frutas pueden contener una gran cantidad de azúcar o fructosa, igual que los refrescos, por lo que también ocasionan sobrepoblación de bacterias, problemas con la cándida, distensión por intolerancia a la fructosa y aumento de peso. En un estudio reciente realizado en la Universidad de Kansas, casi la mitad de las personas normales que fueron expuestas al consumo de fructosa experimentaron gases. Quizá pienses que estás haciendo una elección saludable al escoger jugos de frutas en lugar de refrescos, pero el azúcar contenida en los primeros puede incluso ser mayor que la de un refresco. Las etiquetas que dicen "sin azúcares añadidos" muchas veces son engañosas: por lo general, los productos por su propia naturaleza ya contienen un nivel muy alto de azúcar. Si sufres de desequilibrio bacteriano en el intestino, el azúcar adicional te producirá una tremenda distensión porque las bacterias y diversas especies de hongos prosperan en ella. Y, a diferencia de una porción de fruta, el jugo no contiene fibra que reduzca la absorción de azúcar por parte del cuerpo, lo que genera un aumento en la producción de insulina.

El alcohol causa distensión de muchas maneras. El que se hace a partir de gluten y que contiene cereales como trigo y cebada irrita el revestimiento intestinal si sufres de celiaquía o eres intolerante al gluten. También llega a irritar el revestimiento del estómago y a ocasionar una enfermedad llamada gastritis, en la cual se erosiona la capa de mucosa protectora, dejando al estómago vulnerable ante los efectos del ácido gástrico y de las enzimas digestivas. La gastritis producida por alcohol puede generar una distensión severa y fuerte molestia abdominal.

También añadirá muchos centímetros a tu cintura. El hígado lo transforma en acetato, el cual desacelera los procesos de quema de grasas del cuerpo. Además, muchos de nosotros consumimos alimentos pésimos bajo la influencia del alcohol, lo que puede hacernos subir muchos kilos que se agregan a las calorías vacías del alcohol.

Por último, pero no por eso menos importante, el alcohol deshidrata, lo que ocasiona cambios en los electrolitos que hinchan nuestro abdomen y nos dan una apariencia general de hinchazón.

CAFEÍNA

Quizá creas que la cafeína te ayudará a combatir la distensión dado que suele usarse como un diurético, pero resulta que en realidad también contribuye a la distensión. Las bebidas con cafeína, en particular el café, estimulan el sistema digestivo y generan espasmos que provocan distensión. La cafeína también empeora las condiciones asociadas a la distensión, como las úlceras estomacales, la gastritis y el síndrome de intestino irritable. Las bebidas descafeinadas también se han vinculado con algunos de estos síntomas. A pesar de los efectos estimulantes de esta sustancia, los cuales detonan movimientos intestinales en algunas personas, el efecto diurético puede provocar deshidratación, disminución de los movimientos intestinales y distensión, así como acumulación de grasa.

LECHE DE SOYA

Quizá un café con leche de soya pueda parecer buena idea a quienes son intolerantes a la lactosa, pero la soya procesada también contribuye en gran medida a la distensión. En Asia, pequeñas cantidades de soya fermentada sin procesar como el miso, el *nattō*, y el *tempeh,* se han asociado con beneficios a la salud, principalmente porque estimulan la proliferación de especies benéficas de bacterias. No obstante, consumir grandes cantidades de soya fermentada sin procesar, tal y como suele hacerse en Occidente para sustituir los lácteos, o como relleno de ciertos alimentos, puede provocar justo lo contrario: efectos parecidos a los de los estrógenos que contribuyen a la distensión, aumento de peso y síntomas de dominancia del estrógeno. Además, la soya reduce el funcionamiento de la tiroides y en algunos individuos ocasiona enfermedades tiroideas, lo cual también es una causa importante de distensión.

BEBIDAS CARBONATADAS

Yo prefiero el agua gasificada al agua regular, pero cuando estoy hinchada evito a toda costa la carbonación. La disolución de dióxido de carbono en agua genera ácido carbónico, lo que otorga sus burbujas al agua gasificada y te deja el estómago hinchado y lleno de gas de dióxido de carbono. El agua carbonatada en botella o en lata también puede contener sodio y otras sales añadidas para aumentar el sabor, y la sal adicional también contribuye a futuro al efecto de la distensión.

KOMBUCHA

La kombucha es una bebida hecha a través de la fermentación de bacterias y hongos mezclados con azúcar y agua. Pese a que muchas personas la consideran un agente desintoxicante, suelen exagerarse sus beneficios a la salud, y muchas personas que consumen productos de kombucha con regularidad tienen problemas de distensión. Aunque los fabricantes aseguran que algunas de las especies de hongos utilizadas son benéficas, es difícil predecir el contenido exacto de microbios de los distintos lotes. La contaminación bacteriana también se vuelve una preocupación en caso de preparar la kombucha en casa.

¿Qué deberías beber?

Sé que tienes la impresión de que te quité todos los líquidos que consumes, pero conserva la calma. Aún hay muchas bebidas que no te causarán distensión y que quizá te ayuden a solucionarla.

AGUA

Por razones obvias, el líquido que deberías beber en mayor cantidad es el agua. Más de la mitad de nuestro cuerpo es agua y, dado que hay muchos factores en la vida diaria que causan deshidratación, desde los medicamentos, la cafeína, los calentadores y los aires acondicionados hasta la ingesta insuficiente, necesitas asegurarte de reponer el suministro de agua de tu cuerpo. Beber una gran cantidad de agua es una de las mejores cosas que puedes hacer para eliminar la distensión. El agua ayuda a la buena digestión, mantiene húmedos los intestinos y el movimiento enérgico en su interior, el cual impide el estreñimiento y los rebotes que causan distensión. Te recomiendo beber por lo menos un litro al día, aunque la necesidad varía dependiendo del clima en que vivas, lo hidratada o deshidratada que sea tu dieta, y las pérdidas de fluido que experimentes a lo largo del día.

AGUA DE COCO

Soy una gran entusiasta del agua de coco, que en su forma pura contiene relativamente pocas cantidades de azúcar, ningún conservador y suficientes electrolitos naturales como el potasio que ayudan a combatir la deshidratación. He mantenido fuera del hospital a muchos pacientes que sufrían gastroenteritis infecciosa o brotes de colitis mediante el uso del agua de coco como terapia de rehidratación. El agua de coco es una excelente alternativa a los refrescos y los jugos de frutas, pero no es una bebida baja en calorías, por lo que necesitas ser consciente de cuánta consumes o comenzarás a acumular grasa y azúcar.

TÉS DE HIERBAS

Casi ningún té de hierbas contiene cafeína de forma natural, por lo que son una excelente opción para sustituir el café o los tés con cafeína. El agua que utilices para prepararlos puede contar como el litro que recomiendo tomar al día, sólo asegúrate de no añadirle montones de azúcar y leche, ya que éstos agregan calorías y estimulan la distensión. Quizá a ti te guste el té caliente, pero muchas de las infusiones frutales y herbales tienen una agradable acidez que también es sabrosa y refrescante si se toman heladas.

JUGOS VERDES Y LICUADOS

Mi manera favorita de hidratarme es un poco laboriosa, pero vale mucho la pena: con jugos verdes y licuados. No hay forma correcta o equivocada de prepararlos, siempre y cuando utilices productos bien lavados y de preferencia orgánicos, y no los satures de fruta. Necesitarás un extractor para los jugos verdes y una buena licuadora para los licuados; puedes encontrar algunas recetas para comenzar en mi plan de diez días para la felicidad intestinal en el capítulo 23. Mi jugo verde favorito contiene col rizada, espinacas y manzana verde. En cuanto a los licuados, me encanta mezclar moras, plátanos y leche de almendras con hojas de repollo ralladas, espinacas o col. Añade semillas de linaza molidas o semillas de *psyllium* para un estímulo adicional contra la distensión. Ten cuidado con los licuados y los jugos comerciales prefabricados. A pesar de que en la etiqueta juran ser saludables, muchos de ellos contienen grandes cantidades de azúcar de jugo de manzana, de alguna otra fruta dulce, o incluso de endulzantes, y muy pocas verduras verdes. Algunas de las marcas más populares que se venden en los supermercados tienen mucha más azúcar que una porción de helado.

Recuerda que la distensión suele ser una señal de que lo que estás comiendo o tomando no es compatible con tu cuerpo, o de que tienes cosas atoradas a lo largo de tu supercarretera intestinal. Poner atención a los líquidos que consumes es esencial para eliminar la distensión y estar bien hidratada, así como para mantener los contenidos de tu aparato digestivo húmedos y en movimiento.

21

La ruta más movida

El año pasado me apunté como médico voluntario en el triatlón "Ironman" en Kona, Hawái. Competir en Kona forma parte de mi lista de cosas por hacer antes de morir, aunque aún no llego a ese nivel (es más, ni siquiera estoy cerca), por lo que lo mejor que podía hacer era trabajar en la carpa de servicios médicos. Tenía curiosidad por ver en qué tipo de condición estaría una persona después de haber nadado 3.8 kilómetros, recorrido 180 kilómetros en bicicleta y corrido 42 kilómetros bajo un calor de 37 °C.

La mayoría de los competidores que atendí esa noche en la tienda de servicios médicos sólo estaban deshidratados y exhaustos. Pesamos a los atletas antes de la carrera, y al final algunos habían perdido cuatro kilos o más. Muchos cojeaban porque tenían dolorosos espasmos musculares, y uno tuvo que ser enviado al hospital debido a un edema pulmonar (enfermedad en la que los pulmones se llenan de agua en lugar de aire). Algunos estuvieron nadando, montando bicicleta y corriendo durante diecisiete horas (es el límite para que te saquen de la carrera si no has completado los 225 kilómetros para la medianoche). Fue algo increíble e inspirador ser testigo de lo que fueron capaces mis compañeros.

Después de la carrera observé que en general hay tres tipos de personas: las superatléticas —como los competidores del Iron-Man—, las que están todo el día sentadas ociosamente frente a la televisión y las que nos encontramos entre esos dos extremos. El tiempo que he dedicado al interior y a los alrededores del TD también me ha hecho descubrir que hay tres categorías de movimientos intestinales: aquéllos que son tan precisos que puedes ajustar tu reloj al momento de su llegada, aquéllos que suelen retrasarse tanto que hasta te hacen abandonar el baño y los que se encuentran en medio. El tipo de hábitos de higiene que tengas también refleja el tipo de entrenamiento que realizas, tanto para mantener tu regularidad gastrointestinal como para mantenerte activo en general. Por fortuna, no es necesario que nades, hagas ciclismo y corras durante todo un día para poner tus intestinos en forma, y, por supuesto, otros factores además del ejercicio determinan la actividad intestinal. Sin embargo, lo cierto es que tu TD es un solo músculo largo; si no te mueves, lo más probable es que tus intestinos tampoco lo hagan.

Las sesiones de ejercicio interior

Los suaves músculos que conforman el largo y hueco tubo intestinal trasladan y mezclan los alimentos digeridos al tiempo que éstos viajan a través de él. Este traslado, conocido como peristaltismo, consiste en una serie de movimientos parecidos a los de las olas en los que los músculos se contraen y se relajan, y los productos de la digestión se mueven de forma eficiente a lo largo del sistema. Los músculos intestinales están acomodados en capas de músculos circulares que se alternan con músculos longitudinales. La contracción de los músculos circulares inicia la ola peristáltica, mientras que las contracciones longitudinales subsecuentes brindan la propulsión. Las lombrices de tierra utilizan un sistema peristáltico similar para trasladarse.

La mayor parte del TD está hecha de músculo suave, el cual se contrae de forma involuntaria, contrario a los bíceps y los tendones, que son músculos esqueléticos controlados por nosotros y que se contraen o relajan según nuestra voluntad. Entonces, si las contracciones musculares peristálticas ocurren de manera involuntaria, ¿cuál es la conexión entre la actividad física y la salud gastrointestinal? Bien, a pesar de que el peristaltismo no requiere esfuerzo alguno de nuestra parte, pues no somos conscientes de él, nuestro nivel de actividad física sí tiene un impacto en la contracción involuntaria del músculo del TD. De hecho, el ejercicio es uno de los estimulantes más importantes del movimiento peristáltico:

- El ejercicio disminuye el tiempo de tránsito a lo largo de todo el TD, por lo que las heces llegan más rápido a su destino final.
- Las fuerzas gravitacionales que se activan durante el ejercicio ayudan a propulsar las heces en dirección al recto.
- El ejercicio incrementa la producción de óxido nítrico, sustancia que relaja los músculos suaves del TD y acelera el movimiento peristáltico. Gracias a nuestros colegas cardiólogos, hemos aprendido que el óxido nítrico es esencial para la salud vascular, puesto que relaja los vasos sanguíneos que llevan sangre al corazón, lo que a su vez impulsa al torrente sanguíneo y previene la acumulación de placa que pueda ocasionar un infarto. Además, tiene un efecto de protección similar en el TD al mantener limpia la mucosa y prevenir que los glóbulos blancos que regulan la inflamación se queden pegados en el revestimiento intestinal.
- El ejercicio puede aumentar en gran medida el flujo linfático. La linfa es una especie de líquido que rodea nuestras células y transporta grasas digeridas y residuos metabólicos a lo largo del cuerpo. Un flujo linfático deficiente puede generar distensión.
- Se ha demostrado que los ejercicios con saltos vigorosos como montar a caballo, correr y algunas formas de yoga en ocasiones incrementan la producción de bilis en el hígado, lo que intensifica la digestión y disminuye la distensión.
- La actividad física disminuye los niveles de colesterol en la bilis, los cuales, si se elevan, contribuyen a la formación de cálculos, que son depósitos duros parecidos a piedras pequeñas que se forman dentro de la vesícula biliar.
- El ejercicio es un arma potente para tratar el estreñimiento y la distensión. De hecho, los corredores tienen mejores evacuaciones: más grandes, consistentes y frecuentes.

Una y otra vez observo que mis pacientes más activos suelen tener menos problemas gastrointestinales y sufren menos de distensión. Por el contrario, los pacientes sedentarios que están atados a la cama o al sillón en ocasiones desarrollan un estreñimiento y una distensión tan graves que alguien debe quitarles las heces del colon de forma manual, una tarea muy desagradable para ambas partes que se llama desimpactación fecal o rectal.

Hay mucha evidencia científica que sustenta esta relación inversamente proporcional entre el ejercicio y la posibilidad de desarrollar problemas digestivos, como cáncer, cálculos biliares, diverticulosis, estreñimiento, reflujo y ciertos tipos de inflamación:

- El ejercicio disminuye el riesgo de desarrollar cáncer de colon hasta en 25%, independientemente de otros factores de riesgo como la dieta y el peso.
- Dos pruebas clínicas demostraron que los supervivientes de cáncer de colon que se ejercitaron con regularidad extendieron su esperanza de vida. Lo más probable es que el ejercicio acelere el tiempo de tránsito a lo largo de los intestinos, lo que limita el lapso que las toxinas causantes de cáncer están en contacto con ellos.
- Otros factores que incrementan el riesgo de padecer cáncer de colon también mejoraron con el ejercicio, lo que acentúa su efecto protector. Entre estos riesgos están un alto índice de masa corporal (IMC) que indique obesidad; una resistencia a la insulina en la que las células no respondan a las funciones normales de esa sustancia encargada de transportar la glucosa (el principal nutriente energético del cuerpo) a las células, y elevados niveles de triglicéridos en la sangre como consecuencia de una dieta alta en grasas.
- Un estudio europeo publicado en 2010 reveló que las personas con cálculos biliares que se mantenían activas físicamente padecían menos síntomas en comparación con sus contrapartes sedentarias, y que la reducción de riesgos en general tenía un alcance de hasta 70% en el grupo más activo. Parece que estos efectos benéficos son sinérgicos con modificaciones nutricionales, tales como incorporar una dieta baja en grasas y alta en fibra.

- Los estudios demuestran que el ejercicio es capaz de prevenir la formación de cálculos biliares y de reducir los síntomas si es que ya los tienes.

- Estudios clínicos han demostrado que trotar y correr reducen el riesgo de diverticulosis mediante el incremento de la actividad del colon, la aceleración de los tiempos de tránsito, la mejoría del flujo sanguíneo y la disminución de la presión dentro del colon.

- El ejercicio puede incluso beneficiar a las personas de la tercera edad: las investigaciones muestran una mejoría de los patrones de movimiento de los intestinos, así como una reducción en el uso de laxantes en pacientes ancianos que participan en un programa combinado de nutrición con ejercicios, incluso con ejercicios de baja intensidad. Un poco de movimiento logra grandes cosas en términos de funcionamiento intestinal.

El retraso en el vaciado del estómago, una enfermedad llamada gastroparesis (de la cual hablé en el capítulo 3), te hace muy propenso a padecer distensión. Por fortuna, el ejercicio mejora el vaciado del estómago de forma significativa en casi todas las personas. Una caminata ligera todas las noches después de cenar ayuda a agilizar las cosas y es una excelente alternativa en lugar de desplomarte frente a la televisión después de comer, lo que frena el tránsito aún más. Cuando se padece un retraso en el vaciado gástrico, es importante evitar de forma consciente el exceso de ejercicios vigorosos poco después de comer, cuando el estómago sigue lleno. Una caminata ligera es de ayuda, pero una carrera rápida después de comer puede provocar indigestión. Si padeces de vaciado lento, esperar por lo menos cuatro horas después de cada comida antes de realizar ejercicio vigoroso te ayudará a intensificar el peristaltismo sin las molestias de tener el estómago lleno.

Desde el punto de vista gastrointestinal, el ejercicio conlleva pocos riesgos. Aunque se sabe que ejercitarse de manera intensa durante largos periodos de tiempo provoca náuseas, ardor en el estómago, diarrea y, rara vez, sangrado gastrointestinal, estos síntomas casi siempre se producen con ejercicios muy extremos, y quizá hasta puedan considerarse protectores, pues obligan a bajar el ritmo o a detenerse si uno se está ejercitando en exceso.

Escoge bien tu ejercicio

Si me preguntas qué tipo de ejercicio deberías hacer, te diré que, así como no hay verduras malas, no existe en realidad un modo malo de hacer ejercicio. Algunos entrenamientos son más peligrosos o requieren más habilidades o de una gran cantidad de equipo costoso, pero no hay ninguno que recomendaría evitar, siempre y cuando te hidrates de manera adecuada, tengas una buena alimentación, escuches a tu cuerpo, hagas estiramientos previos, etcétera. Yo soy trotadora y corredora, y también disfruto las clases de *spinning* (ciclismo de interior), por lo que ahondaré un poco más en los detalles de cómo estas formas de ejercicio ayudan a combatir la distensión.

Los beneficios emocionales y espirituales del yoga ya han sido descritos a detalle, pero yo sin duda defiendo que me siento limpia y renovada después de una intensa clase de vinyasa yoga. A quienes han hecho alguna vez la posición del perro mirando al suelo no les será difícil creer en los beneficios gastrointestinales del yoga. Éste es una especie de oferta al dos por uno: reduce el estrés y los síntomas físicos de muchos trastornos digestivos, en parte gracias al fortalecimiento de los músculos abdominales centrales, los cuales ayudan a mantener los intestinos en su lugar y previenen el abultamiento y la distensión. Las técnicas de respiración profunda de algunas formas de yoga proporcionan un poderoso alivio para el dolor, y las contorsiones ayudan a disminuir los gases y el estreñimiento. Los gases suelen quedar atrapados en dos lugares a lo largo del TD: en la esquina superior izquierda, donde el bazo presiona los intestinos, y en la esquina superior derecha, donde el hígado hace lo propio. Las posiciones que requieren contorsionar la cintura ayudan a dispersar esas bolsas de gas y a aliviar la presión.

Algunos de los beneficios intestinales son meramente mecánicos (como la mejora del movimiento a lo largo del tracto), mientras que otros pueden estar relacionados con la estimulación de los sistemas endocrino y linfático, así como con una mejor secreción de hormonas. Los estudios demuestran que el yoga es capaz de elevar los niveles de serotonina, la hormona que nos hace sentir bien, así como los de endorfinas, y de disminuir las hormonas relacionadas con el estrés, como el cortisol, contribuyendo así a mejorar el humor y la distensión.

Las afirmaciones de que el yoga ayuda a estimular las glándulas suprarrenales y a desintoxicar los riñones son un poco más difíciles de comprobar. La realidad es que no estamos exactamente seguros de los mecanismos específicos por medio de los cuales el yoga ayuda al cuerpo, y no existen muchos estudios científicos que comprueben algunas de las teorías sobre los beneficios que este tipo de ejercicio trae consigo. Sin embargo, el gran número de personas que lo practican con regularidad (alrededor de quince millones sólo en Estados Unidos) sugiere que sí tiene un efecto positivo.

Si revisas la literatura psiquiátrica, encontrarás muchos artículos sobre la depresión que afecta a los corredores de largas distancias cuando dejan de correr. Si examinas este fenómeno con cuidado, te darás cuenta de que en muchos de ellos no es la ausencia de ejercicio lo que les causa depresión, sino que la presencia del ejercicio es lo que la trata. De alguna manera, ya sea consciente o inconsciente, muchas personas se han dado cuenta de que correr y hacer otras formas de ejercicio les sirve para mejorar su estado de ánimo y mantener la depresión bajo control. He observado el mismo fenómeno en los corredores que desarrollan estreñimiento y distensión después de que una lesión los saca de la jugada. Para muchos, correr a diario es una garantía infalible de satisfacción en el baño y de una vida sin distensión.

Ya hemos discutido algunos de los beneficios psicológicos del ejercicio, y prácticamente todos pueden obtenerse al correr, pero hay algunas funciones adicionales de este tipo de ejercicio que pueden ayudarte a aliviar los síntomas de la distensión. Al correr se queman cerca de cien calorías cada diez minutos, si se mantiene un ritmo de diez minutos por kilómetro. En la mayoría de nosotros, ese gasto de energía nos hará también sudar, la cual es una forma excelente de eliminar las toxinas a través de lo que a mí me gusta llamar el TD externo: la piel.

Cuando sudamos, tendemos a beber más agua, y beber más agua es una de las reglas fundamentales para disminuir la distensión: mejora la movilidad, el flujo linfático, la consistencia de las heces y su regularidad. Durante el día, hay ocasiones en las que pensaríamos dos veces antes de beber un litro de agua de una sentada. Si tienes cuidado de no consumir más calorías de las que comes (y con esto me refiero a que debes evitar productos como las bebidas deportivas y las aguas saborizadas, que equivalen a casi ciento cincuenta calorías y están cargadas de azúcar, endulzantes artificiales y otras sustancias [véase el capítulo 20, "La ruta de las bebidas adecuadas"]) y de remplazar todos los líquidos que has perdido para luego tomar más, correr equivaldrá a una hidratación adicional, lo que hace mucho bien a cualquier cuerpo hinchado. Además, es conveniente, gratuito y no requiere equipo especial (quizá necesites, a lo mucho, un sujetador deportivo, pero ya ni siquiera es necesario usar calcetines especiales); puede hacerse en cualquier lado; incluso puedes trotar en un mismo sitio en caso de que no tengas la posibilidad de practicar al aire libre o no tengas una caminadora, y es un ejercicio que pueden realizarlo personas de todas las edades (a diferencia de su contraparte más sedentaria, conozco personas de la tercera edad que corren y pasan más tiempo hablando sobre los kilómetros recorridos que sobre sus hábitos intestinales). Correr en caminos o senderos sin pavimentar, y mezclarlo con otras formas de ejercicio como caminar y nadar, las cuales disminuyen el estrés en la parte inferior del cuerpo, te ayudará a proteger tus articulaciones y a prolongar tu carrera como maratonista.

El *spinning* es un entrenamiento grupal que se hace sobre bicicletas estáticas, y es también una forma excelente de quemar calorías, aliviar el estrés, incrementar la salud cardiovascular y evitar la presión excesiva sobre las articulaciones, al tiempo que sirve para fortalecer los músculos de las extremidades inferiores. También fortalece los músculos inferiores del abdomen y de la pelvis, los cuales son esenciales para una evacuación más efectiva y una menor distensión. Uno de los centros de *spinning* locales que frecuento tiene un salón alumbrado con una tenue luz de velas que ayuda a crear una atmósfera más relajante, música para llenarte de energía e instructores que hacen que la clase se sienta más como una fiesta de baile que como un entrenamiento. Es una combinación genial que ha permitido a muchos de mis pacientes ser más regulares no sólo en la clase, sino también en el baño.

La variedad de opciones para ejercitarse es casi infinita, y se ajusta a cada edad y nivel de condición física: natación, artes marciales, *kickboxing,* ballet, ciclismo, *spinning,* entrenamiento con pesas, aerobics, pilates y caminatas ligeras, así como todo tipo de deportes, desde el tenis y el volibol hasta el beisbol, el futbol y muchos más. Si nunca has hecho ejercicio o no lo has practicado con regularidad, comienza poco a poco y ve subiendo de nivel, incrementando tu resistencia y fuerza para evitar lesiones que puedan sacarte del juego y desmotivarte. Asegúrate de respaldar tu nivel de actividad con la hidratación adecuada, una nutrición balanceada y un programa de entrenamiento que contenga música.

Te recomiendo ampliamente y sin reservas que el ejercicio regular que sea de tu agrado también forme parte de tu viaje hacia la buena digestión, y que permitas que tu cuerpo te motive a realizar más y te diga cuándo ya es suficiente. El cuerpo es muy sabio. Sin importar que lo hagas lejos de casa o en tu sala de estar, con mucha o poca tecnología, o que sea muy económico o costoso, a solas o en grupo, el ejercicio es estupendo para tus intestinos.

22

La bella y la botarga

Pese a que la distensión es una de las quejas más comunes que escucho en mi consultorio, quizá te sorprenda saber que también la pérdida del cabello y los problemas de la piel encabezan la lista. Con frecuencia la gente se pregunta si hay algún componente nutricional que motive la pérdida del cabello o el acné quístico a los treinta o cuarenta años de edad, por lo que vienen a consulta para ver si el problema podría estar alojado en su abdomen. Y por lo general lo está, pese a que puede tratarse de algo más complicado que la mera alimentación. Cuando se trata de tu apariencia, el TD puede estar desempeñando un papel más importante que tus genes, dado que, sin intestinos saludables, es muy difícil tener la piel brillante o una larga cabellera. Tu TD es como la tierra, y tu cabello y tu piel son como las plantas: si la tierra no está saludable, las plantas no crecerán adecuadamente. La buena noticia es que la combinación de piel dañada, cabello delgado y abdomen distendido suele tener una causa en común, y el tratamiento suele aliviar las tres cosas.

En este capítulo revisaremos los problemas originados en los intestinos y el estómago que subyacen en muchas enfermedades del cabello y de la piel, y veremos qué hacer al respecto. Compartiré contigo mi postura sobre la limpieza de los intestinos y su desintoxicación, así como algunos consejos esenciales para eliminar la distensión en tu interior y darle un brillo saludable a tu exterior. También te mostraré algunas increíbles recetas de productos comestibles para el cuidado del cabello y de la piel salidos directamente de tu cocina.

Antes de empezar, déjame señalar que algunas de las hipótesis sobre la interacción entre la piel y los intestinos que revisaré a continuación son sólo eso: hipótesis. No sabemos con precisión qué es lo que causa las enfermedades de la piel como el acné, la rosácea y la dermatitis, y probablemente hay muchos factores involucrados. Pero parece lógico y probable que el intestino tenga un papel significativo, ya que la inflamación de la piel suele ser una reacción a las sustancias que entran en el cuerpo a través del TD. Pese a que tengo las credenciales y la experiencia suficientes para diagnosticar y tratar los problemas digestivos, no soy dermatóloga. Los comentarios que hago aquí combinan el conocimiento científico y mis propias observaciones de la piel y de los problemas capilares en muchos de los pacientes con problemas gastrointestinales que he tratado a lo largo de mi vida.

La conexión intestinos-piel

Cuando un paciente entra a mi consultorio, puedo darme cuenta de lo que le pasa a su piel mucho antes de saber qué sucede dentro de su TD. Pero no hay duda: existe una conexión íntima entre ambos.

- Los estudios comprueban que más de la mitad de los pacientes que sufren acné tienen alteraciones en la flora intestinal, lo que afecta su piel y, además, les causa distensión.
- Las sociedades que llevan una dieta más autóctona, con pocos o ningún tipo de alimento procesado o azúcar, tienen menos problemas digestivos y prácticamente carecen de acné.
- La rosácea se ha asociado con la inflamación y el desequilibrio bacteriano en el intestino, y es una de las enfermedades de la piel más comunes entre mis pacientes con distensión.

La piel es como el aspecto externo de los intestinos: todo lo que comas terminará a la larga mostrándose en ella, y, al igual que la distensión, sus reacciones pueden ser señal de un intestino infeliz. Además de generar distensión, las alergias e intolerancias a los alimentos pueden causar bolsas en los ojos, manchas, erupciones y una apariencia abotagada. Mis pacientes con intestinos inflamados suelen tener la piel roja e inflamada, y, conforme sanan sus intestinos, también suele hacerlo su piel.

Del mismo modo, podemos considerar que los intestinos son la capa más recóndita y profunda de la piel, pues gran parte de lo que ponemos en ellos termina siendo absorbido. Las sustancias químicas como el lauril éter sulfato de sodio son ingredientes comunes en los productos de limpieza, dado que producen una espuma abundante. Sin embargo, también los absorbe la piel con facilidad, con lo cual la irritan y eliminan sus lubricantes esenciales y su humedad. Las sustancias fuertes pueden hacer que tu piel se vuelva más permeable a la penetración de bacterias y virus de la superficie, al igual que otras sustancias químicas que obtienen acceso a tus intestinos y ocasionan inflamación y distensión.

La belleza empieza por una buena digestión

El aparato digestivo literalmente alimenta la piel y el cabello. Existen dos mecanismos principales para lograr que un interior sano te ayude a tener un exterior sano también. El primero es obtener los nutrientes suficientes, tanto comiéndolos como asegurándote de que tus intestinos los absorban de forma adecuada. El segundo es mantener el equilibrio bacteriano y evitar una disbiosis.

El brillo de una buena nutrición

Si tienes una piel brillante y una cabellera lustrosa, quizá sea porque te fue bien en la repartición de genes, pero también es probable que sea porque comes muchas frutas y verduras. Los alimentos que carecen de nutrientes, como la mayoría de los cereales para el desayuno y el pan, están fortificados o enriquecidos con vitaminas y minerales, por lo que al leer la lista de ingredientes quizá te vayas con la finta de que estás comiendo algo saludable.

Sin embargo, los productos enriquecidos son una imitación patética de los alimentos ricos en nutrimentos que tienen beneficios naturales o, como a mí me gusta llamarlos, los alimentos que provienen del suelo, como frutas, verduras, legumbres, frutos secos y semillas. En un mundo ideal, deberías estar comiendo todo un arcoíris de alimentos con pigmentos fuertes. Los diferentes colores indican la presencia de distintos nutrientes, así que es necesario comer una amplia gama para asegurarnos de obtener tantos como sea posible. Los frutos verdes como los aguacates y las uvas proporcionan nutritivas vitaminas del complejo B, mientras que las naranjas son ricas en vitamina C, la cual ayuda a reducir los daños radicales causados por la exposición al sol. La mejor manera de asegurar que tu piel y tu cabello reciban cantidades suficientes de estos ingredientes es consumiendo alimentos que los contengan. Es difícil simular con una crema este brillo particular de la piel, así como tomar suplementos o vitaminas no te curará la distensión si sigues llevando una dieta poco saludable.

Tampoco es necesario que te vuelvas vegetariano para resplandecer. Linda Petursdottir, una nutrióloga holística con la que trabajo, sin duda alguna tiene un brillo tanto interior como exterior. Así es como ella describe su dieta:

No soy estrictamente vegetariana ni vegana, sino flexetariana. Mi dieta es en su mayoría vegetariana, con muchas verduras, fruta, frijoles, frutos secos, semillas y algunos cereales, pero también como pescado, huevos, de vez en vez pollo orgánico de granja y rara vez cordero de Islandia o búfalo. Diría que estoy 95% libre de gluten y lácteos, pero admito que tengo una debilidad por el queso.

Comer de forma óptima para tu salud interior y exterior no significa que tengas que adherirte a alguna etiqueta dietética en particular, siempre y cuando consumas alimentos ricos en nutrientes y evites los productos poco saludables. Conozco veganos estrictos que consumen demasiada azúcar y alimentos procesados, y que sufren de distensión, tienen una piel poco saludable y cabello ralo; así como también conozco carnívoros a quienes les encantan las verduras y que se ven y se sienten muy bien. No se trata de utilizar etiquetas o de ser "bueno" todo el tiempo, sino de nutrirte bien desde adentro.

Las ventajas de la absorción

Si ya leíste algunos de los capítulos anteriores, entonces sabrás que las elecciones dietéticas por sí solas no siempre indican qué tan bien alimentado estás. Puede ser que estés llevando una dieta muy saludable pero que las cosas no estén siendo absorbidas bien. Los medicamentos que se prescriben para bloquear el ácido del reflujo disminuyen la absorción de los nutrientes, incluyendo las vitaminas liposolubles que son importantes para tener una piel saludable. Los cambios en el pH también provocan que las enzimas digestivas trabajen con menos eficacia, por lo que podrías estar digiriendo mal las proteínas y las grasas, y tendrías la piel y el cabello apagados y sin vida.

Las enfermedades gastrointestinales como la celiaquía y la enfermedad de Crohn llegan a alterar la absorción de forma considerable, y no cabe duda de que, además de causar distensión, pueden venir acompañadas de problemas en la piel y de pérdida de cabello. Casi una cuarta parte de las personas con celiaquía presenta un salpullido llamado dermatitis herpetiforme (DH). Tanto éste como la pérdida de cabello (una queja aún más común) suelen aliviarse en gran medida gracias a una dieta libre de gluten. Muchos de mis pacientes que no padecen celiaquía pero que son intolerantes al gluten también sufren pérdida de cabello, la cual disminuye después de eliminar el gluten de su dieta.

La enfermedad de Crohn y la colitis ulcerosa en ocasiones producen úlceras y nódulos en la piel (piodermas gangrenosos y eritemas nodosos); el tratamiento para la inflamación de los intestinos también limpia las lesiones cutáneas, lo que sugiere una relación directa entre ambos órganos. Es importante considerar que la pérdida de cabello y la presencia de acné en condiciones de inflamación pueden ser causadas por los medicamentos utilizados para combatir la inflamación, sobre todo por los esteroides y los antibióticos. Ambos están entre las principales causas de distensión, y son medicamentos clave a evitar si presentas manchas en la piel o cabello ralo.

El consumo regular de alcohol puede cobrarte un precio muy alto tanto en el interior como en el exterior. Además de provocar distensión, el alcohol deshidrata la piel, la priva de vitaminas y nutrientes vitales, y puede promover enfermedades cutáneas como la rosácea. Con el tiempo, los efectos llegan a ser permanentes. Además, los bajos niveles de hierro provocados por el consumo excesivo de alcohol también pueden ocasionar pérdida de cabello.

El florecimiento del equilibrio bacteriano

El desequilibrio bacteriano, conocido como disbiosis (véase el capítulo 6, "¿Problemas en el microbioma?"), es una de las causas más comunes de distensión, y tiene un efecto extremadamente dañino en el microbioma, el ambiente microscópico de flora y fauna en nuestro interior. Una dieta baja en nutrientes, el uso frecuente de antibióticos y de antiácidos que alteran el pH estomacal, las infecciones, los parásitos, las terapias de hormonas, el uso de esteroides, junto con otros factores, pueden provocar un crecimiento excesivo de bacterias dañinas y patógenas, así como una disminución del número de bacterias benéficas y esenciales. Si has consumido muchos antibióticos y esteroides, es posible que tengas sobrepoblación de hongos, la cual ocasiona foliculitis, produce pérdida de cabello y le da al cuero cabelludo una apariencia rojiza y escamosa. Los antibióticos son un tratamiento común para el acné y la rosácea, pero son una solución temporal, ya que a largo plazo esas mismas enfermedades llegan a empeorar debido al desarrollo de disbiosis, además de causar una terrible distensión.

La disbiosis se asocia con una enfermedad llamada síndrome del intestino permeable (véase el capítulo 14, "¿Tendrás intestino permeable?"), un estado en el que aumenta la permeabilidad de las membranas del intestino y que se asocia en gran medida con la distensión. Los alimentos parcialmente digeridos, los virus, las bacterias y las toxinas que por lo regular se excretan en las heces logran colarse a través de la membrana intestinal, por donde llegan al torrente sanguíneo y detonan la reacción de diferentes órganos. Las teorías sobre las causas de las enfermedades de la piel como el acné y la rosácea incluyen el paso de las toxinas a través del revestimiento intestinal para después causar inflamaciones en la piel. La disbiosis y el intestino permeable también evitan la absorción adecuada de los nutrientes, lo que puede hincharte y afectar tu apariencia.

Identificar las causas de tu desequilibrio bacteriano y remediarlo son pasos esenciales para disminuir la distensión y cualquier enfermedad asociada con la piel y el cuero cabelludo. Se necesitan cantidades saludables de bacterias esenciales tanto en el TD como en la piel para que ambos funcionen bien. Recomiendo entonces evitar los antibióticos, salvo que sean absolutamente necesarios, pues eliminan las colonias saludables de bacterias en el intestino. Asimismo, es esencial evitar el uso de jabones antibacteriales, pues eliminan las bacterias saludables que habitan en la piel.

¿Qué hay de la limpieza y la desintoxicación?

¿La limpieza y la desintoxicación sirven para disminuir la distensión y mejorar la apariencia? Algunas personas elogian la sensación limpia y radiante que experimentan después de un lavado de colon, mientras otras se sienten secas y mareadas. La irrigación colónica, la hidroterapia o los lavados de colon consisten en la inserción en el recto de un tubo que está pegado a un equipo especial a través del cual se bombean hacia el colon grandes cantidades de agua, a veces mezclada con hierbas u otras sustancias, para remover desechos. Existe la posibilidad de complicaciones menores, como infecciones causadas por usar un equipo sucio, deshidratación, calambres y dolores durante el procedimiento, así como un desequilibrio de electrolitos. Por fortuna, es extremadamente raro que surjan complicaciones más serias, como fallo cardiaco provocado por un exceso de absorción de agua o perforaciones fatales en el colon.

Desde mi punto de vista, hay dos inconvenientes con los lavados de colon. El primero es la potencial alteración del ambiente bacteriano único y delicado del colon, la cual ocurre cuando se bombea el agua con demasiada presión. Pese a que muchos de los que realizan irrigaciones colónicas aseguran que remover la materia fecal incrustada en el colon fomenta el crecimiento de las bacterias esenciales, el procedimiento también se lleva de manera indiscriminada bacterias tanto buenas como malas, y la flora perdida no se puede remplazar ni siquiera tomando un probiótico. El segundo inconveniente es que las personas que suelen hacerse lavados con frecuencia corren el riesgo de desarrollar una dependencia e inercia colónicas (es decir, una disminución de la motilidad). Con el tiempo, el colon se da cuenta de que alguien más está haciendo casi todo su trabajo por él, así que se vuelve menos activo en términos de contractibilidad, lo que deriva en una mayor dependencia de los lavados para efectuar la eliminación de desechos.

Parte de la popularidad de los lavados de colon se debe a que la gente se siente muy bien cuando tiene el colon vacío, y estos procedimientos son bastante buenos para lograrlo. Pero el colon no necesita mucha ayuda para eliminar los desechos cuando hacemos lo que se supone que debemos hacer: llevar una dieta alta en fibra y a base de verduras, evitar los azúcares y los alimentos procesados, beber mucha agua y hacer ejercicios vigorosos con regularidad. Esto hará que los intestinos se regularicen y logrará que brilles por todos lados. Para los partidarios de la idea de someterse a una limpieza más drástica, un ayuno de dos a tres días en el que sólo consuman jugos verdes con un par de cucharaditas de *psyllium* molido les dará resultados bastante similares sin alterar el equilibrio bacteriano de los intestinos.

En resumen

Básicamente, mientras menos tóxico sea tu estilo de vida, menos necesidad tendrás de desintoxicarte. Si bien no te estoy diciendo que regreses a la época de las cavernas o renuncies a la tecnología, cuando se trata de tener intestinos sanos y una piel saludable es difícil superar lo que la naturaleza nos proporciona. Cuando eliminas grandes cantidades de bacterias intestinales esenciales con antibióticos, no puedes simplemente remplazarlas con un producto sacado de la farmacia. De igual modo, es imposible restaurar las bacterias importantes de la piel lavada con sustancias químicas potentes de productos prefabricados, por no hablar de su humedad y su lubricación naturales. Asimismo, no hay dosis alguna de vitaminas o suplementos capaces de sustituir una dieta balanceada y rica en nutrientes.

Mi plan de diez días para una buena digestión (véase el capítulo 23) es una gran forma de eliminar la distensión y de mejorar la salud del cabello y de la piel al mismo tiempo. Muchos de los consejos que describo a continuación son parte integral del plan.

SOLUCIONES DE *LA BUENA DIGESTIÓN* PARA TOMAR LA MEJOR RUTA ALIMENTICIA HACIA UNA VERSIÓN MÁS HERMOSA DE TI MISMO

- **Consume verduras de hojas verde oscuro**. Podría decirse que se trata del mejor grupo de alimentos para promover una piel saludable. Ningún otro iguala la cantidad de agua ni la densidad de los nutrientes gramo por gramo que tienen estas verduras. Su alto contenido de vitamina C ayuda al cuerpo a producir el colágeno que mantiene la firmeza de la piel. Aconsejo que te pongas como meta comer una cabeza de lechuga romana o tres tallos de col rizada al día.

- **Consume alimentos ricos en ácidos grasos con omega 3 y flavonoides**. Ambos grupos de nutrientes se asocian en gran medida con la salud de los vasos sanguíneos, los cuales son esenciales para mantener un flujo sanguíneo óptimo hacia y desde las células de la piel. Los alimentos saludables ricos en ácidos grasos con omega 3 incluyen verduras de hojas verde oscuro, nueces crudas, salmón silvestre, semillas de linaza y huevos de granja. Los alimentos ricos en flavonoides comprenden lechugas, cerezas, cítricos, coles, espinacas, moras Goji, espárragos, frijoles de Lima verdes y cacao crudo.

- **Consume alimentos ricos en vitamina A, carotenoides y grasas saludables**. La vitamina A es uno de los micronutrientes más importantes para tener una piel saludable, ya que es fundamental para mantener la integridad y el funcionamiento de las células epidérmicas. Si tu salud es buena en general, es muy probable que tu cuerpo esté sintetizando de manera efectiva la vitamina A de los carotenoidés que se encuentran en las verduras verde oscuro, amarillas y naranjas, como la espinaca, la zanahoria y el camote.

- **Reduce el azúcar**. Prevén la disbiosis y la sobrepoblación de hongos en los intestinos y sobre la piel reduciendo al mínimo las amenazas dulces que favorecen el crecimiento de hongos. Los alimentos dulces también fomentan la producción de insulina, cuyos altos niveles de circulación se asocian con inflamaciones a lo largo del cuerpo, incluyendo el TD y la piel.

- **No añadas sal**. Añadir sal a la comida provoca retención de líquidos, lo que hace que te hinches por todos lados, sobre todo en la cara. Los fabricantes de comida suelen agregar sal a los alimentos empaquetados para extender su fecha de caducidad, así que, aunque guardes el salero bajo llave, deberás seguir leyendo las etiquetas para mantener tu consumo de sal bajo control. Trata de consumir mil miligramos o menos por día.

- **Evita el gluten**. Hoy en día, los cereales que contienen gluten son una versión modificada de lo que comían nuestros ancestros, por lo que se asocian con muchos síntomas, entre ellos la distensión, el salpullido y la pérdida de cabello. Aunque no padezcas celiaquía, es posible que seas intolerante al gluten y no lo sepas. Por seis semanas intenta llevar una dieta libre de gluten de la que excluyas el trigo, el centeno y la cebada y notarás que se reducirán las manchas en tu piel, mejorará el brillo de tu cabello y disminuirá la distensión.

- **Abstente del alcohol en su totalidad**. El alcohol se metaboliza como acetaldehído, un primo del formaldehído que es tóxico para cualquier sistema del cuerpo. ¿Mencioné que puede causar distensión y manchas en la piel, hacer que el cabello se caiga y envejecerte?

- **Restringe los lácteos**. Aunque la mayoría de los dermatólogos asegura que el acné no está relacionado con la dieta, existen muchos estudios que muestran un incremento en la incidencia y severidad del acné en personas que consumen muchos lácteos. También son una de las causas principales de distensión, ya que más de la mitad de la población mundial es intolerante a la lactosa.

- **Hidrátate.** Parece obvio, pero, si no mides cuánta agua bebes, es posible que no estés bebiendo la suficiente. El mecanismo de la sed no se dispara hasta que estás bastante deshidratado, y para entonces ya es difícil de compensar. El agua ayuda a mover los productos de la digestión a lo largo del colon, evitando que los almacenes, lo que provocaría que las toxinas se pasaran al torrente sanguíneo y viajaran al resto del cuerpo, incluyendo la piel. Beber mucha agua también te ayuda a deshacerte de las toxinas mediante el órgano de eliminación más grande del cuerpo: la piel. Asegúrate de evitar la cafeína y los refrescos, los cuales pueden llegar a deshidratarte.

El spa de la felicidad intestinal: recetas de belleza para la piel y el cabello

Hace muchos años que leo las etiquetas de los ingredientes en los productos de las tiendas de abarrotes, pero después de que nació mi hija comencé a poner más atención a las leyendas de los productos de cuidado personal, como el champú y las cremas que usamos ambas. Me sorprendió lo que descubrí al empezar a investigar los efectos secundarios de muchos de los ingredientes químicos, y me asombraron las similitudes entre la industria de los alimentos y la de los productos para el cuidado personal: ambas utilizan una mercadotecnia agresiva para vender productos con fechas de caducidad extendidas y cuya producción es barata y utiliza muchas sustancias químicas y rellenos de bajo costo. Con el tiempo dejé de comprar esos productos y comencé a improvisar los míos en casa. Todavía me sorprende la calidad superior de estos productos hechos en casa en términos de su capacidad para exfoliar y humectar la piel, además de que huelen y se sienten increíbles. Con el paso de los años, mi hija y yo hemos creado muchas recetas maravillosas para el cuidado de la piel y el cabello que incluso son lo suficientemente buenas para comerse. A continuación comparto contigo algunas de nuestras recetas de belleza favoritas.

LIMPIEZA FACIAL SENCILLA

- ✔ 2 cucharaditas de miel natural

Humedécete la cara y las manos con agua, y frota con suavidad la miel sobre todo el rostro con movimientos circulares durante un minuto. Enjuágate con agua tibia y una toallita limpia y húmeda. Puedes realizar este lavado facial diariamente. La miel tiene un pH óptimo que ayuda a balancear la piel, y es rica en minerales y humectantes, lo que la hace una base perfecta para las limpiezas faciales.

ACEITE EXFOLIANTE PARA LA PIEL DEL ROSTRO

- ✔ 2 cucharaditas de miel natural
- ✔ 1 cucharadita de avena
- ✔ ½ cucharadita de harina de maíz
- ✔ ½ cucharadita de jugo de limón

Humedécete la cara y las manos con agua, y mezcla los ingredientes en las palmas de tus manos. Frota la pasta con suavidad sobre todo el rostro con movimientos circulares durante un minuto. La harina de maíz y el jugo de limón son excelentes exfoliantes naturales, pero si los frotas con demasiada presión pueden irritarte la piel. Enjuágate con agua tibia y una toallita limpia y húmeda. Puedes utilizar este exfoliante facial una vez por semana. Hazlo en mayor cantidad para usarlo en el resto del cuerpo.

EXFOLIANTE FACIAL PARA PIEL SECA

- ✔ 2 cucharaditas de miel natural
- ✔ 2 cucharaditas de papaya madura, fresca y machacada (sin piel ni semillas)
- ✔ 1 cucharadita de avena

Humedécete la cara y las manos con agua, y mezcla los ingredientes en las palmas de tus manos. Frota la pasta con suavidad sobre todo el rostro con movimientos circulares. Masajea entre uno y dos minutos. Enjuágate con agua tibia y una toallita limpia y húmeda. Puedes utilizar este exfoliante facial una vez por semana. Hazlo en mayor cantidad para usarlo en el resto del cuerpo.

ACEITE EXFOLIANTE DE COCO
/ EXFOLIANTE HUMECTANTE PARA EL CUERPO

- ✔ 4 cucharaditas de miel natural
- ✔ 2 cucharaditas de aceite de coco
- ✔ 1 cucharadita de harina de maíz

Humedécete la cara y las manos con agua, y mezcla los ingredientes en las palmas de tus manos. Frota la pasta con suavidad sobre todo el cuerpo, poniendo especial atención en cualquier zona áspera de la piel. Enjuágate con agua tibia y una toallita limpia y húmeda. Puedes utilizar este exfoliante corporal una vez por semana.

EXFOLIANTE CALIENTE DE AZÚCAR MORENA /
EXFOLIANTE HUMECTANTE PARA EL CUERPO

- ✔ 3 cucharaditas de aceite de coco
- ✔ 2 cucharaditas de azúcar morena
- ✔ 2 cucharaditas de miel natural
- ✔ 1 cucharadita de extracto de vainilla

Combina todos los ingredientes en un sartén pequeño y caliéntalos a fuego lento hasta que el aceite de coco esté completamente líquido y se haya disuelto el azúcar. Mézclalos bien. Deja que la pasta se enfríe a temperatura ambiente. Después masajéala con suavidad sobre todo el cuerpo. Enjuágate con agua tibia y una toallita limpia y húmeda. Puedes utilizar este exfoliante corporal a diario.

CREMA HUMECTANTE DE VAINILLA

- ✔ 2 cucharaditas de aceite de coco
- ✔ 1 cucharadita de aceite de jojoba
- ✔ ½ cucharadita de extracto de vainilla

Mezcla bien todos los ingredientes en las palmas de las manos o en un tazón pequeño y aplica generosamente sobre todo el cuerpo. Puedes usar esta crema humectante a diario.

CREMA HUMECTANTE DE CÍTRICOS

- ✔ 2 cucharaditas de aceite de coco
- ✔ 1 cucharadita de aceite de jojoba
- ✔ ½ cucharadita de ralladura de limón o de naranja

Mezcla bien todos los ingredientes en las palmas de las manos o en un tazón pequeño y aplica generosamente sobre todo el cuerpo. Puedes usar esta crema humectante a diario.

MASCARILLA HUMECTANTE
PARA CABELLO SECO O DAÑADO

- ✔ 2 cucharaditas de aceite de coco
- ✔ 1 cucharadita de aceite de oliva
- ✔ 1 aguacate maduro

Combina todos los ingredientes en un tazón y mézclalos bien para formar una pasta. Aplícala sobre el cabello húmedo, extendiéndola desde las raíces hasta las puntas. Envuelve el cabello en una toalla caliente o en una bolsa de plástico y déjala actuar por media hora. Enjuaga bien con agua tibia. No utilices champú ni acondicionadores después de enjuagar. Úsala una vez al mes.

ENJUAGUE PARA CABELLO GRASO

- ✔ 1 taza de vinagre de sidra de manzana
- ✔ 1 taza de agua

Combina el vinagre de sidra de manzana y el agua en un tazón. Aplícalo al cabello húmedo, entendiéndolo desde las raíces hasta las puntas, y masajeando el cuero cabelludo. Déjalo actuar durante cinco minutos y después enjuaga con agua. No utilices champú ni acondicionadores después del enjuague. Úsala una vez al mes. (Nota: si tu cabello está teñido con tintes o henna, esta fórmula quitará todo el color.)

Paso una buena cantidad de tiempo examinando el TD de la gente. Es algo inusual observar un interior bueno y un exterior malo, y viceversa, sobre todo después de los treinta años, cuando dejamos de tener las caras y los cuerpos con los que nacemos, y comenzamos a tener aquéllos que reflejan cómo vivimos. Benjamin Franklin dijo: "Si bien no somos capaces de controlar todo lo que nos sucede, sí podemos controlar lo que pasa en nuestro interior". Yo no creo que se estuviera refiriendo al TD, pero vaya que sí se aplica. Espero que este capítulo te motive a encontrar el brillo desde tu interior, al mismo tiempo que eliminas la distensión.

SOLUCIONES DE *LA BUENA DIGESTIÓN* PARA VOLVERTE UNA DETECTIVE DE PRODUCTOS

- **No utilices productos sucios**. Si utilizas productos "sucios", llenos de sustancias químicas, estarás destruyendo el delicado ecosistema de tu piel, que es esencial para su salud. Casi todo lo que intenta hacerse pasar por ciencia, motivándote a comprar productos costosos con muchos ingredientes de los que nunca has oído hablar, es pura mercadotecnia del mismo tipo que asegura que las barritas de dulces con proteínas falsas son alimentos saludables. La famosa regla número 2 de los alimentos de Michael Pollan también funciona con la piel: no le pongas nada que contenga más de cinco ingredientes o ingredientes que no puedas siquiera pronunciar.
- **Utiliza productos comestibles**. Quizá esto te suene un poco raro, pero recuerda que la piel es una membrana porosa: absorbe (o "come") lo que le pongas encima, lo cual termina dentro de ti. Aplica a tu cabello y a tu piel la misma filosofía que sigues en la cocina: usa ingredientes sencillos de alta calidad que provengan directamente de la naturaleza, no de un laboratorio. La miel natural, la papaya, la avena y el aceite de coco te servirán igual de bien en el baño que en la cocina. Echa un vistazo a mis sorprendentes recetas de productos comestibles para el cuidado de la piel y del cabello en este capítulo.

287

- **Vive de adentro hacia afuera.** Alimenta tu microbioma mediante la creación de un ambiente saludable en el cual puedan prosperar las bacterias buenas, no sólo en los intestinos, sino también
en la piel y el cuero cabelludo. Esto implica evitar los antibióticos
innecesarios, las sustancias químicas fuertes y otros medicamentos que puedan eliminar las bacterias esenciales, así como comer muchos alimentos altos en fibra, como las verduras de hoja
verde, las cuales fomentan el crecimiento de especies benéficas.
Los probióticos son cepas vivas de bacterias que se ponen dentro de una pastilla, polvo o algún líquido. Suelo recomendar
un tratamiento de noventa días en el cual se toma un fuerte probiótico que contiene grandes cantidades de bacterias benéficas,
como lactobacilos y bifidobacterias. Aunque al inicio la distensión puede empeorar un poco, después de un mes notarás una
mejoría en la piel y una disminución de los síntomas en el TD.
- **No seas demasiado limpia.** Tallar tu piel y tu cabello todos los
días elimina los aceites esenciales y la humedad que tu cuerpo
genera para tu pH específico. Además, es evidente que no se les
puede remplazar con una versión de farmacia, ni siquiera con
las más costosas. La mayoría del tiempo no estamos realmente
muy sucios, y bastará con un enjuague rápido usando sólo agua.
Entra y sal de la ducha en menos de cinco minutos y utiliza agua
tibia en lugar de caliente para evitar la resequedad de la piel.
- **Instala un filtro para el agua de la regadera.** Un filtro de carbón
en la regadera te ayudará a eliminar el cloro y otros químicos
incluidos en el agua que adelgazan y resecan el cabello.
- **Muévete.** El ejercicio es una de las formas más directas de mejorar tu apariencia tanto interna como externa. Suda tan seguido
como puedas; lo ideal sería tres veces por semana. Correr, hacer
una caminata ligera o practicar yoga, karate, futbol, baile, tenis
o natación, así como formar parte de un campo de entrenamiento militar, son buenas opciones. El ejercicio mejora la digestión y
las contracciones rítmicas del sistema gastrointestinal conocidas
como peristaltismo, lo cual ayuda a reducir la distensión. También incrementa el flujo sanguíneo que llega a la piel, el cual le
otorga sus nutrientes. Además, produce endorfinas que te harán
sentir muy bien y te proporcionarán un brillo inigualable.

23

Logra una buena digestión en sólo diez días

Soy defensora de la medicina tipo "hágalo usted mismo". Creo fervientemente que la mayoría de nosotros tiene la habilidad para curar lo que nos aflige al poner especial atención a las pistas que nos da nuestro cuerpo y al hacer los ajustes necesarios a nuestra dieta y estilo de vida. Cada vez hay más evidencias que señalan a lo que comemos y a cómo vivimos, en vez de a la genética, como las causas subyacentes detrás del cáncer, las cardiopatías, la diabetes, la hipertensión, los infartos y, por supuesto, los trastornos digestivos.

Hipócrates decía que todas las enfermedades comienzan en los intestinos, y tenía razón. Un aparato digestivo obstruido y poco saludable no sólo causa distensión; también te agobia de muchas otras maneras, afectando tu humor, tu nivel de energía, tu libido y tu bienestar, en términos generales. Las enfermedades autoinmunes, la inflamación, las alergias e incluso el cáncer suelen empezar en el TD, cuando las toxinas obtienen acceso al torrente sanguíneo a través de un revestimiento intestinal lastimado, envenenando así el resto del cuerpo.

En capítulos anteriores vimos las maneras como puedes aprender a leer el mapa de tu TD, haciendo cambios a lo largo del camino para mejorar tu bienestar y salud. De hecho, con cada día que pasa tienes una nueva oportunidad para tomar el control de tu cuerpo, de tu distensión y de tu vida. Mi plan de diez días para lograr una buena digestión te mostrará cómo hacerlo.

El plan de diez días para lograr una buena digestión no es una dieta. Es un compromiso para hacer ciertos cambios sencillos pero significativos durante un periodo relativamente corto de tiempo; te ayudará a eliminar la distensión, a evacuar las toxinas y a botar toda tu carga digestiva de forma saludable. Ha ayudado a miles de mujeres a reajustar sus cuerpos y a terminar con sus molestias, así como a incrementar su energía y mejorar su humor mediante la optimización de los niveles de serotonina, la hormona de la felicidad que se localiza en los intestinos.

Alimentos medicinales, comida para la felicidad

"¿Qué debería comer?" es la pregunta que me hace la mayoría de mis pacientes. También es la pregunta con la que yo misma lucho a diario. No apoyo ningún estilo de alimentación en particular, salvo que suponga incrementar el consumo de alimentos que sean buenos para ti y disminuir los que no lo sean, cocinar por ti mismo la mayoría de los platillos y tratar de ser un consumidor responsable. Algunos días te parecerá bueno comer frutas, verduras, frijoles, granos saludables y un poco de proteína animal; otros, te sentirás mejor con una dieta vegana libre de gluten. He aprendido a ser flexible y a escuchar lo que mi cuerpo quiere, y también a no volverme loca en la búsqueda de la noción idealizada de una dieta perfecta. He diseñado mi plan para que se ajuste a tu vida ocupada y a tus necesidades individuales. Para quienes quieran un acercamiento más estructurado, mi plan de comidas de diez días para lograr una buena digestión que está en este capítulo los llevará de la mano y verán cómo son diez días de mi dichosa forma de comer. ¡Diviértete en la cocina probando mis recetas para la buena digestión!

Las reglas de la buena digestión

La comida es la medicina para tu cuerpo, pero estar al día con las novedades de la ciencia nutricional puede parecer un trabajo de tiempo completo. Además, se trata de que comer sea también algo sencillo, con buenos ingredientes y muy placentero. Es por eso que mi plan para una buena digestión se enfoca en la dicha, no en la perfección. A continuación vienen algunas reglas para tomarse en cuenta.

DEJA DE CONTAR Y COMIENZA A DISFRUTAR

Mi plan no involucra el conteo de calorías o el cálculo neto de carbohidratos. Los alimentos son mucho más que las partes que los constituyen. Olvídate de cuántos gramos de proteína contiene algo y piensa en si los alimentos que consumes te están ayudando o lastimando, en si sólo es un alimento de relleno que no hace mucha diferencia o si es un alimento de verdad.

Basta con que llenes tu plato con alimentos que se asemejen tanto como sea posible a su estado natural: consume papas horneadas en lugar de papas fritas, o manzanas frescas en lugar de puré de lata. Evita los productos empaquetados con largas listas de ingredientes y una caducidad extendida, y cuídate de la mercadotecnia disfrazada de ciencia. Recuerda mi definición básica de alimento que no necesita una calculadora o estudios avanzados para entenderla: alimento es algo que nos alimenta. Te aconsejo que intentes comer a diario la mejor comida que puedas conseguir, porque, a pesar de que no sea perfecta, es en realidad la mejor medicina.

ESCUCHA A TU CUERPO

El TD tiene una capacidad sorprendente para recuperarse y sanar, y su mayor deseo es tener buena salud. La distensión que experimentas es la forma en la que se comunica contigo, por medio de la cual te informa de que algo no está bien y te pide que hagas que un cambio. Lo que comes y cómo vives tienen un impacto mucho más grande en tu salud digestiva que cualquier otra cosa, y precisamente es esto en lo que nos enfocaremos con el plan.

El plan de *La buena digestión* está basado en las iniciativas que entre mis pacientes he descubierto que son las más efectivas para combatir la distensión y los trastornos digestivos. Puede que ya estés realizando alguna de ellas, pero te aconsejo que sigas todos los pasos del plan, ya que si los haces todos juntos verás mejores resultados. Es increíblemente satisfactorio tener pacientes que te dicen lo bien que se sienten después de haber implementado estos cambios; por eso me emociona compartir este programa contigo.

COME ALIMENTOS DE VERDAD

Mientras estés con el plan, hay ciertos alimentos que tendrás que eliminar por completo, otros que te pediré que limites y algunos que recomendaré que incluyas por montones en tu dieta diaria. Aún tendrás mucho que comer y muchas oportunidades para disfrutar de una buena cena en un restaurante o con tus amigos.

¿Qué puedes comer con el plan? Alimentos reales, muchos, sobre todo verduras con un denso contenido de nutrientes, frutas, semillas, frutos secos y algunos granos enteros. Puedes comer proteínas que provengan de animales de alta calidad, pero no es necesario.

¿Qué deberás evitar? Los alimentos procesados, sustancias químicas y alimentos que promuevan de forma notoria la distensión.

Al final de este periodo de diez días puedes continuar con todos los cambios o sólo con aquellos que hayan marcado una diferencia para ti, pues todos conducen a una mejor salud. ¿Qué hay de tu vida después de terminado el plan? Recomiendo que apliques la regla de 80%: trata de apegarte 80% del tiempo a los principios que sustentan el plan. Es suficiente para mantener las ventajas digestivas que hayas creado y para que al mismo tiempo vivas en el mundo real.

CREA UNA VIDA DE FELICIDAD INTESTINAL

Como parte de tu nuevo y dichoso estilo de vida, echa mano del capítulo 22 para encontrar unas recetas de mi *spa* personal para el cuidado del cabello y de la piel que son lo suficientemente buenas hasta para ser comidas. Otras recomendaciones del plan para tu estilo de vida incluyen prácticas estimulantes para tu cuerpo y mente, y cualquier ejercicio que te ayude a eliminar toxinas a través del sudor. Incluso hablaremos de cómo "dar la vuelta y echar un ojo" como parte del camino para alcanzar el nirvana fecal, algo de lo que pocos gurús de las dietas hablan, pero que es un aspecto crucial para eliminar la distensión. Puesto que no estás bajo mi cuidado, no puedo darte consejos médicos específicos, pero compartiré contigo alguna información importante sobre los medicamentos que podrían estar contribuyendo a tu distensión, y sobre productos que podrían disminuirla.

El plan de diez días para una buena digestión

El plan de diez días para una buena digestión elimina seis alimentos que he identificado como los más problemáticos pues promueven la distensión y los malestares digestivos. Es difícil evaluar causas y efectos cuando siempre comes algo y estás hinchado todo el tiempo también. ¿Se trata de una coincidencia, o podría haber una conexión? Quizá diez días no sea el tiempo adecuado para que tus síntomas desaparezcan por completo, pero debería ser tiempo suficiente para que notes una mejoría real. Al final del periodo de diez días, es tu decisión seguir excluyendo ciertos alimentos de la lista o reintroducir uno a la semana para ver cuáles son los que te generan más problemas y cuáles puedes tolerar. En el caso de la mayoría de mis pacientes, eliminar estos seis alimentos hace que la distensión disminuya de forma sustancial, incluso si tienen que lidiar con factores adicionales como un funcionamiento deficiente de la tiroides o diverticulosis.

LOS SEIS ALIMENTOS PESADOS QUE DEBES ELIMINAR

Los seis alimentos pesados que deberás eliminar son fáciles de recordar porque sus iniciales forman la palabra GLASEA. Éstos son los alimentos que deberás evitar por completo mientras sigas el plan:

Gluten
Lácteos
Alcohol
Soya
Edulcorantes artificiales
Azúcar

Veamos cada uno con más detalle.

GLUTEN

Elimina el trigo, el centeno y la cebada, pues todos contienen gluten. Ahora bien, esta parte es muy importante: no sustituyas de tajo todos los alimentos que lo contienen por versiones sin gluten, porque entonces estarías remplazando un carbohidrato procesado por otro. En lugar de eso, ve esto como una oportunidad para explorar otros granos saludables, como el arroz integral, el amaranto y el mijo, así como la quinoa (que en realidad es una semilla).

Vivir sin gluten no es sólo una moda. Casi 1% de la población de Estados Unidos sufre de celiaquía, y millones más padecen intolerancia al gluten. El intestino delgado no está diseñado para digerir los cereales procesados que contienen gluten, así que la distensión es una de las reacciones más comunes.

LÁCTEOS

Elimina los lácteos, incluyendo el yogur, los quesos, la leche, la mantequilla, la crema, el suero de mantequilla, productos que contengan suero de leche y los helados. Las alternativas aceptadas incluyen leche de almendras, leche de coco, leche de arroz y leche de cáñamo. Asegúrate de conseguirlas en versiones sin endulzantes ni saborizantes.

Más de la mitad del mundo es intolerante a la lactosa, lo cual provoca síntomas clásicos como gases, distensión y calambres abdominales. Para la venta comercial de lácteos algunas vacas son tratadas con hormonas que tienen efectos parecidos a los de los estrógenos y que pueden ocasionar distensión.

ALCOHOL

Elimina todos los tipos de alcohol, incluyendo la cerveza, el vino, la champaña, la ginebra, el vodka, el tequila, el ron, etcétera. También evita la cerveza sin alcohol, pues está hecha con los mismos ingredientes que la cerveza normal.

El alcohol te hincha de muchas maneras: está hecho a partir de granos fermentados que pueden ser irritantes para el intestino delgado; lastima el revestimiento del estómago, causando inflamación; puede afectar la producción de enzimas digestivas en el páncreas; añade centímetros a la cintura al disminuir la capacidad del cuerpo para quemar grasa; deshidrata, y causa retención de líquidos y tumefacción.

SOYA

Elimina los productos de soya procesados, incluyendo la leche de soya, el tofu, el yogur de soya y los quesos de soya. Evita los productos que contengan proteína de soya aislada, una adición muy común en la comida empaquetada.

La soya procesada puede tener efectos parecidos a los de los estrógenos que contribuyen a la distensión y al aumento de peso.

EDULCORANTES ARTIFICIALES

Elimina todos los edulcorantes bajos en calorías o sin calorías, incluyendo los alcoholes de azúcar como el sorbitol, el manitol, el eritritol y el xilitol. Evita también el aspartame, la sacarina y la sucralosa. Asimismo, elimina los refrescos y las bebidas de dieta, así como cualquier alimento endulzado con endulzantes artificiales.

La absorción incompleta de los edulcorantes artificiales en el intestino delgado ocasiona la fermentación de bacterias del colon, lo que genera muchos gases y distensión.

AZÚCAR

Elimina los alimentos que contengan azúcares adicionados. Busca los azúcares escondidos en las listas de ingredientes, incluyendo la glucosa, la fructosa, la maltosa, la dextrosa y el jarabe de maíz. Evita también los endulzantes de origen natural como la miel, el agave, el jarabe de maíz y la stevia. No bebas refrescos, jugos de frutas ni otras bebidas que contengan alguno de estos endulzantes. El azúcar de origen natural y la fructosa que incluyen las frutas y verduras está bien.

El azúcar no añade mucho a la mesa en términos de valor nutricional, pero sí puede traer consigo mucha distensión. Es la comida favorita de las bacterias productoras de gas y de las especies indeseables de hongos como la cándida, lo que puede provocar un desequilibrio bacteriano conocido como disbiosis, una de las principales causas de la distensión. También te provocará aquella testaruda grasa abdominal al inundar tu sistema con insulina. La fructosa es un endulzante común en los refrescos y los alimentos procesados, pero 30% de la población sufre de mala absorción de la fructosa, lo que resulta en la fermentación por parte de las bacterias del colon y en muchos gases.

ALIMENTOS QUE DEBES LIMITAR

A pesar de que algunos de estos alimentos son realmente buenos para ti, también pueden causar distensión. Otros no son tan saludables, pero se toleran en pequeñas cantidades en caso de que no puedas deshacerte de ellos con facilidad.

FRIJOLES, BRÓCOLI Y COL

Estos alimentos son famosos por causar distensión, pero tienen muchos beneficios saludables, por lo que nunca recomiendo eliminarlos por completo, sobre todo porque las pequeñas porciones acompañadas de un poco de antiflatulento de origen enzimático pueden ser muy útiles. Si los toleras o no te importan los gases entonces no hay necesidad de disminuirlos.

BEBIDAS CARBONATADAS

Las bebidas carbonatadas como el agua gasificada pueden hincharte debido a las burbujas de dióxido de carbono, las cuales te llenan de gas. Además, a veces también les añaden sal. Mientras sigas el plan, recomiendo que elijas agua simple en lugar de agua gasificada.

Cafeína

La cafeína funciona como laxante para algunas personas, pero su efecto estimulante también puede causar calambres y distensión. Mientras sigas el plan, limita tu consumo de cafeína a no más de una taza pequeña de café o té al día.

Alimentos grasosos

Ya sabemos que terminan almacenándose como grasa abdominal, pero también frenan el movimiento a lo largo del TD porque son más difíciles de digerir, lo que ocasiona que te sientas lleno e inflado. Mientras sigas el plan, evita las comidas pesadas, los alimentos fritos y las deliciosas salsas cremosas.

Carne

Si vas a comer proteínas animales (res, pollo, animales de caza, cordero, cerdo, etcétera) mientras sigas el plan, deberán ser de origen orgánico y provenientes de animales que hayan sido alimentados con pasto natural. Las sustancias químicas, las hormonas y los antibióticos que se agregan a muchas de las carnes y aves de granja industrial perturban tu microbioma, y contribuyen a la dominancia del estrógeno. Como la carne tiene un mayor contenido de grasa, es más difícil de digerir y puede reducir el tiempo de tránsito de tu TD, así que restringe las proteínas animales a una vez por día, o a nada si es que puedes vivir sin ellas.

Alimentos procesados

Estos alimentos suelen contener azúcar, edulcorantes artificiales, lácteos, gluten o soya; sin embargo, también deberías evitar incluso aquéllos que no los contienen. Consume alimentos que conserven su estado natural tanto como sea posible: por ejemplo, come manzanas en lugar de puré de manzana. Evita los productos empaquetados que tengan enormes listas de ingredientes y una caducidad extendida, y cuídate de la mercadotecnia disfrazada de ciencia.

SAL

La sal puede ser difícil de eliminar porque se añade a la mayoría de los alimentos preparados y empaquetados, y porque también se utiliza como conservador. Mientras sigas el plan, no añadas sal a tu comida y limita su consumo total diario a no más de mil miligramos.

ALIMENTOS QUE DEBES INCLUIR

Algunos alimentos son particularmente benéficos cuando se trata de eliminar la distensión y curar el TD porque fomentan el crecimiento de bacterias saludables, proporcionan enzimas digestivas o contienen fibra, lo que ayuda a la digestión. Trata de que la mitad de los alimentos que consumas estén en estado crudo y natural para maximizar la efectividad de las enzimas digestivas presentes en ellos. De ese modo, tu TD no tendrá que trabajar tanto para digerirlos. Eso se traduce en muchas cantidades de fruta fresca, ensaladas, frutos secos y semillas. Consume los alimentos más saludables y de la mejor calidad que puedas conseguir todos los días. ¡Son tu mejor medicina!

HOJAS VERDES

Las hojas verdes son el alimento menos consumido en la dieta estadounidense; sin embargo, son el más esencial para nuestra salud interior y exterior. De los alimentos, son los que más se acercan a nuestras necesidades ideales de nutrición. Seguramente no te sorprenderá saber que la lechuga romana tiene más fibra que un *sirloin,* pero quizá no sepas que, caloría por caloría, tiene el doble de proteína, diez veces más cantidad de hierro y cien veces más calcio. Si me pidieras que te recomendara aquello que mejorara más tu distensión y tu salud digestiva en general, te diría que comieras tantas hojas verdes como te sea posible.

Si quieres fomentar el crecimiento de bacterias buenas, curar la inflamación, mejorar la movilidad, retirar los parásitos, eliminar los hongos, deshacerte de la grasa abdominal, disolver los cálculos renales, balancear el pH, atenuar el síndrome de intestino irritable, prevenir la diverticulosis, reducir a la mitad el riesgo de padecer cáncer de colon, tener más energía, perder peso, eliminar la distensión y brillar de verdad, entonces lo más importante que necesitas hacer es comer hojas verdes todos los días. Hay mucho de donde escoger: col, espinacas, acelgas, col rizada, perejil, nabos verdes, hojas de mostaza de la India, cebollín, hojas de betabel, arúgula, brócoli, col china y todos los tipos de lechuga. Y hay muchas maneras de consumirlas: al vapor, salteadas, revueltas, cocidas, rostizadas, crudas, en ensaladas, en licuados o solas. Sin importar cómo las consumas, las hojas verdes son la materialización de la comida como medicina. No te tienen que gustar; sólo te las tienes que comer. Si no tienes nada más que hacer, comprométete a comer hojas verdes diario durante los próximos diez días y te prometo que empezarán a suceder cosas asombrosas tanto dentro como fuera de tu cuerpo.

ALIMENTOS ALTOS EN FIBRA

Los alimentos altos en fibra te ayudan a mantener tus conductos digestivos limpios, pero demasiada fibra a la vez puede llegar a obstruirlos, por lo que quizá necesites distribuir tu consumo de fibra en pequeñas dosis a lo largo del día, o empezar con porciones pequeñas y aumentarlas poco a poco. En cada comida debes consumir fibra proveniente de plantas, como frutas y verduras. La fibra procesada de los cereales, los panes dulces y otros productos horneados no ayuda en casi nada a los movimientos intestinales ni a disminuir la distensión.

PAPAYA Y PIÑA

Estas sabrosas frutas contienen papaína y bromelina, respectivamente, las cuales son poderosas enzimas peptidasas que sintetizan las proteínas y pueden incluso usarse como ablandadores de carne. Trata de incluir una porción fresca de cualquiera de estas dos frutas a diario, si es temporada. ¡No es difícil de hacer, ya que se trata de dos tentaciones dulces y coloridas!

Productos de colores

Los productos de colores brillantes, como las fresas rojas, los pimientos naranjas, los limones amarillos y las espinacas de color verde oscuro contienen vitaminas y minerales esenciales necesarias para aumentar la digestión y mantener la salud de tu microbioma. Comer un auténtico arcoíris de frutas y verduras con pigmentos fuertes no sólo mantendrá la distensión a raya; también reparará deficiencias nutrimentales que ni siquiera sabías que tenías, te subirá el ánimo y mejorará radicalmente la apariencia de tu piel.

Agua, agua, agua y más agua

Beber dos litros diarios de agua fresca, ya sea de manantial, sin gas, purificada o de la llave, es uno de los aspectos más importantes del plan, y es indispensable para poder mantener destapados y sin distensión tus tubos digestivos.

Jugos de verduras frescas

Los jugos de verduras frescas están llenos de nutrientes. Si bien no son un sustituto de las verduras como tales porque el proceso elimina la fibra de la fruta, son una estupenda adición a todas las otras cosas que harás con este plan y representan una opción adicional de bebidas. Asegúrate de que los que consumas sean frescos, de preferencia hechos al momento o máximo veinticuatro horas antes de su consumo. Evita los jugos de verduras preparados y empaquetados porque contienen grandes cantidades de azúcar y podrían estar pasteurizados para alargar su caducidad.

Té de hinojo

Este té es excelente para eliminar la distensión. El hinojo es miembro de la familia del perejil y la zanahoria, y tiene una larga historia de uso medicinal; ayuda a relajar el TD y a eliminar los gases, además de ayudar a la digestión porque incrementa la producción de jugos gástricos. Utiliza semillas enteras de hinojo hervidas en agua para hacer té; cuélalo para quitar las semillas antes de beberlo.

Mi licuado mágico

Me encanta mi licuado mágico. Está lleno de alimentos con vida y de fibra que aniquila la distensión, además de ser una excelente forma de comenzar el día. Es una espectacular alternativa al cereal para desayunar que ha estado dentro de una caja por meses, o a los panes dulces o *hot cakes* que son pura azúcar que causa un exceso de gases, aumento de peso y distensión. Recomiendo que te tomes este licuado todos los días mientras sigas el plan, ya sea como desayuno o como tentempié a lo largo del día. Aquí está la receta:

Combina en una licuadora:

- 1 plátano maduro en rebanadas
- 2 tazas de moras mezcladas
- 1 taza de espinacas, col rizada, col o acelgas crudas y lavadas (elimina los tallos centrales de la col rizada, la col y las acelgas)
- 1 cucharadita de *psyllium* en polvo
- 1 cucharadita de semillas de linaza molidas
- 1 taza de hielo picado
- 1 taza de leche de almendras, leche de coco o agua de coco

Licúa todo bien y bébelo de inmediato. Prepara dos porciones grandes.

Cómo comer

Cuando se trata de distensión, la forma en la que comes puede ser tan importante como aquello que comes, sobre todo si tragas grandes cantidades de aire junto con tu comida o si consumes la mayoría de tus calorías en la noche.

REDUCE LA INGESTA DE AIRE

Ésta es una de las principales causas de distensión que puedes reducir con facilidad al comer y beber por separado, y no al mismo tiempo. También debes masticar cada bocado al menos veinte veces antes de tragarlo; no sólo tragarás menos aire, sino que también aumentarás la producción de enzimas salivales, lo que facilitará que tu cuerpo digiera la comida. Trata de no hablar mientras comes. Por último, evita las gomas de mascar y chupar mentas o caramelos.

MANDA AL ESTÓMAGO A DORMIR

El vaciado del estómago disminuye de manera considerable una vez que se pone el sol. Asegúrate de que no sea ése el momento en el que consumas la mayoría de tus calorías, o te sentirás hinchado e incómodo durante la noche. Mientras sigas el plan, no debes comer más allá de una hora después de que se ponga el sol.

TU HORARIO DE CALORÍAS

Cambia tu consumo de calorías a las horas en que las necesites más y cuando tu TD esté más activo: en la mañana y durante el día. Te aconsejo que en el desayuno comas como reina, en el almuerzo como princesa y en la cena como mendiga.

SUPLEMENTOS

Desde un punto de vista filosófico, creo que puedes obtener todos los nutrientes que necesitas de los alimentos, por lo que no recomiendo tomar vitaminas adicionales ni suplementos, salvo que tengas alguna deficiencia particular que haya sido identificada. Pero incluso las personas con una dieta alta en fibra pueden beneficiarse de un suplemento de fibra y, debido a los múltiples factores que llevan a sufrir un desbalance bacteriano, a veces un probiótico fuerte resulta de mucha ayuda.

PSYLLIUM

Piensa que el *psyllium* es como una escoba que barre y saca los desechos del colon y mantiene los productos de la digestión en movimiento. Incluso si sigues una dieta alta en fibra te beneficiarás si tomas algo de fibra adicional contenida en las cáscaras de *psyllium*.

Mientras sigas el plan, dos veces al día toma una cucharada de *psyllium* triturado diluida en un gran vaso de agua, y seguida de inmediato de otro vaso de agua. Puedes añadir una pizca de jugo sin endulzantes para el sabor, o utilizar un tipo de *psyllium* saborizado, sólo asegúrate de que no contenga ningún tipo de endulzante artificial. Si descubres que el *psyllium* está causándote más distensión, trata de reducir la dosis a una cucharadita dos veces al día en lugar de una cucharada.

PROBIÓTICOS

Los probióticos son suplementos que contienen grandes cantidades de bacterias vivas. Ayudan a repoblar las especies esenciales del colon y a restaurar el equilibrio en caso de haber estado tomando antibióticos, antiácidos, anticonceptivos, terapia de remplazo de hormonas o esteroides, o si llevas una dieta rica en azúcar y almidones, la cual contribuye al desequilibrio bacteriano. Los probióticos pueden ayudarte a construir y a mantener un sistema digestivo sano al mejorar el funcionamiento de barrera del revestimiento intestinal y al aumentar la absorción de nutrientes.

Mientras estés con el plan, toma un probiótico fuerte al día, de preferencia uno que contenga grandes cantidades de bifidobacterias y lactobacilos.

Medicamentos que debes evitar

A pesar de que creo en el concepto de los alimentos como medicina, también creo que hay ocasiones en las que los medicamentos, tanto prescritos como de venta libre, pueden ser necesarios. Por desgracia, muchas de las medicinas que suelen prescribirse, como las de la lista a continuación, se prescriben innecesariamente y pueden causar una distensión considerable y una alteración digestiva, así que intenta eludirlas siempre que puedas.

ANTIBIÓTICOS

No hay duda alguna de que los antibióticos pueden salvarnos la vida en el momento adecuado, pero con frecuencia se prescriben sin necesidad. Cada dosis de antibióticos mata cantidades masivas de bacterias esenciales, lo que contribuye a la disbiosis y al excedente de especies de hongos causantes de distensión. Evita los antibióticos salvo que estés realmente enfermo y el doctor considere que no te repondrás sin ellos. Las infecciones pequeñas suelen sanar por sí solas, sobre todo si fortaleces tu sistema inmunológico con muchas frutas y verduras. Recuerda: la sopa y los descansos harán maravillas contra el resfriado común; los antibióticos, no.

ANTIINFLAMATORIOS NO ESTEROIDEOS

Estos medicamentos, también conocidos como AINES, ayudan a curar la inflamación articular, pero pueden causar daños en el revestimiento del TD, generando distensión y trastornos digestivos. Evita tomarlos siempre que sea posible. Si tienes artritis o dolores crónicos, pregúntale a tu médicos si hay alternativas diferentes a los AINES.

SUPRESORES DE ACIDEZ

Incluyen los inhibidores de la bomba de protones, los bloqueadores de histamina y los antiácidos, y todos disminuyen el ácido en el TD. El problema es que el ácido es la principal defensa del cuerpo contra las bacterias invasoras y proporciona el pH óptimo para las enzimas digestivas y la absorción de nutrientes. La disminución del ácido gástrico es una de las principales causas de distensión. Evita cualquier medicamento que interfiera con la producción de ácido estomacal. En vez de eso, enfócate en cómo disminuir el ardor estomacal de forma natural: reduce el consumo de cafeína, alcohol, alimentos grasosos, comidas pesadas y alimentos por las noches.

HORMONAS

Las hormonas de las píldoras anticonceptivas y de la terapia de remplazo hormonal en ocasiones provocan dominancia del estrógeno, lo que contribuye a la distensión. También pueden alterar el delicado equilibrio bacteriano en el TD. Considera la opción de cambiar a un método anticonceptivo no hormonal, como el DIU (dispositivo intrauterino) o los condones.

ESTEROIDES

Los esteroides se utilizan para disminuir la inflamación en un gran número de enfermedades diferentes, pero pueden dar pie al crecimiento excesivo de hongos en los intestinos y a una disbiosis y distensión severas. Si se utilizan por mucho tiempo y en concentraciones muy altas, hasta las pomadas con esteroides que se aplican sobre la piel pueden absorberse en cantidades suficientes y tener estos efectos. Evita los productos con esteroides siempre que sea posible.

La buena vida digestiva

Hay muchas cosas que puedes hacer a diario para ayudarte a eliminar la distensión, desde masajes abdominales hasta yoga. Aquí están algunas de mis favoritas.

Recomiendo que utilices una mancuerna de 1 a 2.5 kilogramos. Recuéstate y sostén la pesa con la mano derecha. Ponla sobre el abdomen y, con un poco de presión, muévela en el sentido de las manecillas del reloj, haciendo círculos grandes alrededor de tu ombligo. No hagas esto justo después de comer, porque tu estómago podría seguir lleno. Las horas ideales son en la noche antes de acostarte o en la mañana antes de desayunar.

RESPIRACIÓN LENTA

Pon una mano sobre el pecho y la otra sobre el abdomen. Conforme inhalas lentamente, la mano inferior deberá moverse hacia arriba y hacia afuera, mientras la mano superior y los hombros deberán quedarse quietos. Mientras exhalas, tu mano inferior deberá volver a bajar. (Si tienes problemas con esto, ponte una bolsa de arroz de 2.5 kilogramos sobre el abdomen para que sientas a nivel físico dónde debes localizar tu respiración.)

Ahora inhala lentamente y ve cómo se produce una tensión en el cuello, los hombros, el estómago y la espalda. Después exhala y permite que el cuerpo libere la tensión. Observa que la tensión se asocia con la respiración "de pecho", así como la sensación relajante que experimentas cuando respiras con el diafragma, es decir, cuando el abdomen se mueve hacia dentro y hacia fuera, y la parte superior del cuerpo se queda inmóvil.

- Inhala contando lentamente hasta 4 (infla el abdomen).
- Exhala contando lentamente hasta 6 (desinfla el abdomen).
- Modifica el conteo a 3 para inhalar y a 5 para exhalar si te resulta más cómodo.

Sin importar el conteo, tu enfoque deberá ser la exhalación, la cual deberá ser más larga que la inhalación. Si es posible, practica este ejercicio entre 20 y 30 minutos al día para hacer un cambio verdadero en el modo en que tu cuerpo reacciona ante el estrés.

¡MUÉVETE!

La frecuencia e intensidad con la que hagas ejercicio dependerá del nivel base de actividad, pero recomiendo que mientras estés con el plan realices a diario al menos treinta minutos de ejercicio lo suficientemente intenso para que sudes. Esto es clave porque, cuando sudas, también estás eliminando las toxinas por medio del órgano más grande de todos: la piel. Además del ejercicio, el uso diario de cuartos de vapor o saunas ayuda a eliminar las toxinas por medio de la piel (salvo que recibas alguna contraindicación médica), y te motivará a seguir con los otros pasos que estés dando para cambiar tu estilo de vida y tu dieta.

MANOS QUE CURAN

Hacerte un masaje con regularidad es un lujo, pero considera hacerte uno que definitivamente valga la pena. Mientras estés con el plan, piensa en ahorrar un poco del dinero que antes gastabas en alimentos preparados, dulces o café gourmet, y utilízalo para pagar un par de manos mágicas. Los estudios señalan que el masaje es benéfico para aliviar el estrés, la ansiedad y la depresión; para fortalecer la inmunidad, tratar el dolor, mejorar la flexibilidad e incluso como terapia para el cáncer. Los masajes también tienen un enorme efecto benéfico en el TD, sobre todo en las personas con síndrome de intestino irritable y dolores crónicos abdominales.

RECETAS PARA EL CUIDADO DEL CABELLO
Y DE LA PIEL QUE SON LO SUFICIENTEMENTE
BUENAS PARA COMERSE

En el capítulo 22, "La bella y la botarga", encontrarás algunas de mis recetas comestibles favoritas para fabricar con facilidad en casa cremas y menjurjes, los cuales te ayudarán a mantener tu cabello y tu piel hermosos y libres de sustancias innecesarias.

MI PLAN DE DIEZ DÍAS PARA UNA BUENA DIGESTIÓN

Paso mucho tiempo dándole consejos a la gente sobre qué comer, así como reflexionando sobre lo que funciona mejor para mi propio cuerpo, mis papilas gustativas y mi horario. Algo que tengo muy claro es que una buena digestión no se trata sólo de eliminar cosas que puedan ser un problema, como los GLASEA. También se trata de asegurarte de incluir la cantidad suficiente de alimentos que contengan los nutrientes esenciales que tu TD necesita para funcionar de manera óptima.

Yo evito los GLASEA 80% del tiempo (excepto los edulcorantes artificiales, porque ésos nunca los utilizo), y eso me da suficiente flexibilidad para comer fuera, experimentar con nuevas recetas y darme un gusto cuando se me antoje. La mayoría de las comidas que consumo con regularidad son fáciles de preparar, tienen un gran sabor, son ricas en nutrientes y hacen que me sienta bien después de comer (y también le hacen bien a mi TD). Para lograr eso, mantengo estos cinco principios básicos en mente cuando planeo mis comidas:

1. Fomenta el crecimiento de bacterias buenas con alimentos probióticos altos en fibra.
2. Obtén los micronutrientes necesarios a partir de las frutas y verduras de colores.
3. Come por lo menos la mitad de los alimentos crudos para obtener más enzimas y nutrientes.
4. Come proteínas animales no más de una vez al día para que hagas espacio a los fitonutrientes.
5. Cocina por tandas al inicio de la semana para que tengas muchas opciones de almuerzo y cena, y utilices las sobras a tu gusto.

A continuación te muestro cómo se ve mi propio plan de una buena digestión:

(D = desayuno; A = almuerzo; C = cena; T = tentempié)

D: **Licuado mágico de la doctora Chutkan,**[*] ½ toronja y un té de menta con limón

A: Ensalada de col picada con repollo y **garbanzos asados picositos**[*] sobre arroz integral

T: 1 naranja, 1 manzana y un puñado de almendras crudas

C: **Pollo rostizado al limón,**[*] papas y zanahorias rostizadas, ejotes salteados

T: Zarzamoras espolvoreadas con una "costra" hecha de harina de almendras mezclada con aceite de coco y horneada durante 10 minutos.

DÍA 2

D: **Licuado verde**[*] y ½ toronja

A: **Frijoles negros picositos**[*] sobre arroz integral

T: 2 ciruelas, 1 pera, zanahorias y *hummus*

C: **Pollo rostizado al limón,**[*] ensalada de col picada y arroz integral

T: 1 naranja, 1 manzana y un té de menta con limón

DÍA 3

D: **Avena irlandesa con moras y semillas de linaza,**[*] 2 huevos fritos y jugo verde fresco recién hecho (col, espinacas y manzana verde)

A: Galletas saladas de linaza con *hummus,* 1 zanahoria y 2 manzanas pequeñas

T: Un manojo de almendras crudas con arándanos secos

C: **Sopa de chícharo o** *dal*[*] sobre arroz integral con espinacas salteadas

T: Plátano congelado licuado con leche de almendras, almendras y cocoa en polvo sin endulzar

*Nota: Para ver las recetas marcadas con un asterisco (*), consulta la sección de "Recetas para una buena digestión" en el apéndice.

D: **Licuado mágico de la doctora Chutkan,**[*] ½ toronja y galletas saladas de linaza con mantequilla de almendras

A: **Sopa de chícharo o** *dal*[*] con arroz integral

T: Plátano rebanado con fresas y granola sin gluten con leche de almendras

C: **Rebanadas de pavo asiático de Noah,**[*] **estofado de col china baby**[*] y arroz integral

T: Plátano congelado licuado con leche de almendras, almendras y cocoa en polvo sin endulzar

DÍA 5

D: Salmón ahumado con huevos revueltos más un **licuado verde**[*]

A: **Rebanadas de pavo asiático de Noah,**[*] **estofado de col china baby**[*] y arroz integral

C: **Ensalada arcoíris,**[*] tortillas de maíz con **frijoles negros picositos**[*] aderezados con salsa y guacamole caseros

T: 2 mandarinas y una piña fresca

DÍA 6

D: **Licuado verde,**[*] 2 huevos cocidos y galletas saladas de linaza con mantequilla de almendras

A: Arroz integral y verduras al vapor

T: **Licuado verde,**[*] 1 manzana y un manojo de almendras crudas

C: **Salmón con jengibre,**[*] más **quinoa de limón con piñones y espinacas**[*]

T: **Licuado "Terciopelo rojo"**[*]

DÍA 7

D: **Saludable chocolate caliente con especias,**[*] con **avena irlandesa con moras y semillas de linaza**[*]

*Nota: Para ver las recetas marcadas con un asterisco (*), consulta la sección de "Recetas para una buena digestión" en el apéndice.

A: **Salmón con jengibre,*** arroz integral y verduras al vapor

T: Manzana con crema de cacahuate y un puñado de surtido casero de frutos secos (coco rallado, almendras crudas, cacahuates sin sal, arándanos secos, ajonjolí y pasas)

C: **Sopa de verduras,*** **coles de Bruselas rebanadas con rodajas de almendra y dátiles,*** calabacitas rostizadas y **chips de col rizada***

T: Plátano congelado licuado con fresas, moras azules y leche de almendras

DÍA 8

D: **Licuado de calabaza,*** 2 huevos cocidos y salmón ahumado

A: **Ensalada libanesa de quinoa***

T: Mango seco con un puñado de almendras crudas

C: **Escarola con alubias*** y arroz integral

T: Uvas

DÍA 9

D: Granola sin gluten con leche de almendras, fresas y moras azules

A: **Sopa de calabaza de Castilla con col rizada*** y galletas saladas de linaza

T: 1 manzana y 1 pera

C: Pollo al curry, arroz integral, junto con **estofado de garbanzos y coliflor al curry*** con arroz integral

DÍA 10

D: Huevos revueltos con tocino, bísquet de avena y jugo verde fresco recién hecho (con col, espinacas y manzana verde)

A: Ensalada verde mixta

T: 2 naranjas sin semillas

*Nota: Para ver las recetas marcadas con un asterisco (*), consulta la sección de "Recetas para una buena digestión" en el apéndice.

C: **Sopa de lentejas y verduras**[*] con frituras de maíz y guacamole casero

T: **Barrita energética saludable hecha en casa**[*]

UNA NOTA FINAL

Puede ser difícil priorizar la salud y el bienestar a largo plazo porque no solemos ver los resultados de nuestros esfuerzos enseguida. Sin embargo, sí recibimos informes regulares sobre nuestra salud cada vez que vamos al baño. Las heces son uno de los mejores indicadores de nuestra salud en general. No sólo proporcionan pistas importantes sobre lo que puede estar causando la distensión, sino que también son un reflejo de si estás utilizando el combustible correcto para mantener los engranajes digestivos funcionando como reloj.

Me parece apropiado que lleguemos al final de este libro con un breve pero detallado vistazo a lo que sucede al final de la maravillosa y compleja supercarretera del TD.

LA MÁXIMA DESINTOXICACIÓN

La máxima desintoxicación se logra con una buena evacuación. Cada vez que eliminas las heces, liberas toxinas, bacterias no deseadas y otros desechos que no deben quedarse paseando en tu interior. Si evacúas con regularidad, sabrás perfectamente de lo que estoy hablando: te sientes limpia, ajustada y radiante. Si no te sientes así, espero que este libro te haya dado muchas ganas de comenzar a solucionarlo. Evacuar fuera de tiempo expone tu colon a las toxinas de las heces más tiempo del necesario, lo cual te causará distensión y hará que no te puedas ni mover. También le manda mensajes mixtos al cerebro y al TD, lo que suele generar confusión intestinal y un vaciado ineficiente al final del camino.

DATE LA VUELTA Y ECHA UN VISTAZO

Dado que los buenos movimientos intestinales son un indicador de buena salud, necesitarás poner mucha atención a lo que te puedan estar diciendo tus heces. La mejor manera de hacerlo es, literalmente, dándote la vuelta y echándoles un vistazo. Lo que veas te proporcionará retroalimentación importante para mejorar tu salud digestiva. Es algo que puede salvarte la vida y ponerte sobre aviso de signos tempranos de cáncer de colon, enfermedades del hígado o infecciones. ¿Estás deshidratado? ¿Tienes parásitos? ¿Hay problemas en el páncreas? ¿Padeces desequilibrio bacteriano? ¿Te preocupa la diabetes? ¿No estás consumiendo suficientes verduras? ¿Estás comiendo demasiada carne? ¿Tu tiroides se paró de golpe? Todo viene de los intestinos. Las heces te dan información crucial para ayudarte a realizar los cambios que te nutrirán de adentro hacia afuera.

CINCO FACTORES PARA ALCANZAR EL NIRVANA DE LAS HECES

¿Cómo puedes averiguar lo que te están diciendo tus heces? Y ¿cómo puedes saber cuándo has alcanzado lo que yo llamo el nirvana de las heces? He aquí cinco factores esenciales que deberías evaluar.

COLOR

- El pigmento de la bilis y la bilirrubina de los eritrocitos muertos les dan a las heces su característico color café.
- Las heces de color tiza pálido pueden ser señal de una enfermedad hepática o de que los conductos de la bilis están obstruidos. Suelen estar acompañadas de orina oscura, ya que la bilis se excreta a través de los riñones en lugar del TD.
- Las heces amarillas pueden indicar la presencia de parásitos como la giardia o exceso de grasa, lo que se debe a que el páncreas no está secretando enzimas suficientes.
- Las heces verdes pueden ser resultado de una infección por *Clostridium difficile* o del uso de antibióticos.
- Las heces rojas se presentan cuando hay sangrado en el colon o por comer betabel.

313

- Las heces negras suelen indicar que hay un sangrado en un punto más alto del TD, o son consecuencia del consumo de suplementos de hierro.
- Las heces de color castaño claro pueden indicar que no estás comiendo suficientes verduras verdes.
- Los alimentos de color azul pueden hacer que tus heces sean azules también.

Nirvana de las heces: un color café oscuro que parezca chocolate derretido.

CONSISTENCIA

Al menos 75% de las heces son pura agua, por lo que la deshidratación es una de las causas más comunes del excremento duro y difícil de expulsar. Quizá no te dé sed hasta que te sientas muy deshidratado, por lo que debes asegurarte de beber por lo menos un litro de agua al día para que tus heces se mantengan húmedas y sea posible expulsarlas con facilidad. Aquí van unos cuantos consejos más:

- La fibra vegetal de frutas, verduras y frijoles añade más fibra a tus heces, lo que facilita las cosas para que el colon las expulse del cuerpo.
- Un licuado de moras y col por la mañana, una sopa de chícharos con ensalada para el almuerzo y lentejas con arroz integral para la cena les darán a tus heces suficiente fibra y una consistencia ideal.
- Las heces demasiado sueltas son señal de inflamación en el colon o de una infección por virus, bacterias o parásitos.
- La diabetes causa heces sueltas cuando los nervios que controlan la motilidad del TD se ven afectados, pero también puede alterar el recorrido hacia abajo y causar estreñimiento y heces duras.
- Una tiroides poco activa se asocia con heces duras, mientras que el hipertiroidismo se asocia con heces sueltas.
- Los medicamentos pueden afectar la consistencia de las heces: los analgésicos suelen causar heces duras, mientras que

los antibióticos, los antiácidos que contienen magnesio y los diuréticos pueden causar diarrea.

- Las heces sueltas también pueden ser señal de intolerancia a la lactosa o de alergias alimenticias.

Nirvana de las heces: heces suaves y consistentes que te manden una señal clara e intensa cuando necesites ir al baño y que además salgan con facilidad, pero no demasiado sueltas como para ser incontenibles.

CLARIDAD

Trozos de maíz, lechuga u otros materiales de origen vegetal en las heces son señales de celulosa mal digerida y una evidencia normal y saludable de una dieta basada en plantas. Las personas con enfermedades inflamatorias como la de Crohn o la colitis ulcerosa pueden presentar muchas partículas de comida mal digerida en sus heces debido a la mala absorción. En esas situaciones suele haber síntomas adicionales, como pérdida de peso, diarrea, presencia de sangre en las heces o dolor abdominal. Las heces grasosas que flotan pueden ser un signo de mala absorción de grasa ocasionada por problemas en el páncreas, el hígado o la vesícula biliar.

Nirvana de las heces: un poco de residuos vegetales en tus heces dentro de las veinticuatro horas posteriores a su consumo y heces que se hundan hasta el fondo de la taza y que no floten.

FORMA

Las heces delgadas como lápices pueden ser señal de cáncer de colon, diverticulosis o inflamación en el colon. Las heces parecidas a pequeñas piedritas son características de la diverticulosis, pues toman la forma de los agujeros diverticulares donde estuvieron asentadas. También la insuficiencia de fibra dietética puede producir heces parecidas a piedras pequeñas. Las heces que han estado varadas en el colon durante mucho tiempo con la esperanza de salir pueden formar capas de diversos colores, además de que llegan a producir dolor al ser evacuadas y son difíciles de eliminar. Las contracciones prematuras del esfínter anal pueden aplastar las heces antes de que tengan oportunidad de salir, lo que les da una apariencia larga como de salchicha.

Nirvana de las heces: heces gruesas del diámetro de tu muñeca y de varios centímetros de largo.

LIMPIEZA

Las heces que no dejan residuos desastrosos al salir (o, como a mí me gusta llamarlas, la "limpieza total") son características de una dieta muy alta en fibra. Las heces ideales son prácticamente inodoras, por lo que no es necesario usar un aromatizante después, aunque las verduras cruciformes como el repollo, el brócoli y la coliflor, así como algunos tipos de frijoles y las frutas secas pueden causar gases olorosos debido a que no se digieren del todo y a la fermentación adicional por parte de las bacterias. Las heces que huelen realmente mal son resultado de una sobrepoblación de bacterias, de inflamación en el TD, de infecciones, de exceso de alimentos con contenido sulfúrico o del consumo de demasiada carne procesada.

Nirvana de las heces: heces inodoras con limpieza total y sin residuos desastrosos.

Espero haberte convencido de que dar la vuelta y echar un vistazo es importante y que vale la pena hacerlo. Si lo haces con regularidad, ¡quizá no necesites venir a verme!

Apéndice

Recetas para una buena digestión

Siempre que sea posible, utiliza frutas y verduras orgánicas. Si no encuentras productos enlatados libres de bisfenol A (BPA), utiliza frijoles y verduras frescas cocidos en casa siempre que sea posible (consulta las "Soluciones de *La buena digestión* para tener gases buenos" en el capítulo 5).

Ideas para el desayuno*

LICUADO VERDE

A veces es más conveniente beber las verduras y frutas frescas en lugar de comerlas, sobre todo si las combinas en este delicioso y nutritivo licuado que sirve tanto para desayunar como para almorzar, o como antojo a cualquier hora del día. La piña y la papaya están llenas de enzimas digestivas que te ayudarán a desintegrar las proteínas, y los nutrientes y la fibra de las verduras te ayudarán a que tus bacterias buenas estén felices y saludables.

4 porciones

- 1 taza de leche de almendras o leche de coco
- 1 plátano rebanado que haya estado previamente en congelación
- 1 taza de espinaca cruda y lavada
- 1 taza de col rizada cruda y lavada (sin tallos)
- 1 taza de piña o papaya fresca

*Nota: Si necesitas más ideas para los licuados, consulta la "Guía para personalizar tus licuados" en la sección "Tentempiés y golosinas".

Deposita todos los ingredientes dentro de una licuadora y licúa a gran velocidad durante dos minutos o hasta que la mezcla adquiera una consistencia líquida suave. Bébela inmediatamente después de licuar.

LICUADO DE CALABAZA DE INVIERNO

Este licuado te encantará en el otoño gracias a su nostálgico sabor a pastel de calabaza. La calabaza es rica en antioxidantes y es una gran fuente de energía para mantenerte activo durante todo el día. Este licuado también es excelente como preparación para el invierno, ya que contiene las propiedades tanto calóricas como antiinflamatorias de la canela, el jengibre y la nuez moscada.

4 porciones

- ✔ ½ taza de puré de calabaza de cáscara dura
- ✔ 1 taza de leche de almendras o leche de coco
- ✔ 1 plátano rebanado que haya estado previamente en congelación
- ✔ 1 zanahoria picada (opcional)
- ✔ 1 cucharada de proteína de vainilla en polvo de origen natural (opcional)
- ✔ ½ cucharadita de extracto de vainilla o de semillas de vainilla en polvo
- ✔ 1 rodaja de raíz fresca de jengibre
- ✔ Nuez moscada y canela al gusto
- ✔ 1 raja de canela para sazonar (opcional)

Nota: Si quieres un endulzante adicional,
añade 1 dátil picado y sin huesos

Deposita todos los ingredientes, excepto la raja de canela, en una licuadora y licúa a gran velocidad durante dos minutos o hasta que adquiera una consistencia líquida suave. Sazona con la raja de canela, al gusto. Dale un sorbo, saborea y disfruta.

LICUADO MÁGICO DE LA DOCTORA CHUTKAN

Mi licuado mágico está lleno de alimentos vivos y de fibra para combatir la distensión, y es una excelente manera de empezar el día. Es una espectacular alternativa al cereal para desayunar que ha estado dentro de una caja por meses, o a los panes dulces y hot cakes cuyo ingrediente principal es azúcar. Recomiendo que te tomes este licuado todos los días del plan, ya sea en la mañana como desayuno o como tentempié a lo largo del día.

2 porciones grandes

- 1 plátano maduro en rebanadas
- 2 tazas de una mezcla de moras orgánicas
- 1 taza de espinacas, col rizada, repollo o acelgas crudas y lavadas (remueve los tallos centrales de la col, el repollo y las acelgas)
- 1 cucharadita de *psyllium* en polvo
- 1 cucharadita de semillas de linaza molidas
- 1 taza de hielo picado
- 1 taza de leche de almendras, leche de coco o agua de coco

Licúa todo bien y bébelo de inmediato. Esta receta es para dos porciones grandes.

QUINOA MATINAL

La quinoa fue domesticada por los incas hace miles de años y, aunque se le considera un grano, en realidad se trata de una verdura de hojas verdes parecida a la espinaca que se cultiva por sus semillas. Es una gran fuente de proteínas vegetales (una taza tiene hasta 8 gramos), es muy fácil de digerir y no contiene gluten. Tiene un ligero sabor a nueces, similar al arroz integral. Esta reserva nutricional cargada de proteínas también es alta en magnesio, fósforo y hierro. Comienza tu día con el pie derecho y disfruta los beneficios de un flujo ininterrumpido de energía.

4 a 6 porciones

- 1 taza de quinoa
- 2 tazas de agua
- ¼ de taza de calabacita en cubos
- ¼ de taza de zanahoria rebanada en rodajas delgadas
- ¼ de taza de pasas
- ¼ de taza de nueces picadas
- ¼ de taza de ajonjolí entero o molido
- ¼ de taza de leche de coco, leche de almendras o leche de cáñamo
- Canela en polvo

Cómo cocinar la quinoa: Enjuaga bien la quinoa con agua fría en un colador hasta que el agua deje de correr. Esto eliminará una capa exterior que puede dar sabor amargo. En un sartén, hierve el agua a fuego medio-alto. Añade la quinoa, baja el fuego y deja que hierva ligeramente durante cinco minutos; después tápala y hierve a fuego lento durante otros quince minutos. Retírala del fuego y déjala enfriar por cinco minutos sin destapar.

Después de cinco minutos, retira la tapa, esponja la quinoa suavemente con un tenedor y sirve.

Para esta receta, agrega las calabacitas, la zanahoria, las pasas, las nueces y el ajonjolí una vez que la quinoa empiece a hervir a fuego lento. Añade la leche de origen natural que hayas elegido después de la cocción para que adquiera la consistencia deseada. Espolvoréala con canela.

AVENA IRLANDESA CON MORAS Y SEMILLAS DE LINAZA

La avena contiene antioxidantes y lignanos, los cuales protegen contra el cáncer y ayudan a estabilizar los niveles de azúcar en la sangre. La avena irlandesa está procesada al mínimo y no contiene los azúcares adicionales de la mayoría de las marcas de avena instantánea. Si no tienes tiempo de cocinar esto en la mañana, haz una gran cantidad por adelantado para que la disfrutes en porciones individuales a lo largo de la semana.

4 porciones

- ✓ 1 taza de avena irlandesa (cortada al acero)
- ✓ 3 tazas de agua
- ✓ 1 cucharada de semillas de linaza molidas
- ✓ 2 tazas de moras azules, frambuesas y/o fresas orgánicas
- ✓ Aceite de semillas de linaza (opcional)
- ✓ Aderezos ricos en nutrientes (ver la sección "Deliciosas variaciones de coberturas" a continuación) (opcional)

Combina la avena, el agua y las semillas de linaza en una cacerola, revuelve brevemente y hierve a fuego medio-alto. Baja el fuego, tapa el sartén y hierve a fuego lento de veinte a veinticinco minutos, o hasta que las hojuelas de avena se suavicen y se haya absorbido casi todo el líquido. Decora con las moras, aderezac con el aceite de semillas de linaza al gusto y sirve. Como cobertura también puedes utilizar alguno de tus alimentos favoritos ricos en nutrientes, como plátanos y nueces, o coco, canela y dátiles deshuesados.

Para una versión más rápida de preparar, remoja las hojuelas de avena en agua dentro de una cacerola de ocho a doce horas o durante la noche. En la mañana añade las semillas molidas de linaza y pon la mezcla a hervir, reduce a fuego bajo y hierve ligeramente por cinco minutos, al tiempo que revuelves la mezcla de manera constante. Decora con las moras, aderezaca con el aceite de semillas de linaza al gusto y sirve. Y como cobertura utiliza alguno de tus alimentos favoritos ricos en nutrientes.

DELICIOSAS VARIACIONES DE COBERTURAS

- Moras azules y nueces
- Rebanadas de plátano y nueces
- Chabacano y almendras
- Manzana, nueces y canela
- Arándanos secos y almendras
- Pera, jengibre y semillas de linaza
- Coco rallado y plátano en rebanadas
- Coco, canela y dátiles deshuesados

Sopas

SOPA DE CHÍCHARO O *DAL*

Los chícharos son miembros de la familia de las leguminosas; constituyen una excelente fuente de fibra que puede ayudarte a reducir el colesterol y a mejorar la regulación intestinal. Puedes preparar este platillo versátil como una sopa líquida o como dal, con una consistencia más gruesa, para servirlo sobre arroz o quinoa.

6-8 porciones

- 450 g de chícharos, enjuagados y secos
- 6 tazas de caldo de pollo orgánico bajo en sodio o de verduras para el *dal*, u 8 tazas para la sopa
- 3 dientes de ajo grandes, picados
- 1-2 tazas de leche de coco (1 taza para el *dal*, 2 tazas para la sopa) (opcional)
- 3 cebollitas de cambray picadas
- 1 chile jalapeño picado en cubitos
- 1 ramito de tomillo fresco
- ½ cucharadita de comino
- 1 cucharadita de curry
- Pimienta negra recién molida, al gusto

Hierve los chícharos en el caldo de pollo o de verduras con el ajo, hasta que estén suaves (alrededor de una hora). Añade más caldo o agua, según sea necesario, para mantener líquida la mezcla. Agrega la leche de coco, en caso de usarla, y hierve durante diez minutos más. Añade las cebollitas de cambray, el jalapeño y el tomillo, y cuece durante otros diez minutos. Retira de la estufa y bate en un procesador de alimentos, o utilizando un batidor de mano o un machacador. Regresa la mezcla al fuego, cocina durante otros treinta minutos y sirve.

SOPA DE CALABAZA DE CASTILLA CON COL RIZADA

Esta receta combina a la perfección las deliciosas verduras asadas con hierbas para crear una suave, cremosa y nutritiva sopa. La col rizada es el broche de oro con el que se corona este tazón lleno de nutrientes que van desde la vitamina A hasta el cinc. Sírvela con una guarnición de semillas de calabaza tostadas.

8 porciones

- 4 tazas de calabaza de Castilla, pelada y picada en trozos
- 2 tazas de papa, pelada y picada en trozos
- 3 cucharadas de aceite de oliva
- 3 dientes de ajo grandes, picados
- 1 cucharada de romero fresco
- 1 cucharada de salvia fresca
- 1 cucharada de tomillo fresco
- 1 cebolla mediana, picada en trozos
- 2 zanahorias grandes, picadas en trozos
- 2 pimientos morrones rojos, picados en trozos
- 6 tazas de caldo de verduras orgánico y bajo en sodio
- 3 tazas de col rizada cruda, lavada, sin tallos y rebanada en tiras
- Pimienta negra recién molida, al gusto
- Ramitos de hierbas frescas (romero, tomillo, orégano) o semillas de calabaza para decorar

Precalienta el horno a 190°C. Pon las calabazas y las papas en una bandeja para hornear grande y rocíalas con el aceite de oliva, el ajo, el romero, la salvia y el tomillo. Hornea durante media hora sin tapar. Añade la cebolla, las zanahorias y los pimientos morrones. Hornea durante veinte o treinta minutos más, o hasta que las verduras adquieran un tono castaño dorado. Retira la bandeja del horno y pon las verduras en una olla sopera grande. Agrega el caldo de verduras y calienta a fuego medio-alto hasta que las calabazas comiencen a ablandarse. Apaga el fuego y revuelve la sopa con una batidora de mano.* Añade las tiras de col rizada a la sopa y cocina a fuego medio sin tapar la olla de dos a tres minutos, o hasta que la col se marchite. Sazona con pimienta negra recién molida. Sírvela en tazones y adórnala con los ramitos de hierbas frescas y con semillas de calabaza.

SOPA DE VERDURAS

Esta magnífica sopa es muy fácil de hacer y disfrutar a cualquier hora del día. Funciona como tentempié nutritivo y como guarnición de cualquier comida. Si no tienes mucho tiempo para preparar tus comidas durante la semana, ésta es una manera muy sencilla de garantizarte que comas tus verduras todos los días.

8 porciones

- 2 cucharadas de aceite de oliva
- 1 cebolla dulce o amarilla picada en cubitos
- 1 diente de ajo picado en cubitos
- 5 tallos de apio cortados en segmentos de 3 cm
- 4 zanahorias rebanadas en rodajas delgadas
- 2 cucharadas de hierbas frescas, picadas (perejil, orégano y tomillo)
- 4 tazas de caldo de verduras orgánico bajo en sodio, ya sea casero o comprado
- 1 a 2 tazas de agua, dependiendo de la consistencia deseada
- 1 lata de 840 ml de jitomates cortados en cubos
- 1 lata de 180 ml de pasta de tomate
- 6 tazas de verduras, picadas (tales como brócoli, espárragos, pimiento morrón rojo, calabacitas, ejotes)
- 3 tazas de hojas de espinacas crudas y frescas, lavadas
- Pimienta negra recién molida, al gusto
- Venas y semillas de chile rojo (opcional, recomendado para un toque fuerte)

Calienta el aceite de oliva en una olla sopera y añade la cebolla, el ajo, el apio y la zanahoria. Saltea las verduras entre cinco y diez minutos, hasta que estén ligeramente doradas. Después agrega las hierbas frescas y cubre

*Nota: Si no tienes una batidora de mano, utiliza un procesador de alimentos o una licuadora de gran velocidad cuando la sopa se haya enfriado un poco pero siga conservando su calor.

las verduras con ellas. Añade el caldo de verduras, agua, los jitomates en cubos y la pasta de tomate. Mezcla bien y vierte las verduras picadas. Hierve todo, reduce a fuego bajo y luego hierve ligeramente entre treinta y treinta y cinco minutos con la olla tapada, hasta que se ablanden las verduras. Apaga el fuego y añade las hojas de espinaca. Cubre la olla cinco minutos para que se cuezan las espinacas. Quita la tapa y sazona la sopa con la pimienta negra recién molida y las semillas de chile rojo, al gusto. Repártela en tazones y sirve.

GAZPACHO MARROQUÍ

Esta sopa fría de tomate, originaria de Medio Oriente, es refrescante, condimentada y llena de sabor; puedes prepararla con anticipación y servirla en un caluroso día de verano. Proporciona la combinación perfecta de especias que te ofrecen beneficios antiinflamatorios junto con una enorme dosis de licopeno proveniente de los tomates frescos.

4 porciones

- 4 dientes de ajo picados
- 2½ cucharaditas de páprika
- 1½ cucharaditas de comino molido
- 1 pizca de pimienta cayena
- 4 cucharaditas de aceite de oliva, más aceite adicional para aderezar
- 130 g de jitomates picados en cubos de 2.5 cm
- 1 cucharada de vinagre de vino blanco
- Jugo de 1 limón
- 2 cucharadas de agua
- ¼ de taza de apio o cilantro picado para aderezar

En una salteadora, combina la páprika, los ajos, el comino, la cayena y el aceite de oliva. Cocina a fuego bajo, revolviendo de forma constante durante dos minutos. Retira la mezcla del fuego y déjala enfriar. A continuación mezcla los jitomates en un procesador de alimentos. Vierte la mezcla de especias junto con el vinagre, el jugo de limón y el agua. Refrigera hasta que enfríe. Sirve el gazpacho aderezado con cilantro o apio picado y una lluvia de aceite de oliva.

SOPA DE VERDURAS Y LENTEJAS

La sopa de lentejas es muy agradable durante los meses más fríos del invierno. Para hacer un plato más abundante, sírvela sobre arroz basmati, o, para intensificar el valor nutrimental de la comida, añade un poco de col rizada y espinaca al final. La sopa puede durar días refrigerada y funciona como una cena completa por sí sola.

12 porciones

- 2 cucharadas de aceite de oliva
- 3 tallos grandes de apio, picados en segmentos de 1.75 cm
- 2 zanahorias grandes, cortadas en rodajas delgadas
- 1 cebolla grande picada
- 3 dientes de ajo picados
- 1½ cucharaditas de hojas de romero frescas y picadas
- 1½ cucharaditas de orégano seco
- 8 tazas de caldo de pollo o de verduras orgánico y bajo en sodio
- 1 lata de 790 g de jitomates cortados en cubos, con todo y jugo
- 2 tazas (alrededor de 310 g) de lentejas verdes enjuagadas
- ⅓ de taza de hojas frescas y picadas de perejil (alrededor de medio manojo)
- Pimienta negra recién molida

Calienta el aceite de oliva en una olla grande y pesada a fuego medio-alto. Añade el apio, las zanahorias, la cebolla, los ajos, el romero y el orégano. Saltea todo hasta que las cebollas estén traslúcidas, alrededor de ocho minutos. Agrega el caldo de verduras o de pollo, y los jitomates con todo y jugo. Hierve la sopa y después reduce el fuego a medio-bajo. Tápala y hierve de nuevo ligeramente hasta que las verduras estén tiernas, agitando varias veces, durante treinta minutos. Añade las lentejas, cubre la olla y continúa hirviendo alrededor de una hora, hasta que las lentejas estén suaves. Agrega el perejil y sazona la sopa al gusto con la pimienta negra recién molida. Sírvela en tazones y listo.

SOPA VERDE LICUADA

¿Alguna vez has hecho una sopa en menos de diez minutos? Esta sopa licuada es una excelente manera de ponerle combustible a tu cuerpo sin tener que esclavizarte en la cocina. Licuar las verduras garantiza que se deshagan las duras membranas de las células para que comiences a nutrir tu cuerpo desde el primer sorbo.

- 3 tazas de espinacas crudas, lavadas y picadas
- 3 tallos de apio picados
- 1 ramito de orégano
- 1 pimiento rojo picado
- 1 pepino picado
- 1 aguacate grande en rebanadas
- 1 chile jalapeño picado en cubitos
- Jugo de 1 limón
- 2 tazas de agua

Combina todos los ingredientes en la jarra de la licuadora. ¡Licúa y disfruta!

ESTOFADO DE GARBANZOS CON COLIFLOR AL CURRY

Se suele considerar que la coliflor por sí sola es insípida, pero si se le agrega curry, ajo y jengibre este platillo se vuelve un sabroso componente de cualquier dieta antiinflamatoria. Esta sopa es una comida perfecta por sí sola, o puedes servirla con arroz integral y verduras al vapor para crear una comida completa y abundante.

4 porciones

- 1 cabeza de coliflor
- 1 cebolla amarilla de tamaño medio, en rebanadas delgadas
- 2 dientes de ajo picados
- 1 pieza de 2.5 cm de jengibre fresco, pelada y cortada en rebanadas delgadas
- 1 cucharada de aceite de semilla de uva
- 2 zanahorias rebanadas en rodajas delgadas
- 1 cucharada de curry
- 2 tazas de caldo de verduras orgánico y bajo en sodio
- 1½ tazas de jitomates picados con jugo
- 1½ tazas de garbanzos cocidos
- 2 cucharadas de pasas
- Pimienta negra recién molida
- Albahaca fresca y picada

Lava la coliflor y remueve las hojas externas y los tallos internos. Corta los floretes en pedazos del tamaño de una mordida y apártalos. En una cazuela de hierro fundido u horno holandés, saltea las cebollas, el ajo y el jengibre con el aceite de semilla de uva a fuego medio-alto hasta que se doren ligeramente. Añade las zanahorias y cuece durante otros dos minutos. Agrega el curry, el caldo de verduras, los jitomates y los garbanzos. Deja que la sopa hierva, y después reduce el fuego a medio-bajo y hierve la sopa ligeramente antes de incorporar la coliflor y las pasas. Cubre la sopa y cuece hasta que la coliflor se ablande, alrededor de siete minutos. Sazona con la pimienta negra recién molida, al gusto. Guarnece con hojas de albahaca picadas y sirve.

Ensaladas

ENSALADA ARCOÍRIS

Una dieta balanceada contiene todo el espectro de colores. La manera de crear una ensalada nutritiva y deliciosa rellena de fitonutrientes derivados de las plantas es representando cada color del arcoíris. Trata de usar una gran variedad de sabores, y añade aquellos colores que no hayan estado antes en tu dieta. He aquí algunos ejemplos de ingredientes que puedes elegir:

- **Frutas y verduras rojas:** pimiento morrón rojo, jitomate, ruibarbo, moras, granada, cebolla morada, toronja rosa, betabel, rábano.
- **Frutas y verduras amarillas y naranjas:** zanahoria, pimiento morrón naranja, calabaza, papaya, chabacano, calabaza de Castilla, piña, elote dulce, papa, mango.
- **Frutas y verduras verdes:** apio, lechuga romana, arúgulas, col rizada, espinacas, mezcla de hojas verdes, coles y brotes, brócoli, coles de Bruselas asadas, calabacita verde, cebolla verde o de rabo, chícharos y aguacate.
- **Frutas y verduras moradas y negras:** berenjena asada, lechuga morada, higos, ciruelas, moras azules, zarzamoras.
- **Frutas y verduras blancas:** coliflor, jícama, raíz de jengibre, champiñones, ajo, cebolla blanca, cebollitas de Cambray.
- **Aceites saludables para el corazón:** aceite de semillas de linaza, aceite de nuez, aceite de oliva, aceite de aguacate (éstos también proporcionan grasas "buenas").
- **Hierbas frescas:** perejil, cilantro, albahaca, orégano.

- **Proteínas:** proteínas de origen vegetal (legumbres, frutos secos, semillas) o de origen animal (pechuga de pollo, pechuga de pavo, pescado, mariscos, carne magra).

Junta todos los ingredientes en una ensaladera (un tazón de cristal es muy entretenido porque puedes disfrutar ver todos los colores). ¡Usa tu creatividad! Sazona con hierbas frescas y vinagreta hecha en casa. Puedes guardar esta ensalada sin aderezar en un contenedor bien sellado durante días en el refrigerador. Come puñados a diferentes horas y de diferentes maneras, agregándole pollo o pavo en trozos, añadiéndola a las lentejas cocidas, bañándola en vinagre balsámico y aceite de oliva, comiéndola con tortillas de maíz o como relleno de la *omelette* en el desayuno.

Platos fuertes y guarniciones

TABULE DE QUINOA

Ésta es una nueva modalidad de uno de mis platillos tradicionales favoritos. Por lo regular, el tabule está hecho con trigo bulgur, pero esta versión lleva quinoa, la cual no sólo está libre de gluten, sino que también contiene una dosis saludable de proteínas de origen vegetal. El tabule es muy rico cuando se sirve como plato fuerte sobre una cama de lechugas, y puedes hacerlo por adelantado con el fin de tener comida para llevar a mano.

8 porciones

- 1 taza de quinoa
- 2 tazas de agua o de caldo de verduras orgánico y bajo en sodio
- 1 taza de pepinos pelados y picados
- 1 taza de perejil fresco, picado
- ¼ de taza de menta fresca, picada
- 1 taza de tomates cherry cortados en cuartos
- ½ taza de cebollitas de cambray
- Pimienta negra recién molida, al gusto
- ¼ de taza de aceite de oliva
- ¼ de taza de jugo fresco de limón
- 1 cucharadita de ajo picado

En una cacerola, cocina la quinoa con el agua o el caldo de verduras de acuerdo con las instrucciones de la receta de quinoa matinal (en las "Ideas para el desayuno"). Enfría por completo la quinoa en el refrigerador, por lo menos durante una hora. En un tazón, combina la quinoa fría, los pepinos, el perejil, la menta, los tomates uva y las cebollitas de Cambray. Sazona al gusto con la pimienta negra recién molida. En un tazón aparte, mezcla el aceite de oliva, el jugo de limón y el ajo hasta incorporarlos. Añade la quinoa y las verduras, y revuelve hasta que se combinen por completo. Deja enfriar antes de servir.

QUINOA DE LIMÓN CON PIÑONES Y ESPINACAS

La quinoa tiene el perfil nutricional más alto de todos los cereales, además de ser el que se cocina más rápido (si bien técnicamente es una semilla, la consumimos como si fuera un cereal). La quinoa es el único alimento de origen vegetal que tiene los ocho aminoácidos esenciales, lo que la convierte en una proteína completa. Además de no contener gluten, la quinoa tiene un alto contenido de vitaminas B, hierro, cinc, potasio, calcio y vitamina E. Las espinacas y el perejil fortalecen los beneficios nutricionales de este platillo.

8 porciones

- 1 taza de quinoa
- 2 tazas de agua
- 2 tazas de espinacas crudas, lavadas
- ½ taza de piñones
- ¼ de taza de aceite de oliva, más una pizca para los piñones
- ½ taza de pasas blancas
- 2 cucharaditas de ralladura fresca de limón
- ½ taza de perejil fresco
- ¼ de taza de jugo fresco de limón
- 1 cucharadita de comino molido
- Pimienta negra recién molida, al gusto

Precalienta el horno a 160°C. En una cacerola, cuece la quinoa con el agua, siguiendo las instrucciones de la receta de la quinoa matinal. Mientras se cuece la quinoa, rebana las espinacas en tiras delgadas. Baña los piñones con un chorrito de aceite de oliva, ponlos en una bandeja para hornear y hornéalos hasta que estén ligeramente dorados, aproximadamente durante diez minutos. Pasa la quinoa caliente a un tazón y agrega los piñones tostados, las pasas, la ralladura de limón y el perejil. Deposita las tiras de espinacas crudas sobre la quinoa. En otro tazón, mezcla el jugo de limón con el comino. Lentamente, añade el cuarto de taza de aceite de oliva restante para formar una pasta. Vierte el aderezo sobre la mezcla de quinoa y asegúrate de remojar con él todos los ingredientes. Agrega pimienta negra recién molida, al gusto. Sirve este delicioso y nutritivo platillo caliente o a temperatura ambiente.

ESTOFADO DE COL CHINA BABY

Habrá veces que quizá necesites un respiro de la col rizada. La col china, también llamada lechuga asiática, es un miembro de la familia de las coles que tiene un sabor suave. Utiliza esta receta como guía para cocinar deliciosas lechugas. Para darle variedad, cambia la col china por cualquiera de tus lechugas favoritas.

2-4 porciones

- 1 taza de caldo de verduras orgánico y bajo en sodio
- 3 cucharadas de aceite de oliva
- 450 g de col china baby recortada
- ½ cucharadita de aceite de ajonjolí
- Pimienta negra recién molida, al gusto

Combina el caldo de verduras con el aceite de oliva en un sartén hondo a fuego lento hasta que hierva ligeramente. Acomoda la col china de manera uniforme dentro del sartén, tápala y hierve de nuevo durante cinco minutos, hasta que se ponga tierna. Pasa la col rizada con unas tenazas a un plato y cúbrela para mantenerla caliente. Aumenta el fuego de bajo a alto y hierve la mezcla del caldo hasta que se reduzca aproximadamente a un cuarto de taza. Después vierte el aceite de ajonjolí y agrega al gusto la pimienta negra recién molida. Vierte la mezcla sobre las hojas de la col.

REBANADAS DE PAVO ASIÁTICO DE NOAH

Noah, el hijo de Elisa, inventó esta sabrosa receta después de descubrir cómo recrear el sabor de los jiaozi, pero en una forma más saludable. Sírvela con arroz integral o sobre una cama de lechugas.

4-6 porciones

- 450 g de pechuga de pavo molida
- 3 cucharaditas de raíz de jengibre finamente rallada

- 2 dientes de ajo picados
- 2 claras de huevo
- 1 zanahoria grande, finamente rallada
- 2 cucharadas de salsa de soya sin gluten
- 2 cucharaditas de aceite de ajonjolí
- 1 cucharada de cilantro recién picado (opcional)
- 3 cebollas verdes o de Cambray picadas
- Pimienta negra recién molida, al gusto
- Aceite vegetal para la plancha o sartén

Combina la pechuga de pavo, el jengibre, el ajo, las claras de huevo, las zanahorias, la salsa de soya, el aceite de ajonjolí, el cilantro (si decides usarlo) y las cebollas verdes en un tazón mediano, y añade pimienta negra recién molida al gusto. Forma medallones de carne de aproximadamente cuatro a cinco centímetros de diámetro. Deposita los medallones en una plancha o sartén con un ligero toque de aceite, y cuécelos a fuego medio-alto alrededor de siete minutos por lado, o hasta que estén completamente cocidos. Sírvelos al momento.

POLLO ROSTIZADO AL LIMÓN

Cada chef tiene su versión de pollo rostizado. El ingrediente secreto de esta sabrosa receta es el jugo de limón, ya que conserva los jugos naturales del pollo y ayuda a que quede tostado y crujiente. Si es posible, utiliza pollo orgánico de granja.

4 porciones

- 1 pollo de entre 1 y 2 kg
- 1 limón
- 1 cebolla mediana pelada
- 2 dientes de ajo
- 2 a 3 ramitos de romero, salvia y tomillo frescos (de cada uno)
- Sazonador de pollo
- Pimienta negra recién molida, al gusto
- ½ taza de caldo de pollo orgánico y bajo en sodio

Precalienta el horno a 230°C. Enjuaga el pollo, sécalo con servilletas de papel y remueve y desecha las menudencias. Corta el limón a la mitad y exprime el jugo sobre la piel del pollo. Rellena la cavidad con la cebolla,

331

los dientes de ajo y cada uno de los ramitos frescos de hierbas; sazona con pimienta negra recién molida al gusto. Espolvorea generosamente la pimienta y el sazonador en la parte exterior del pollo.

Pon el pollo sobre una rejilla dentro de una asadera. Vierte el caldo de pollo dentro de la asadera y rostízalo durante treinta minutos, sin taparlo. Reduce la temperatura a 190°C y continúa rostizando por lo menos durante otra hora, o hasta que desaparezcan los jugos del pollo. Retira el pollo del horno y déjalo reposar por cinco minutos antes de tasajearlo. Utiliza los ramitos de hierbas restantes como guarnición.

ESCAROLA CON ALUBIAS

La escarola suele tener un gusto amargo, pero con el sabor de las alubias y un toque de ajo es imposible de rechazar. La escarola está llena de fibra, ácido fólico, vitaminas A y K. Las alubias le añaden un incremento nutricional de proteínas de origen vegetal.

4 porciones

- 2 cucharadas de aceite de oliva
- 2 dientes de ajo rebanados
- 1 cabeza de escarola lavada y picada
- 1 lata de 420 g de alubias enjuagadas y secas, o 1½ tazas de alubias cocidas
- Pimienta negra recién molida, al gusto

Calienta el aceite de oliva en una salteadora a temperatura suficiente para que, cuando agregues el ajo, éste chisporrotee al tocarlo. Añade lentamente la escarola. Saltea de tres a cinco minutos o hasta que se marchite. Agrega las alubias, apaga la estufa y mezcla bien. Sazona con pimienta negra recién molida al gusto, ¡e híncale el diente a este saludable y delicioso platillo con hojas!

SALMÓN CON JENGIBRE

El salmón suele ser venerado por sus ácidos grasos omega 3. La combinación de salmón, jengibre y vinagre de ciruela de esta receta crea un sabor fresco y ligero con una chispa sutil.

2 porciones

- 1 cucharada de aceite de coco
- ¼ de taza de agua
- 2 cucharaditas de jengibre fresco, rallado
- 1 cucharada de vinagre de ciruela
- 2 salmones silvestres (de 110 g cada uno)
- Rodajas de limón para decorar

Prepara un marinado combinando el aceite de coco, el agua, el jengibre y el vinagre de ciruela. Deposita el pescado en una bandeja para hornear poco profunda, cúbrelo con el marinado y refrigéralo durante al menos treinta minutos o hasta doce horas. Aparta algunas cucharadas de marinado para bañar el pescado después y descarta el resto. Precalienta la parrilla. Asa el pescado, con el lado de la piel hacia abajo, de ocho a diez minutos, hasta que la carne esté opaca y se deshaga con facilidad al insertar un tenedor. Baña los pescados con el marinado restante una o dos veces mientras los asas. Decora con rodajas de limón.

PESCADO ASADO EN SALSA DE TOMATE

Esta receta transforma un pescado blanco cualquiera en una creación llena de sabor. Es sencilla de preparar y el platillo se ve apetitoso al sacarlo del horno.

4 porciones

- 2 cucharadas de aceite de oliva, más lo suficiente para usar en la bandeja para hornear
- 4 filetes de pescado blanco, como huachinango o robalo (de 170 g cada uno)
- 1 cebolla amarilla finamente picada
- 2 dientes de ajo finamente picados
- 6 jitomates picados con semillas
- Pimienta negra recién molida, al gusto
- 3 cucharadas de perejil finamente picado
- 2 cucharadas de albahaca fresca cortada en tiras delgadas
- 1 cucharada de tomillo fresco finamente picado

Precalienta el horno a 230°C. Pon aceite en una bandeja grande para hornear. Acomoda los pescados en una sola capa sobre la bandeja ya preparada. Calienta dos cucharadas de aceite de oliva en una cacerola. Añade la cebolla y saltéala de ocho a diez minutos, hasta que esté tierna y traslúcida. Añade el ajo y saltea un minuto más. Vierte los tomates picados y cuece a fuego bajo hasta que la salsa espese, alrededor de quince minutos. Sazona la salsa al gusto con pimienta negra recién molida. Vierte la mitad del perejil, la albahaca y el tomillo, y hierve ligeramente la salsa durante otros dos minutos. Baña los filetes con la salsa y hornéalos de diez a doce minutos, dependiendo de su grosor. La carne deberá volverse opaca y deshacerse fácilmente con un tenedor una vez que esté lista. Retíralos del horno y espolvorea sobre ellos lo que te haya sobrado de perejil, albahaca y tomillo antes de servir.

BACALAO HORNEADO CON CHILES Y PIMIENTOS

Este sencillo platillo de pescado no es solamente delicioso y fácil de preparar; también está cargado con una gran variedad de especias que tienen beneficios antiinflamatorios.

4 porciones

- 1 chile poblano de tamaño mediano
- ½ chile jalapeño
- 2 cucharadas de aceite de oliva
- 2 dientes de ajo
- 1 chalote
- ¼ de cucharadita de pimienta de Cayena
- 1 pizca de sal de mar
- 680 g de bacalao en filetes

Precalienta el horno a 175°C. Lava y seca los chiles y báñalos con una pequeña cantidad de aceite de oliva. Ásalos dentro del horno en una bandeja para hornear hasta que se ablanden y se les desprenda la piel. Retíralos del horno, cúbrelos y déjalos reposar por cinco minutos. Quítales la piel, las semillas y los tallos. Dentro de un procesador de alimentos combina los chiles asados con el aceite de oliva restante, el ajo, el chalote, la cayena y la sal de mar, hasta que se forme un puré suave.

Cubre un molde para galletas con papel para hornear y coloca encima los filetes. Reparte el puré de chiles rostizados de manera uniforme sobre los filetes de bacalao y a los lados. Hornea de veinte a treinta minutos, o hasta que la carne se deshaga al perforarla con un tenedor.

COLES DE BRUSELAS REBANADAS CON RODAJAS
DE ALMENDRAS Y DÁTILES

Probablemente en la infancia volteabas la cara cuando te ponían estas verduras enfrente. Pero ahora es momento de hacer las paces y de disfrutar a estas parientes cercanas de la col. Las coles de Bruselas están cargadas de una dosis considerable de vitamina K, la cual ayuda a absorber el calcio. Rebana y saltea las coles y luego mézclalas con chalotes, dátiles y almendras en rodajas para obtener una combinación estelar.

4-6 porciones

- 2 cucharadas de aceite de oliva
- 2 chalotes grandes picados
- 450 g de coles de Bruselas enteras y en rebanadas
- Pimienta negra recién molida, al gusto
- Jugo y ralladura de ½ limón
- ¼ de taza de almendras tostadas en rodajas
- ¼ de taza de dátiles deshuesados y picados

Calienta una cucharada de aceite de oliva en una cacerola grande y saltea los chalotes de dos a tres minutos o hasta que doren. Retira los chalotes, añade el resto del aceite de oliva y cuece las coles de Bruselas de cuatro a cinco minutos, hasta que se doren ligeramente. Sazona al gusto con la pimienta negra recién molida. Mezcla los chalotes cocidos con las coles y añade el jugo de limón y la ralladura. Espolvorea las almendras y los dátiles.

FRIJOLES NEGROS PICOSITOS

Puedes comerte estos frijoles sobre arroz o solos como plato principal; también funcionan como una deliciosa guarnición. Se mantienen bien dentro del refrigerador, y puedes mezclarlos con pollo orgánico bajo en sodio o con caldo de verduras para hacer una saludable sopa de frijoles negros.

6-8 porciones

- 450 g de frijoles negros secos
- 1 cucharada de aceite de oliva
- ½ taza de cebolla finamente picada
- ½ taza de zanahoria finamente picada

- 3 dientes de ajos picados
- 2 hojas de laurel
- 1 cucharadita de comino molido
- 1 cucharada de salsa inglesa
- 1 cucharada de vinagre balsámico
- 1 cucharada de sazonador italiano
- 1 pizca de pimienta cayena
- Un poco de jugo de limón

Deposita los frijoles secos en un tazón y llénalo de agua (alrededor de 7.5 cm por encima del nivel de los frijoles). Deja que los frijoles se remojen por lo menos una hora o durante toda la noche. En una cacerola grande, calienta el aceite de oliva y saltea la cebolla, las zanahorias y el ajo hasta que se suavicen, alrededor de diez minutos. Cuela los frijoles y añádelos a las verduras salteadas; agrega agua suficiente para cubrir el contenido de la cacerola de manera uniforme, alrededor de 2.5 cm por encima de los frijoles. Agrega las hojas de laurel, tapa la cacerola y deja hervir ligeramente a fuego bajo por cuarenta y cinco minutos. Remueve con frecuencia y añade el agua necesaria para asegurarte de que no se quemen. Añade el comino, la salsa inglesa, el vinagre, el sazonador italiano y la pimienta cayena. Deja cocer la mezcla por lo menos dos horas sin taparla, moviéndola con regularidad y añadiendo más agua de ser necesario. Agrega el jugo de limón. Cuece hasta que la salsa espese y los frijoles se hayan ablandado (alrededor de unos treinta minutos adicionales). Retira las hojas de laurel antes de servir.

Tentempiés y delicias

CHIPS DE COL RIZADA

Esta receta es sencilla de preparar y agrega una dosis saludable de clorofila, vitaminas, minerales y fitonutrientes, junto con un toque crujiente. La col rizada es muy rica en potentes sustancias que combaten el cáncer, está cargada de vitamina K que fortalece los huesos y tiene uno de los niveles de antioxidantes más altos de todo el reino vegetal. ¿Ya dije que además estas chips saben muy bien?

4-6 porciones

- 6 tazas de col rizada cruda (alrededor de 2 manojos) y enjuagada (sin tallos)

- 1 cucharada de vinagre de sidra de manzana
- 2 cucharadas de aceite de oliva
- Sal de mar al gusto (¡pero sólo un poco!)

Precalienta el horno a 175°C. Corta las hojas de col en pedazos de 5 a 7.5 cm. Mezcla el vinagre, el aceite de oliva y la sal en un tazón grande. Añade la col y mezcla cubriendo todas las hojas de manera uniforme. Deposita las hojas de la col sobre una bandeja con papel para hornear (me gusta usarlo porque se limpia más fácil), y hornea hasta que las hojas queden crujientes, alrededor de cinco a diez minutos.*

GARBANZOS ASADOS PICOSITOS

Estos garbanzos asados son el complemento perfecto para cualquier ensalada o platillo principal. Los deliciosos frijoles también funcionan bien como tentempié para satisfacer cualquier antojo. Puedes prepararlos por adelantado y guardarlos en un contenedor sellado. Juega con los sazonadores, pero, si te gusta algo muy picoso, utiliza una cucharadita entera de pimienta cayena (en lugar de pimentón) y una pizca de venas y semillas de chile rojo.

4 porciones

- 2 cucharadas de aceite de oliva
- 1 cucharadita de pimentón español
- 1 cucharadita de comino
- Una pizca de pimienta cayena
- 1 lata de 425 g de garbanzos enjuagados, colados y secos

Precalienta el horno a 200°C. Combina el aceite de oliva, el pimentón, el comino y la cayena en un tazón grande. Agrega los garbanzos y revuélvelos hasta cubrirlos por completo. Pon los garbanzos en una bandeja para hornear con papel pergamino y distribúyelos en una sola capa. Hornea de veinticinco a treinta y cinco minutos hasta que estén dorados y crujientes (muévelos una vez después de quince minutos). Retira la bandeja del horno, déjalos enfriar y ponlos en un plato o en un contenedor sellado para guardarlos. Este saludable tentempié puede mantenerse por varias semanas en el refrigerador.

*Nota: El tiempo varía dependiendo del tamaño de tus chips y de qué tan crujientes las quieras.

LICUADO "TERCIOPELO ROJO"

Esta rica delicia tiene el sabor de un panquecito frío de terciopelo rojo pero sin la harina refinada, los huevos, el azúcar ni el colorante rojo. Disfrútalo cuando tengas antojo de algo dulce. Si eres una de esas adictas al chocolate que buscan canalizar su adicción de forma saludable, ¡esto es para ti!

4 porciones

- 4 plátanos maduros, grandes, congelados y partidos en rebanadas
- 1½ tazas de frambuesas orgánicas congeladas
- 2 cucharadas de cocoa en polvo sin azúcar
- 4 o 5 dátiles deshuesados y picados
- ½ a 1 taza de leche de almendras, leche de cáñamo u otro sustituto de leche

Mezcla todos los ingredientes en una licuadora de alta velocidad hasta que adquieran una consistencia espesa y cremosa.

SALUDABLE CHOCOLATE CALIENTE CON ESPECIAS

Si eres fanática del chocolate amargo rico en antioxidantes, entonces te va a encantar esta maravillosa receta de saludable chocolate caliente con especias. El extra es que la variedad de especias tibias y seductoras ofrece una ola de beneficios para tu salud que no obtienes en las versiones tradicionales. Así que olvídate de la culpa y tómate un momento para relajarte y disfrutar de esta deliciosa y exquisita bebida.

1 porción

- 1 taza de leche de almendras, leche de cáñamo o leche de arroz
- 1½ cucharadas de cocoa en polvo sin azúcar
- 1 toque de extracto de vainilla
- 1 pizca de canela
- 1 pizca de chile en polvo
- 1 pizca de nuez moscada molida
- 1 pizca de clavo molido

En una cacerola a fuego medio-alto, calienta la leche de origen vegetal hasta que esté tibia. Vierte la cocoa en polvo y agítala hasta que se disuelva.

Añade el extracto de vainilla, la canela, el chile en polvo, la nuez moscada y el clavo. Calienta durante otros dos minutos, agitando la mezcla de vez en vez. Inhala su fuerte aroma, sorbe y disfruta.

BARRITAS ENERGÉTICAS SALUDABLES
HECHAS EN CASA

Las barritas energéticas son una excelente opción de tentempiés para llevar, sobre todo cuando viajas. Estas delicias hechas en casa también te ofrecen un rápido incremento de energía después de una sesión de entrenamiento. La mayoría de las barritas energéticas comerciales está cargadas de azúcar junto con una larga lista de ingredientes y conservadores adicionales. Esta versión casera está rellena de frutos secos saludables para el corazón, dátiles que le dan un sabor dulce natural y cocoa en polvo rica en antioxidantes. También son muy fáciles de hacer, pues ¡ni siquiera necesitas prender el horno!

6-8 porciones

- 1 taza de nueces, almendras o anacardos
- 1 cucharadita de extracto puro de vainilla
- 1 1/3 de taza de dátiles deshuesados
- 3 a 4 cucharaditas de cocoa en polvo
- 1 cucharadita de canela
- Coco rallado para espolvorear en la parte superior (opcional)

Combina los frutos secos, el extracto de vainilla, los dátiles, la cocoa y la canela en un procesador de alimentos. Reparte la mezcla sobre una bandeja para hornear o en un molde. Espolvorea el coco rallado, al gusto. Corta la mezcla en formas rectangulares o cuadradas. Guárdalas en un contenedor sellado dentro del refrigerador hasta diez días, o congélalas hasta por un mes.

GUÍA PARA PERSONALIZAR TUS LICUADOS

Tu repertorio de licuados está limitado sólo por tu imaginación. Hay muchas maneras de mezclar y combinar los sabores. ¡La única cosa que nunca cambia es la gran cantidad de nutrientes que recibes!

INGREDIENTES BASE:

- Té de hierbas reposado
- Leche de coco
- Agua de coco
- Leche de frutos secos (almendras, avellanas, anacardos)
- -Leche de arroz
- Leche de semillas (cáñamo, girasol, sésamo)
- Jugo vegetal (fresco)
- Agua

ENDULZANTES:

- Dátiles
- Frutas (frescas o congeladas)

GRASAS Y PROTEÍNAS:

- Aguacate
- Semillas de chía
- Aceite de coco
- Aceite de semillas de linaza
- Frutos secos (mantequillas)
- Proteína en polvo de origen vegetal
- Semillas (molidas o en mantequilla)
- Coco rallado

FRUTAS Y LECHUGAS

- Manzana
- Aguacate
- Plátano (en rebanadas o congelado)
- Moras (frescas o congeladas)
- Apio
- Repollo
- Pepino
- Col rizada
- Mango
- Menta
- Papaya
- Perejil
- Durazno
- Pera
- Piña
- Ciruelas
- Lechuga romana
- Espinacas
- Coles y brotes
- Acelgas suizas
- Berros

EXTRAS:

- Cocoa en polvo (sin endulzar ni alcalizar)
- Jengibre (fresco y rallado)
- Moras Goji
- Especias (nuez moscada, canela, vainilla)

Índice alfabético

La buena digestión de Robynne Chutkan
se terminó de imprimir en el mes de junio de 2022
en los talleres de Diversidad Gráfica S.A. de C.V.
Privada de Av. 11 #1 Col. El Vergel, Iztapalapa,
C.P. 09880, Ciudad de México.